医古文高等教程

（职称考试用书）

主　编　王育林　崔锡章

中国中医药出版社

·北　京·

图书在版编目（CIP）数据

医古文高等教程/王育林，崔锡章主编．—北京：中国中医药出版社，2011.12（2016.5 重印）

ISBN 978－7－5132－0669－3

Ⅰ.①医…　Ⅱ.①王…　②崔…　Ⅲ.①医古文－高等学校－教材　Ⅳ.①R2

中国版本图书馆 CIP 数据核字（2011）第 232873 号

中 国 中 医 药 出 版 社 出 版
北京市朝阳区北三环东路 28 号易亨大厦 16 层
邮政编码　100013
传真　010 64405750
北京市泰锐印刷有限责任公司印刷
各地新华书店经销

*

开本 710×1000　1/16　印张 26.75　字数 419 千字
2011 年 12 月第 1 版　2016 年 5 月第 3 次印刷
书　号　ISBN 978－7－5132－0669－3

*

定价　45.00 元
网址　www.cptcm.com

社长热线　010 64405720
购书热线　010 64065415　010 64065413
微信服务号　zgzyycbs
书店网址　csln.net/qksd/
官方微博　http://e.weibo.com/cptcm
淘宝天猫网址　http://zgzyycbs.tmall.com

《医古文高等教程》

编委会

主　编　王育林　崔锡章

副主编　崔　为　赵鸿君

编　委　（按姓氏笔画排序）

于　雷　王　蓓　冯　春　杨东方　杨　洋

李　禾　李　佳　何　敏　武　文　林　楠

周计春　周祖亮　赵桂新　贾成祥　贾延利

徐光星　殷平善　黄作阵　黄海波　萧红艳

葛晓舒　韩　燕　熊德梁　薛　松　魏飞跃

编写说明

医古文是研究中国古代医药文献语言文化现象的一门学科，是高等院校中医药类专业的基础课程，也是各类中医药从业人员进行终身教育的重要课程之一。全国许多省市也一直把医古文作为中医职称晋升考试中与英语等同的必考科目。但是长期以来医古文缺少职称考试的专门用书，从中级到高级（副高、正高）各个级别的考试多用本科教材替代，其不合理性显而易见，也为参试者诟病。根据中医药继续教育的相关要求，本书为本科医古文课程后续深造而编，既可作为参加中医职称考试的专门用书，也可为研究生学习及中医药继续教育之用。

本书紧紧围绕提高中医药古籍阅读能力及从业人员的临床实践与应用这一核心，注意与本专科阶段学习和职称考试之间的知识衔接，立足于学习者在临床工作中自学提高。

本书所选篇目，参阅了历年各省医古文职称考试试题，并在此基础上进行优选组合，最后确定了25篇文章，分为5个单元。第一单元为医家传记和各家书信，第二单元为中医经典的序言与医论，第三单元为《黄帝内经·素问》选文，第四单元为《黄帝内经·灵枢》选文，第五单元为《伤寒论》、《脉经》和《中藏经》选文。每单元各选文5篇，篇目适度，既考虑知识的衔接性，又注重中医经典著作的阅读，便于学习者温故而知新，通过学习对中医古籍的文体结构、表达方式、行文特点及语言规律能有进一步的了解，进而掌握学习方法，真正为自学打下基础。

为了提高自学者的中医古籍阅读能力，本书分了5个专题，即怎样选古籍、怎样查辞书、怎样识汉字、怎样辨词义、怎样读古注，分列于每个单元之后，以便于读者配合文选学习。每个专题题目冠以“怎样”二字，旨在突出这部分内容的特点与既往教科书的不同，即不仅仅是对本科阶段所学专题知识的深化，更注重学习方法的传授，使读者在掌握中医药文献阅读主要方法之后，能自觉在工作实践中运用。

本书在编写中纠正了以往教材出现的个别错误。一是在查考众多史志目录之后，将《〈黄帝内经素问注〉序》改为《〈黄帝内经素问〉序》；二是依据最新研究成果将其序文中的“蕆谋虽属乎生知，标格亦资于诂训”中的“蕆谋”改为“臧谋”。这可说是此书的一大亮点。

总括起来，本书具有以下四个鲜明特点：

第一，新旧相承，温故知新。本书既有以往医古文教材的重要篇目，以便于复习和应试，同时又增加了新的篇目，深化了知识点，而且做到了温故而知新。

第二，编排新颖，结构严整。本书设三个板块：文选与专题构成学习板块；阅读实践与模拟试题构成训练板块；注释与常用词表构成助读板块。三个板块又形成一个相对有机联系的完整知识系统。

第三，常用词表、模拟试题，方便自学。书后所附的常用词表，共收词240个，所用书证例句多出自医籍或各版《医古文》教材，方便学习者仓促之间手边没有工具书之需。书后所附的模拟试题均为历年各省职称考试试题的集大成者，为自检学习效果提供了标准。

第四，增加经典，培养能力。《医古文》学习的目的在于能顺利阅读中医药古籍，本书所增加的篇目均选自《黄帝内经·素问》、《黄帝内经·灵枢》、《伤寒论》、《脉经》及《中藏经》等医学经典著作，目的是加强学习者对中医经典文体的特点、表达方式和语言规律的了解，从而提高其中医古籍阅读能力。每篇文选后的“阅读实践”所有篇目均选自古代医家的典型医案，使学习者在扩大阅读范围的基础上又可从中汲取宝贵的临床经验，对于指导临床实践大有裨益。

本书编写者为长期从事医古文教学的教师和有多年职称考试的命题、审题专家。此书的编写，力求做到有创新且实用，以满足广大中医药工作者提高与应试之需。由于水平有限，不足之处在所难免，望广大读者提出宝贵意见，以便再版时修订提高。

编　者

2011 年 10 月

序

中医学的学术特质之一就是它与中华传统文化包括哲学、语言、天文、地理甚至社会习俗等内容的密切联系。古代大医每每以“上知天文、下知地理、中悉人事”作为自我培养的理想境界是有其深刻道理的。在现代中医临床工作者的业务培养中，强化传统文化素质教育无疑是十分必要的。这其中，以培养中医古籍阅读能力为核心任务的医古文课就显得别具价值，应当加强。

从数千年历史中发展起来的中医学，在医学人才培养上同样创造出独特的方法。概括地说，就是读经典，做临床。临床固然重要，经典亦不可少。而要深刻理解中医经典的内涵是离不开古代汉语语言阅读能力的培养的。医古文课是中医药院校最早开设的基础课程之一，其重要性十分明显。正是在这个意义上，现代著名中医学家任应秋先生早在30年前就说过：医古文是皮，中医学是毛。皮之不存，毛将焉附？

现代教育理念提倡终身教育，任何人都有一个不断学习的任务。在中医药继续教育中，中医经典学习十分重要，学习的重点也从以往对精彩段落的记诵转为对经典原著的阅读。这时，已有的医古文知识不仅不会没用，而且会愈发显得“书到用时方恨少”，非得深入下去不可。

《医古文高等教程》针对中医药继续教育和职称考试的需要，在总结多年教学与职称考试命题经验的基础上，立足于已有基础，大量选取了中医经典原文和古代医案作为阅读训练材料，以适应读者的现实要求。

该书紧紧围绕古汉语能力培养这一中心进行编排，选文精当，内容深浅适中，结构严谨，切近实用，既考虑了与本科医古文课程的衔接，又注意到了在职人员的能力提高，可以使读者达到事半功倍的学习效果。本书吸收了中医教育改革的最新成果，是一部比较实用的提高医古文水平和应对职称考试的专门用书。我相信，这本书对提高中医临床工作者的中医古籍阅读水平一定会起到有力的辅助作用，进而推动中医行业学习中医经典的热潮。

是为序。

洪　净

2011 年 10 月于北京

目　录

第一单元

第二单元

第三单元

第四单元

第五单元

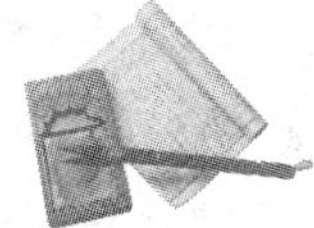

第一单元

一、扁鹊传

司马迁

本文选自《史记·扁鹊仓公列传》，据1959年中华书局校点本排印，文字有删节。作者司马迁（公元前145～约公元前86年），字子长，汉朝阳夏（今陕西韩城）人，杰出的历史学家和文学家。10岁时即诵读经书，后开始游历生活，并仕为郎中。父司马谈亡后继任太史令，41岁时开始写《史记》。后因替投降匈奴的李陵辩解触犯汉武帝而入狱，被处以腐刑。出狱后为中书令，发愤著书，历经数年完成《史记》。《史记》是我国第一部纪传体通史，记载上自黄帝，下迄汉武帝，近三千年的历史。全书130篇，分为十二本纪、十表、八书、三十世家、七十列传，开创了纪传体的史书体例。《史记》既是史学名著，也是文学名著，被鲁迅称为“史家之绝唱，无韵之《离骚》”。本文记述了扁鹊传奇的学医经历，并通过三个典型病案生动地记叙了扁鹊的高超医技和“预知微”、“早从事”的医疗主张。

扁鹊者[1]，勃海郡郑人也[2]，姓秦氏，名越人。少时为人舍长[3]。舍客长桑君过，扁鹊独奇之[4]，常谨遇之[5]。长桑君亦知扁鹊非常人也。出入十余年，乃呼扁鹊私坐[6]，间与语曰[7]：“我有禁方，年老，欲传与公，公毋泄。”扁鹊曰：“敬诺[8]。”乃出其怀中药予扁鹊：“饮是以上池之水三十日[9]，当知物矣[10]。”乃悉取其禁方书尽与扁鹊。忽然不见，殆非人也。扁鹊以其言饮药三十日，视见垣一方人[11]。以此视病，尽见五脏症结[12]，特以诊脉为名耳。为医或在齐或在赵，在赵者名扁鹊。

［1］扁鹊：传说黄帝时代的名医，此指秦越人。

［2］勃海郡：汉代郡名，在今河北东南部和山东西北部。郑：当作“鄚”，在今河北任丘县北。

［3］舍长：旅舍主管人。

［4］奇：意动用法，认为奇特。

［5］谨遇：恭敬地接待。

［6］私坐：指避开众人而坐。

［7］间：悄悄地。

［8］敬诺：犹“遵命”。诺，答应声。

［9］上池之水：指天降而未沾地面的水，如草木上的露珠等。

［10］知物：谓见异物。

［11］垣：矮墙。指墙。

［12］症结：腹中结块。此指疾病所在。

当晋昭公时[1]，诸大夫强而公族弱[2]。赵简子为大夫[3]，专国事。简子疾，五日不知人。大夫皆惧，于是召扁鹊。扁鹊入，视病。出，董安于问扁鹊[4]，扁鹊曰：“血脉治也[5]，而何怪[6]？昔秦穆公尝如此[7]，七日而寤[8]。今主君之病与之同，不出三日必间[9]。”居二日半，简子寤。

［1］晋昭公：春秋时晋国国君，姓姬名夷，在位六年（公元前531～前526年）。

［2］公族：国君的宗族。

［3］赵简子：即赵鞅，简子为其谥号。

［4］董安于：又作“董安阏”，赵简子的家臣。

［5］治：正常。

［6］而何怪：即“而怪何”。而，你。

［7］秦穆公：春秋时秦国国君，姓嬴，名任好，公元前659～前621年在位，为春秋五霸之一。

[8] 寤：苏醒。

[9] 间：病愈。

其后扁鹊过虢[1]。虢太子死，扁鹊至虢宫门下，问中庶子喜方者曰[2]：“太子何病，国中治穰过于众事[3]？”中庶子曰：“太子病血气不时[4]，交错而不得泄，暴发于外，则为中害[5]。精神不能止邪气，邪气蓄积而不得泄，是以阳缓而阴急[6]，故暴厥而死[7]。”扁鹊曰：“其死何如时？”曰：“鸡鸣至今[8]。”曰：“收乎[9]？”曰：“未也，其死未能半日也。”“言臣齐勃海秦越人也，家在于郑，未尝得望精光[10]，侍谒于前也[11]。闻太子不幸而死，臣能生之。”中庶子曰：“先生得无诞之乎[12]？何以言太子可生也！臣闻上古之时，医有俞跗[13]，治病不以汤液醴洒[14]、镵石挢引[15]、案抓毒熨[16]，一拨见病之应[17]，因五脏之输[18]，乃割皮解肌，诀脉结筋[19]，搦髓脑[20]，揲荒爪幕[21]，湔浣肠胃[22]，漱涤五脏，练精易形[23]。先生之方能若是，则太子可生也。不能若是而欲生之，曾不可以告咳婴之儿[24]！”终日，扁鹊仰天叹曰：“夫子之为方也，若以管窥天，以郄视文[25]。越人之为方也，不待切脉、望色、听声、写形[26]，言病之所在。闻病之阳，论得其阴；闻病之阴，论得其阳[27]。病应见于大表，不出千里，决者至众，不可曲止也[28]。子以吾言为不诚，试入诊太子，当闻其耳鸣而鼻张，循其两股以至于阴，当尚温也。”中庶子闻扁鹊言，目眩然而不瞚[29]，舌挢然而不下[30]，乃以扁鹊言入报虢君。

[1] 虢：古国名。

[2] 中庶子：官名，负责诸侯卿大夫的庶子的教育管理。“喜方者”是后置定语。

[3] 治穰：举行祈祷。穰，通“禳”，消灾除祸的祭祀。

[4] 不时：不按时（运行）。

[5] 中害：内脏受害。中，指内脏，与“外”相对。

[6] 阳缓而阴急：正气衰微，阴邪亢盛。依上文，阳、阴分别指正气和邪气。

[7] 暴厥：突然昏厥，不省人事。

[8] 鸡鸣：时辰名，即丑时，相当于1~3点。

[9] 收：收殓。

[10] 精光：指尊容。

[11] 侍谒：侍奉拜见。

[12] 得无……乎：莫不是……吧。诞：欺骗。之：我。

[13] 俞跗：传说黄帝时代的名医，以外科著称，又作俞拊。

[14] 汤液：汤药。醴洒（lí 梨）：药酒。醴，甜酒。洒，通"醨"，薄酒。

[15] 镵石：镵针、砭石。挢（jiǎo 饺）引：即导引。

[16] 案扤：即按摩。案，通"按"。扤，摇动。毒熨（wèi 卫）：用药物熨贴。

[17] 拨：拨开，此指诊察。

[18] 输：通"腧"，腧穴。

[19] 诀脉：疏通经脉。诀，通"决"。

[20] 搦（nuò 诺）：按治。

[21] 揲（shé 舌）荒爪幕：触动膏肓，疏理隔膜。揲，持取，引申为触动。荒：通"肓"。爪，同"抓"，疏理。幕，通"膜"。

[22] 湔（jiān 尖）浣：洗涤。下文"漱涤"义同。

[23] 练精易形：修炼精气，改变形体。

[24] 咳婴之儿：刚会笑的婴儿。咳，同"孩"，小儿笑。

[25] "以管"二句：比喻视物片面，见识浅陋。窥，偷看。郄，同"隙"，缝隙。文，同"纹"，花纹。

[26] 写：描摹，此指审察。

[27] "闻病"二句：诊察到病人的症状，即能推知其内在的病机。阳，指体表症状。阴，指体内病机。

[28] 曲：详尽。指详尽说明。止：语气词。

[29] 眩然：眼目昏花。瞚：同"瞬"，眨眼。

[30] 挢然：举起的样子。

虢君闻之大惊，出见扁鹊于中阙[1]。曰："窃闻高义之日久矣[2]，然未尝得拜谒于前也。先生过小国，幸而举之[3]，偏国寡臣幸甚。有先生则活，无先生则弃捐填沟壑[4]，长终而不得反。"言未卒，因嘘唏服臆[5]，魂精泄横[6]，流涕长潸[7]，忽忽承映[8]，悲不能自止，容貌变更。扁鹊曰："若太子病，所谓尸蹷者也[9]。太子未死也。"扁鹊乃使弟子子阳厉针砥石[10]，以取外三阳五会[11]。有间，太子苏。乃使子豹为五分之熨[12]，以八减之齐和煮之[13]，以更熨两胁下[14]。太子起坐。更适阴阳[15]，但服汤二旬而复故。故天下尽以扁鹊为能生死人。扁鹊曰："越人非能生死人也，此自当生者，越人能使之起耳。"

[1] 中阙：阙中，即上文"宫门下"。

[2] 高义：崇高的德行。

[3] 举之：救助我们。

[4] 弃捐填沟壑：指死亡。

[5] 嘘唏：悲伤抽泣声。服（bì 必）臆：心中郁结。又作愊臆、腷臆等。

[6] 魂精：精神。泄横：散乱；涣散。

[7] 涕：眼泪。长潸（shān 衫）：泪长流的样子。

[8] 忽忽：泪珠滚动的样子。承映：指挂在眼睫毛上。映，同"睫"。

[9] 尸蹷：病名。突然昏倒，其状如尸。

[10] 厉针砥石：研磨针石。厉，同"砺"。砺、砥，均指磨刀石，此为动词，指研磨。

[11] 三阳五会：百会穴的别名。

[12] 五分之熨：用药物熨帖，使温暖之气深入体内五分的熨法。

[13] 八减之齐：方名，今失传。齐，后来作"剂"。

[14] 更（gēng 耕）：交替。

[15] 更（gèng 耕去声）：再，又。

扁鹊过齐，齐桓侯客之[1]。入朝见，曰："君有疾在腠理[2]，不治将深。"桓侯曰："寡人无疾。"扁鹊出，桓侯谓左右曰："医之好利也，欲以不疾者为功。”后五日，扁鹊复见，曰：“君有疾在血脉，不治恐深。”桓侯曰：“寡人无疾。”扁鹊出，桓侯不悦。后五日，扁鹊复见，曰：“君有疾在肠胃间，不治将深。”桓侯不应。扁鹊出，桓侯不悦。后五日，扁鹊复见，望见桓侯而退走。桓侯使人问其故。扁鹊曰：“疾之居腠理也，汤熨之所及也；在血脉，针石之所及也；其在肠胃，酒醪之所及也[3]；其在骨髓，虽司命无奈之何[4]！今在骨髓，臣是以无请也。”后五日，桓侯体病[5]，使人召扁鹊，扁鹊已逃去。桓侯遂死。

[1] 齐桓侯：《韩非子·喻老》作“蔡桓侯”。客之：把他当作客人。

[2] 腠（còu 凑）理：皮肤、脏腑之纹理。此指皮肤肌肉之间。

[3] 酒醪（láo 牢）：酒剂。

[4] 司命：传说中掌管生命的神。

[5] 病：指病重。

使圣人预知微[1]，能使良医得蚤从事[2]，则疾可已，身可活也。人之所病[3]，病疾多；而医之所病，病道少。故病有六不治：骄恣不论于理[4]，一不治也；轻身重财[5]，二不治也；衣食不能适[6]，三不治也；阴阳并[7]，脏气不定，四不治也；形羸不能服药，五不治也；信巫不信医，六不治也。有此一者，则重难治也。

扁鹊名闻天下。过邯郸，闻贵妇人[8]，即为带下医[9]；过雒阳，闻周人爱老人，即为耳目痹医；来入咸阳，闻秦人爱小儿，即为小儿医：随俗为变[10]。秦太医令李醯自知伎不如扁鹊也，使人刺杀之。至今天下言脉者，由扁鹊也[11]。

[1] 微：先兆。

[2] 蚤：通“早”。从事：指治疗。

[3] 病：担忧。下文三“病”字义同。

[4] 骄恣：骄傲放纵。

[5] 轻身重财：轻视身体，看重财物。轻、重，形容词用作动词。

［6］适：调适，调理。

［7］阴阳并：谓气血不和。血属阴，气属阳。

［8］贵妇人：尊重妇女。

［9］带下医：指妇科医生。妇科诸病（经带胎产）多属带脉以下，故名。

［10］随俗为变：随着各地习俗不同而改变行医的科别。

［11］由：遵从，依从。

☞阅读实践

鲁公扈赵齐婴二人有疾同请扁鹊求治扁鹊治之既同愈谓公扈齐婴曰汝曩之所疾自外而干腑脏者固药石之所已今有偕生之疾与体偕长今为汝攻之何如二人曰愿先闻其验扁鹊谓公扈曰汝志彊而气弱故足于谋而寡于断齐婴志弱而气彊故少于虑而伤于专若换汝之心则均于善矣扁鹊遂饮二人毒酒迷死三日剖胸探心易而置之投以神药既悟如初二人辞归于是公扈反齐婴之室而有其妻子妻子弗识齐婴亦反公扈之室有其妻子妻子亦弗识二室因相与讼求辨于扁鹊扁鹊辨其所由讼乃已（《列子·汤问》第五）

要求：

1. 标点文章。
2. 语译画线的片断。
3. 思考：扁鹊为什么要给这两个人换心？

二、华佗传

陈寿

本文选自1959年中华书局校点本《三国志·魏书·方技传》。作者陈寿(公元233～297年)，字承祚，巴西安汉（今四川南充）人，曾在蜀汉和晋初担任观阁令史和著作郎，撰有《三国志》。《三国志》记载了魏文帝黄初元年(220年）至晋武帝太康元年（280年）共60年的历史，记事翔实，对历史人物评价公允。陈寿《三国志》与司马迁《史记》、班固《汉书》、范晔《后汉书》合称为“四史”。本文较全面地介绍了东汉末年杰出医学家华佗的生平事迹与医学成就。华佗医术全面，精通各科，为后世医家所重。他发明麻沸散，比欧洲人使用麻醉剂早1600多年。善于养生，创编的“五禽戏”，至今仍被人们广泛应用于健身运动。

华佗，字元化，沛国谯人也[1]，一名旉[2]。游学徐土[3]，兼通数经[4]。沛相陈珪举孝廉[5]，太尉黄琬辟[6]，皆不就[7]。晓养性之术，时人以为年且百岁而貌有壮容[8]。又精方药，其疗疾，合汤不过数种，心解分剂[9]，不复称量，煮熟便饮，语其节度[10]，舍去[11]，辄愈。若当灸，不过一两处，每处不过七八壮[12]，病亦应除[13]。若当针[14]，亦不过一两处。下针言“当引某许[15]，若至，语人”。病者言“已到”，应便拔针，病亦行差[16]。若病结积在内，针药所不能及，当须刳割者[17]，便饮其麻沸散[18]，须臾便如醉死[19]，无所知，因破取[20]。病若在肠中，便断肠湔洗[21]，缝腹膏摩[22]，四五日差，不痛，人亦不自寤[23]，一月之间即平复矣。

[1] 沛国：汉代分封的一个国，在今安徽、江苏、河南三省交界处，治所在宿县。谯（qiáo 乔）：沛国县名，今安徽亳（bó 博）州市。

[2] 旉：同“敷”。

[3] 游学：到远方拜师学习。徐土：今徐州一带地区。

[4] 兼通数经：同时通晓多种经书。经，指儒家经典著作。

[5] 沛相：沛国的最高行政长官。汉景帝平定吴、楚等“七国之乱”后，改封国的丞相为相，由中央直接委派，掌握实权。举：举荐，推举。孝廉：汉代选举人才的科目。孝指孝子，廉指廉洁之士，后合称孝廉。

[6] 太尉：官名。汉代掌握军权的最高长官。辟（bì 必）：征召。

[7] 就：依从。

[8] 且：将近。

[9] 心解分（fèn 奋）剂：心里掌握配制汤剂的药物分量和几种药物配伍的比例。

[10] 语（yù 玉）其节度：告诉病人服药的方法和注意事项。语，告诉。下文“语人”的“语”同此。

[11] 舍去：（华佗）离开。

[12] 壮：量词。艾灸时，一灸为一壮。

[13] 应：立即。下文“应便拔针”的“应”同此。

[14] 针：针刺。名词活用作动词。

[15] 当引某许：指针感将要循经络延伸到某处。许，处所。

[16] 行差（chài 柴去声）：就要痊愈。行，即将。差，后来作“瘥”。

[17] 刳（kū 枯）割：剖开，割除。

[18] 饮（yìn 印）：使……服用。使动用法。麻沸散：华佗创制的麻醉剂。

[19] 须臾：一会儿。

[20] 因破取：于是剖开割除。

[21] 湔（jiān 兼）洗：清洗。

[22] 缝腹膏摩：缝合腹部，用药膏外敷。膏，名词用作状语。摩，涂抹，外敷。

[23] 瘖：指感觉到。

府吏兒寻、李延共止[1]，俱头痛身热，所苦正同[2]。佗曰：“寻当下之，延当发汗。”或难其异[3]，佗曰：“寻外实，延内实[4]，故治之宜殊[5]。”即各与药，明旦并起。

盐渎严昕与数人共候佗[6]。适至，佗谓昕曰：“君身中佳否？”

昕曰："自如常。"佗曰："君有急病见于面[7]，莫多饮酒。"坐毕归，行数里，昕卒头眩堕车[8]，人扶将还[9]，载归家，中宿死[10]。

故督邮顿子献得病已差[11]，诣佗视脉[12]。曰："尚虚，未得复，勿为劳事，御内即死[13]。临死，当吐舌数寸。"其妻闻其病除，从百余里来省之[14]，止宿交接[15]。中间三日发病[16]，一如佗言[17]。

彭城夫人夜之厕[18]，虿螫其手[19]，呻吟无赖[20]。佗令温汤近热[21]，渍手其中，卒可得寐。但旁人数为易汤，汤令暖之，其旦即愈。

军吏梅平得病，除名还家[22]，家居广陵[23]。未至二百里，止亲人舍。有顷[24]，佗偶至主人许，主人令佗视平。佗谓平曰："君早见我，可不至此。今疾已结，促去可得与家相见[25]，五日卒。"应时归[26]，如佗所刻[27]。

[1] 兒（ní 尼）：同"倪"。止：到。

[2] 苦：患。

[3] 或难（nàn 南去声）：有人质问。

[4] "寻外实"二句：据文意，当为"寻内实，延外实"。

[5] 殊：不一样。

[6] 盐渎：县名。故址在今江苏盐城西北。候：拜访。

[7] 见：后来作"现"。

[8] 卒：通"猝"，猝然，突然。

[9] 扶将：扶持。

[10] 中宿：半夜。

[11] 督邮：官名。汉置。为郡守佐吏，掌督察纠举所领县违法之事。

[12] 诣：到…去。

[13] 御内：指与妇女同房。下文"交接"义同。

[14] 省（xǐng 醒）：问候、探望。

[15] 止宿：住宿。

[16] 间：间隔。

[17] 一：完全。

[18] 彭城：县名。故址在今江苏铜山境内。

[19] 虿（chài 柴去声）：蝎类毒虫。螫（shì 士）：刺。

[20] 无赖：无可奈何，没有办法。

[21] 温汤：烧热水。

[22] 除名：除去名籍，取消原有身份。

[23] 广陵：郡名。即今江苏扬州。

[24] 有顷：过一会儿。

[25] 促去：赶快离开（这里）。

[26] 应时：立刻。

[27] 所刻：指预料的时间。刻，通“克”，限定。

佗行道，见一人病咽塞，嗜食而不得下，家人车载欲往就医[1]。佗闻其呻吟，驻车往视，语之曰：“向来道边有卖饼家[2]，蒜齑大酢[3]，从取三升饮之，病当自去。”即如佗言，立吐蛇一枚[4]，县车边[5]，欲造佗[6]。佗尚未还，小儿戏门前，逆见[7]，自相谓曰：“似逢我公，车边病是也[8]。”疾者前入座，见佗北壁县此蛇辈约十数[9]。

又有一郡守病[10]，佗以为其人盛怒则差，乃多受其货而不加治[11]，无何弃去[12]，留书骂之。郡守果大怒，令人追捉杀佗。郡守子知之，属使勿逐[13]。守瞋恚既甚[14]，吐黑血数升而愈。

又有一士大夫不快。佗曰：“君病深，当破腹取。然君寿亦不过十年，病不能杀君，忍病十年，寿俱当尽[15]，不足故自刳裂[16]。”士大夫不耐痛痒[17]，必欲除之。佗遂下手，所患寻差[18]，十年竟死。

广陵太守陈登得病，胸中烦懑，面赤不食。佗脉之曰：“府君胃中有虫数升，欲成内疽，食腥物所为也[19]。”即作汤二升，先服一升，斯须尽服之[20]。食顷[21]，吐出三升许虫[22]，赤头皆动，半身是生鱼脍也[23]，所苦便愈。佗曰：“此病后三期当发[24]，遇良医乃可济救。”依期果发动，时佗不在，如言而死。

[1] 车载：用车载着。车，名词用作状语。

[2] 向来：刚才。饼：面食的统称。

[3] 蒜齑（jī 鸡）：蒜末。大酢：很酸。酢，同“醋”，酸涩。

[4] 虵：“蛇”的异体字。此当指寄生虫。

[5] 县：同“悬”，悬挂。

[6] 造：造访，拜访。

[7] 逆见：迎面看见。

[8] 车边病是也：车边上挂着的那种寄生虫就是证明。是，代词，指代“似逢我公”这件事。

[9] 辈：类。

[10] 郡守：官名，即太守。汉代行政区域郡的最高行政长官。

[11] 货：财物，古为金钱珠玉布帛的总称。

[12] 无何：不久。

[13] 属：同“嘱”，嘱咐。

[14] 瞋恚（chēnhuì 抻惠）：愤怒。瞋，生气、恼火。

[15] 寿俱当尽：指寿命与疾病都将完结。

[16] 不足：不值得。故：特地。

[17] 痛痒：偏义复词，义偏于“痛”。

[18] 寻：随即。

[19] 腥：生肉。

[20] 斯须：一会儿，片刻。

[21] 食顷：一顿饭的时间。

[22] 许：左右，表约数。

[23] 脍：切细的肉丝。

[24] 期（jī 鸡）：周年。

太祖闻而召佗[1]，佗常在左右。太祖苦头风，每发，心乱目眩。佗针鬲[2]，随手而差。

李将军妻病甚，呼佗视脉。曰："伤娠而胎不去[3]。"将军言："闻实伤娠，胎已去矣。"佗曰："案脉，胎未去也。"将军以为不然。佗舍去，妇稍小差[4]。百余日复动，更呼佗。佗曰："此脉故事有胎[5]。前当生两儿，一儿先出，血出甚多，后儿不及生。母不自觉，旁人亦不寤[6]，不复迎[7]，遂不得生。胎死，血脉不复归，必燥著母脊[8]，故使多脊痛。今当与汤，并针一处，此死胎必出。"汤针既加，妇痛急如欲生者。佗曰："此死胎久枯，不能自出，宜使人探之。"果得一死男，手足完具[9]，色黑，长可尺所[10]。

佗之绝技，凡此类也。

[1] 太祖：指曹操。庙号为太祖。

[2] 针鬲：针刺膈俞穴。鬲，同"膈"，膈俞穴。

[3] 伤娠：指流产。

[4] 稍：逐渐，渐渐。

[5] 故：本来。事：指显示。

[6] 寤：醒悟。

[7] 迎：指接生。

[8] 必燥著母脊：（死胎）必定干枯附着在母体的腰脊部。著，附着。

[9] 完具：完整，完备。

[10] 可：大约。所：左右。

然本作士人，以医见业[1]，意常自悔。后太祖亲理[2]，得病笃重，使佗专视。佗曰："此近难济，恒事攻治[3]，可延岁月。"佗久远家思归，因曰："当得家书[4]，方欲暂还耳[5]。"到家，辞以妻病，数乞期不反[6]。太祖累书呼[7]，又敕郡县发遣[8]。佗恃能厌食事[9]，犹不上道。太祖大怒，使人往检：若妻信病[10]，赐小豆四十斛[11]，宽假限日；若其虚诈，便收送之[12]。于是传付许狱[13]，考验首服[14]。荀彧请曰[15]："佗术实工[16]，人命所县[17]，宜含宥之[18]。"太祖曰："不忧，天下当无此鼠辈耶？"遂考竟佗[19]。佗临死，出一卷书与狱吏，曰："此可以活人。"吏畏法不受，佗亦不强，索火烧之。佗死后，太祖头风未除。太祖曰："佗能愈此。小人养吾病，欲以自重[20]，然吾不杀此子，亦终当不为我断此根原耳。"及后爱子仓舒病困，太祖叹曰："吾悔杀华佗，令此儿强死也。"

初，军吏李成苦咳嗽，昼夜不寤[21]，时吐脓血，以问佗。佗言："君病肠臃[22]，咳之所吐非从肺来也。与君散两钱[23]，当吐二升余脓血讫，快[24]，自养，一月可小起[25]，好自将爱[26]，一年便健。十八岁当一小发，服此散，亦行复差。若不得此药，故当死[27]。"复与两钱散，成得药去。五六岁，亲中人有病如成者，谓成曰："卿今强健，我欲死，何忍无急去药以待不祥[28]？先持贷我[29]，我差，为卿从华佗更索。"成与之。已故到谯[30]，适值佗见收[31]，忽忽不忍从求[32]。后十八岁，成病竟发，无药可服，以至于死。

[1] 以医见业：指把行医作为职业。

[2] 亲理：亲自处理国事。

[3] 恒事攻治：长期进行医治。

[4] 当：刚才，方才。

[5] 方欲暂还：正想要短期回家。方，正，刚刚。暂，短期。

[6] 数（shuò 朔）：屡次。乞期：请求延长假期。反：同"返"，返回。

[7] 累书呼：多次用书信传呼。书，名词用作状语。

[8] 敕：命令。

[9] 食事：指食俸禄侍奉曹操之事。

[10] 信：确实。

[11] 斛（hú 胡）：宋以前以十斗为一斛，南宋末年改为五斗一斛。

[12] 收：逮捕。

[13] 传：递解，递送。许狱：许昌的监狱。汉献帝建安元年（公元 196 年），曹操将东汉都城从洛阳迁至许昌。

[14] 考验：审讯验实。首服：指招供服罪。

[15] 荀彧（yù 玉）：字文若，曹操的谋士。曾任尚书令，为操所忌，服

毒而死。

［16］工：高明。

［17］县（xuán）：同“悬”。维系。

［18］含宥（yòu 又）：宽恕。

［19］考竟：在狱中刑讯致死。《释名·释丧制》：“狱死曰考竟。考得其情，竟其命于狱也。”

［20］自重：指抬高自己的身价或地位。

［21］寤：当为“寐”。入睡。《后汉书·方术列传》作“寐”。

［22］臃：毒疮。臃，同“痈”。

［23］散：研成细末的药。钱：钱匕。古代量取药末的器具。用汉代的五铢钱量取药末至不散落为一钱匕，约今两克余。

［24］快：指身体感觉轻快。

［25］小起：稍微好转。

［26］将爱：调养保重。

［27］故：通“固”，一定。

［28］去（jǔ 举）：同“弆”，收藏。

［29］贷：借与。

［30］已：随即。故：特地。

［31］适值：恰好遇到。见收：被逮捕。

［32］怱怱：仓促，惶恐貌。怱，同“匆”。

广陵吴普、彭城樊阿皆从佗学。普依准佗治[1]，多所全济。佗语普曰：“人体欲得劳动[2]，但不当使极尔[3]。动摇则谷气得消[4]，血脉流通，病不得生，譬犹户枢不朽是也。是以古之仙者为导引之事，熊颈鸱顾[5]，引挽腰体[6]，动诸关节，以求难老。吾有一术，名五禽之戏[7]：一曰虎，二曰鹿，三曰熊，四曰猨[8]，五曰鸟。亦以除疾，并利蹄足[9]，以当导引。体中不快，起作一禽之戏，沾濡汗出，因上著粉[10]，身体轻便，腹中欲食。”普施行之，年九十余，耳目聪明，齿牙完坚。阿善针术。凡医咸言背及胸藏之间不可妄针[11]，针之不过四分，而阿针背入一二寸，巨阙胸藏针下五六寸[12]，而病辄皆瘳[13]。阿从佗求可服食益于人者，佗授以漆叶青黏散。漆叶屑一升，青黏屑十四两，以是为率[14]。言久服去三虫[15]，利五脏，轻体，使人头不白。阿从其言，寿百余岁。漆叶处所而有[16]，青黏生于丰、沛、彭城及朝歌云[17]。

[1] 依准：依照。

[2] 劳动：活动，运动。

[3] 极：至极限，过度。

[4] 谷气：水谷之气。

[5] 熊颈鸱（chī 痴）顾：像熊那样攀援，像鸱鸟那样左顾右盼。“熊颈”当为“熊经”。《后汉书·方术列传》作“经”。熊、鸱，名词用作状语。

[6] 引挽：牵引，屈伸。

[7] 禽：鸟兽总称。

[8] 猨：同“猿”。

[9] 利：使……通利。形容词的使动用法。

[10] 因上著粉：接着在体表敷粉。因，接着。

[11] 妄针：随意针刺。

[12] 巨阙：穴位名。在脐上六寸。

[13] 瘳（chōu 抽）：病愈。

[14] 率（lǜ 律）：比例，标准。

[15] 三虫：指多种寄生虫。

[16] 处所：处处。

[17] 丰：今江苏丰县。沛：汉代县名。今江苏沛县东。朝（zhāo 招）歌：汉代县名。今河南淇县。云：句末语气词。

☞阅读实践

齐王疾痏使人之宋迎文挚文挚至视王之疾谓太子曰王之疾必可已也虽然王之疾已则必杀挚也太子曰何故文挚对曰非怒王则疾不可治怒王则挚必死太子顿首强请曰苟已王之疾臣与臣之母以死争之于

王王必幸臣与臣之母愿先生之勿患也文挚曰诺请以死为王与太子期而将往不当者三齐王固已怒矣文挚至不解履登床履王衣问王之疾王怒而不与言文挚因出辞以重怒王王叱而起疾乃遂已王大怒不说将生烹文挚太子与王后急争之而不能得果以鼎生烹文挚爨之三日三夜颜色不变文挚曰诚欲杀我则胡不覆之以绝阴阳之气王使覆之文挚乃死夫忠于治世易忠于浊世难文挚非不知治王之疾而身获死也为太子行难以成其义也（《吕氏春秋·至忠》）

要求：

1. 标点文章。
2. 语译画线的片断。
3. 思考：文挚采用什么方法治愈齐王的病？与华佗的哪个治法类似？

三、丹溪翁传

戴良

本文选自《九灵山房集》卷十，有删节。作者戴良（1317～1383年），字叔能，号九灵山人，浦江（今属浙江）人，与朱丹溪家乡义乌县相邻，元代著名学者，著有《九灵山房集》等。本文记述了朱丹溪的生平事迹和医学成就。朱丹溪弃儒学医，以《素》、《难》等医经为本，兼长刘完素、张从正、李杲三家之说，认为“阳常有余，阴常不足”、“相火易动”。文章以大量病案说明他辨证施治的高明医技，并对其正直诚挚、不慕名利等优良品德加以褒扬。

丹溪翁者，婺之义乌人也[1]，姓朱氏，讳震亨[2]，字彦修，学者尊之曰丹溪翁。翁自幼好学，日记千言[3]。稍长，从乡先生治经[4]，为举子业。后闻许文懿公得朱子四传之学[5]，讲道八华山，复往拜焉。益闻道德性命之说[6]，宏深粹密，遂为专门。一日，文懿谓曰：“吾卧病久，非精于医者不能以起之[7]。子聪明异常人，其肯游艺于医乎[8]？”翁以母病脾于医亦粗习，及闻文懿之言，即慨然曰：“士苟精一艺以推及物之仁[9]，虽不仕于时，犹仕也。”乃悉焚弃向所习举子业[10]，一于医致力焉[11]。

[1] 婺（wù务）：婺州。今浙江金华地区。义乌：县名。

[2] 讳：指已故尊长者的名。

[3] 日记：每天记诵。言：字。

[4] 治：研习。

[5] 许文懿：名谦，字益之，自号白云山人，浙江金华人，元代理学家。朱子：指宋代理学家朱熹。

[6] 益：逐渐。道德性命之说：我国古代哲学的一个流派。认为人性天生，是天道在人身上的体现。

[7] 起：指使好转。之：第一人称代词。我。

[8] 其：大概；或许。游艺：从事某种技艺的学习或研究。语出《论语》。

[9] 以推及物之仁：用来推行由爱己而及于众人的仁爱主张。物，万物，此指众人。

[10] 向：以前。

[11] 一：专一；专心。

时方盛行陈师文、裴宗元所定大观二百九十七方[1]，翁穷昼夜是习[2]。既而悟曰："操古方以治今病，其势不能以尽合。苟将起度量、立规矩、称权衡[3]，必也《素》、《难》诸经乎！然吾乡诸医鲜克知之者[4]。"遂治装出游[5]，求他师而叩之[6]。乃渡浙河[7]，走吴中[8]，出宛陵[9]，抵南徐[10]，达建业，皆无所遇。及还武林[11]，忽有以其郡罗氏告者。罗名知悌，字子敬，世称太无先生，宋理宗朝寺人[12]，学精于医，得金刘完素之再传[13]，而旁通张从正、李杲二家之说[14]。然性褊甚[15]，恃能厌事，难得意。翁往谒焉，凡数往返，不与接。已而求见愈笃[16]，罗乃进之[17]。曰："子非朱彦修乎？"时翁已有医名，罗故知之。翁既得见，遂北面再拜以谒[18]，受其所教。罗遇翁亦甚欢[19]，即授以刘、张、李诸书，为之敷扬三家之旨[20]，而一断于经[21]。且曰："尽去而旧学，非是也。"翁闻其言，涣焉无少凝滞于胸臆[22]。居无何，尽得其学以归。

[1] 时方：当时正在。"大观"八字：指《校正太平惠民和剂局方》，简称《局方》。北宋徽宗大观年间，由太医陈师文、裴宗元等将当时太医局熟药所的处方校正补充而成。

[2] 是习：即"习是"。宾语前置。

[3] "起度量"三句：均谓建立规范。

[4] 鲜（xiǎn 显）：少。克：能够。

[5] 治：整理。

[6] 叩：询问；请教。

[7] 浙河：今钱塘江。

[8] 吴中：今江苏吴县。春秋时为吴国都城，故称吴中。

[9] 宛陵：今安徽宣城。

[10] 南徐：今江苏镇江。

[11] 武林：原为山名，即浙江灵隐山。后指称杭州。

[12] 寺人：宫内近侍。

[13] 再传：罗知悌从荆山浮屠学医，浮屠又从刘完素学医，故称再传。

[14] 旁：广。

[15] 褊：指心胸狭小。

[16] 笃：诚。

[17] 进：指接入。

[18] 北面：面朝北。古代以坐北面南为尊位，反之为卑位。再拜：古代的一种礼节。先后拜两次，表示礼节隆重。

[19] 遇：接待。

[20] 敷扬：陈述并发挥。

[21] 一断于经：完全用《内经》、《难经》等医学经典来判定是非。

[22] 涣焉：解开消散的样子。凝滞：指心中聚积的疑问。

乡之诸医泥陈、裴之学者闻翁言即大惊而笑且排[1]，独文懿喜曰："吾疾其遂瘳矣乎！"文懿得末疾[2]，医不能疗者余十年。翁以其法治之，良验。于是诸医之笑且排者始皆心服口誉。数年之间，声闻顿著[3]。翁不自满足，益以三家之说推广之。谓刘、张之学，其论脏腑气化有六[4]，而于湿、热、相火三气致病为最多，遂以推陈致新泻火之法疗之，此固高出前代矣。然有阴虚火动，或阴阳两虚湿热自盛者，又当消息而用之[5]。谓李之论饮食劳倦内伤脾胃，则胃脘之阳不能以升举，并及心肺之气陷入中焦，而用补中益气之剂治之，此亦前人之所无也。然天不足于西北，地不满于东南[6]。天，阳也；地，阴也。西北之人阳气易于降，东南之人阴火易于升。苟不知此而徒守其法，则气之降者固可愈，而于其升者亦从而用之，吾恐反增其病矣。乃以三家之论去其短而用其长，又复参之以太极之理[7]，《易》、《礼记》、《通书》、《正蒙》诸书之义[8]，贯穿《内经》之言，以寻其指归[9]。而谓《内经》之言火，盖与太极动而生阳、五性感动之说有合。其言阴道虚[10]，则又与《礼记》之养阴意同。因作《相火》及《阳有余阴不足》二论，以发挥之。

［1］笑且排：又讥笑又排斥。

［2］末：指四肢。

［3］声闻：声望。

［4］“其论”句：刘完素、张从正论述脏腑感受致病之气，有风、寒、暑、湿、燥、火六种。

［5］消息：指斟酌。消，消减。息，增加。

［6］“天不足”二句：见《素问·阴阳应象大论》。

［7］太极：古人以“太极”为衍生万物的本原。

［8］通书：指周敦颐的《周子通书》。正蒙：北宋张载所著，认为宇宙万物皆源于气。

［9］指归：主旨；意旨。

［10］阴道虚：指人体精血阴气最易损耗。

于是，翁之医益闻，四方以病来迎者遂辐凑于道[1]，翁咸往赴之。其所治病凡几[2]、病之状何如、施何良方、饮何药而愈、自前至今验者何人、何县、里主名[3]，得诸见闻，班班可纪[4]。

浦江郑义士病滞下[5]，一夕忽昏仆，目上视，溲注而汗泄[6]。翁诊之，脉大无伦[7]，即告曰：“此阴虚而阳暴绝也，盖得之病后酒且内[8]，然吾能愈之。”即命治人参膏[9]，而且促灸其气海[10]。顷之手动，又顷而唇动，及参膏成三饮之苏矣。其后服参膏尽数斤，病已。

天台周进士病恶寒[11]，虽暑亦必以绵蒙其首，服附子数百增剧。翁诊之，脉滑而数[12]，即告曰：“此热甚而反寒也。”乃以辛凉之剂，吐痰一升许，而蒙首之绵减半。仍用防风通圣饮之[13]，愈。周固喜甚，翁曰："病愈后须淡食以养胃，内观以养神[14]，则水可生，火可降。否则，附毒必发，殆不可救[15]。"彼不能然，后告疽发背死。

[1] 辐凑：又作"辐辏"。车辐集中于轴心。比喻聚集。

[2] 凡几：多少。

[3] 主名：病人的名字。

[4] 班班：明显的样子。纪，通"记"，记载。

[5] 滞下：痢疾。

[6] 注：流泻。

[7] 伦：次序。

[8] 内：谓行房事。

[9] 治：指制作。

[10] 促：赶紧；急忙。气海：穴位名，在腹正中线脐下1.5寸处。

[11] 天台：县名。属浙江。

[12] 数（shuò 硕）：数脉。脉搏快，与迟相对。

[13] 仍：接着。防风通圣：刘完素《宣明论方》方。有清热解毒、通里解表的功用。

[14] 内观：犹"内视"。思想集中，排除杂念。

[15] 殆：几乎，大概。

一男子病小便不通，医治以利药，益甚。翁诊之，右寸颇弦滑。曰："此积痰病也，积痰在肺。肺为上焦而膀胱为下焦，上焦闭则下焦塞，辟如滴水之器[1]，必上窍通而后下窍之水出焉。"乃以法大吐之。吐已，病如失。

一妇人产后有物不上如衣裾[2]，医不能喻。翁曰："此子宫也。气血虚，故随子而下。"即与黄芪当归之剂而加升麻举之。仍用皮工之法[3]，以五倍子作汤洗濯，皱其皮[4]。少选[5]，子宫上。翁慰之曰："三年后可再生儿，无忧也。"如之。

一贫妇寡居病癞[6]，翁见之恻然[7]，乃曰："是疾世号难治者，不守禁忌耳。是妇贫而无厚味，寡而无欲，庶几可疗也。”即自具药疗之，病愈。后复投四物汤数百[8]，遂不发动。

翁之为医，皆此类也。

［1］辟：通“譬”。譬喻；打比方。滴水之器：古代定时器。名刻漏、刻壶。

［2］衣裾（jū居）：衣襟。

［3］皮工：制皮革的工人。

［4］皱：使动用法，使……皱缩。

［5］少选：犹“须臾”。不久；一会儿。

［6］癞：即今麻风病。

［7］恻然：悲伤凄怆的样子。

［8］四物汤：方剂名。由当归、川芎、白芍药、熟地黄各等份组成。功用活血、补血、调经。

盖其遇病施治，不胶于古方[1]，而所疗则中。然于诸家方论，则靡所不通。他人靳靳守古[2]，翁则操纵取舍，而卒与古合。一时学者咸声随影附[3]，翁教之亹亹忘疲[4]。

翁春秋既高[6]，乃徇张翼等所请而著《格致余论》、《局方发挥》、《伤寒辨疑》、《本草衍义补遗》、《外科精要新论》诸书[7]，学者多诵习而取则焉。

翁简悫贞良[8]，刚严介特[9]，执心以正，立身以诚，而孝友之行实本乎天质[10]。奉时祀也[11]，订其礼文而敬泣之[12]。事母夫人也[13]，时其节宣以忠养之[14]。宁歉于己而必致丰于兄弟，宁薄于己子而必施厚于兄弟之子。非其友不友[15]，非其道不道。好论古今得失，慨然有天下之忧，世之名公卿多折节下之[16]。翁为直陈治道，无所顾忌。然但语及荣利事，则拂衣而起[17]。与人交，一以三纲五纪为去就[18]。尝曰：“天下有道则行有枝叶，天下无道则辞有枝叶[19]。”夫行，本也；辞，从而生者也。苟见枝叶之辞，去本而

第一单元

末是务[20]，辄怒溢颜面，若将浼焉[21]。翁之卓卓如是[22]，则医特一事而已。然翁讲学行事之大方[23]，已具吾友宋太史濂所为翁墓志[24]，兹故不录，而窃录其医之可传者为翁传，庶使后之君子得以互考焉[25]。

[1] 胶：拘泥。

[2] 靳靳：固执拘泥的样子。

[3] 声随影附：像声音与回响一样相随，像影子与物体一样地依附。声、影，皆为名词用作状语。

[4] 亹亹（wěi 伟）：勤奋不倦的样子。

[6] 春秋：年事；年龄。

[7] 徇：依从。

[8] 简悫（què 却）贞良：简朴、诚挚、坚贞、善良。

[9] 刚严：刚毅严肃。介特：独特不凡。谓行为耿直清高，

[10] 孝友：孝顺父母，友爱兄弟。

[11] 时祀：一年四季对祖先的祭祀。

[12] 订其礼文：指拟定祭礼文辞。

[13] 事：侍奉。

[14] 时：指使合乎节令。用如动词。节宣：调节起居，宣通气血。

[15] 非其友不友：不是那种值得做朋友的人不结交。语出《孟子·公孙丑上》。

[16] 折节：屈己；降低身份。下：居人之下，谦让。

[17] 拂衣：犹拂袖。表示愤怒。

[18] 三纲五纪：即三纲五常，封建社会的伦理道德标准。君臣、父子、夫妇为三纲；仁、义、礼、智、信为五常。

[19] “天下”四句：天下行正道时，那么实际行为就美好；天下不行正道时，那么浮夸空谈就盛行。语出《礼记·表记》。

[20] 去本而末是务：即“去本而务末”。宾语前置句。

[21] 浼（měi 美）：玷污。

[22] 卓卓：超群独立的样子。

[23] 大方：大略。

[24] 宋太史濂：即明初著名文学家宋濂，因其曾主修《元史》，故称太史。墓志：指宋濂所著《故丹溪先生朱公石表辞》。

[25] 庶：希望。

论曰：昔汉严君平博学无不通[1]，卖卜成都。人有邪恶非正之问，则依蓍龟为陈其利害[2]。与人子言，依于孝；与人弟言，依于顺；与人臣言，依于忠。史称其风声气节足以激贪而厉俗[3]。翁在婺得道学之源委[4]，而混迹于医。或以医来见者，未尝不以葆精毓神开其心[5]。至于一语一默[6]，一出一处，凡有关于伦理者，尤谆谆训诲，使人奋迅感慨激厉之不暇[7]。左丘明有云："仁人之言，其利溥哉[8]！"信矣[9]。若翁者，殆古所谓直谅多闻之益友[10]，又可以医师少之哉[11]？

[1] 严君平：名遵，西汉蜀郡（今成都）人。事见《汉书·王吉等传》。

[2] 蓍龟：蓍草和龟甲。古代以此占卜。利害：偏义于"害"。危害。

[3] 风声：风采声望。气节：志气节操。激贪而厉俗：指使贪鄙之人感动而向善，使庸俗之人得到激励而脱俗。

[4] 源委：亦作"原委"。本指水的发源之处和聚集之处，引申为本末。

[5] 葆精毓神：保养精神。葆，通"保"，保养。毓，养育。

[6] 一：或。

[7] 奋迅：精神振奋行动迅速。感慨：此指情绪高涨昂扬。激厉：亦作"激励"。勉励。不暇：来不及。

[8] 溥：广大。

[9] 信：确实。

[10] 直：正直。谅：诚实可信。语出《论语·季氏》。

[11] 少：轻视。

☞阅读实践

白云集曰黄子浓者江西人也精医术邻郡一富翁病泄泻弥年礼致子浓诊疗旬莫效子浓曰予未得其说求归一日读易至干卦天行健朱子有曰天之气运转不息故阁得地在中间如人弄腕珠只运动不住故在空中不坠少有息则坠矣因悟向者富翁之病乃气不能举为下脱也又作字持水滴吸水初以大指按滴上窍则水满筒放其按则水下溜无余乃豁悟曰吾可治翁证矣即治装往以艾灸百会穴三四十壮泄泻止矣医说会编注曰百会属督脉居顶颠为天之中是主一身之气者元气下脱脾胃无凭所以泄泻是谓阁不得地经云下者上之所以灸百会愈者使天之气复健行而脾土得以凭之耳铜人经谓百会灸脱肛其义一也（俞震《古今医案按·泄泻》）

要求：

1. 标点文章。

2. 语译画线的片断。

3. 思考：黄子浓为什么灸百会穴治泄泻？与《丹溪翁传》中的哪个病例的治疗原理类似？

四、与崔连州论石钟乳书

柳宗元

本文选自《河东先生集》卷三十二。作者柳宗元（773～819年），字子厚，河东（今山西永济）人，世称柳河东。21岁中进士，31岁为监察御使。曾参加王叔文集团的革新运动，任礼部员外郎，失败后被贬为永州司马，后改为柳州刺史，卒于柳州。他与韩愈倡导古文运动，同列为唐宋八大家。长文工诗，有《河东先生集》，今人辑有《柳宗元集》。

崔连州，名简，字子敬，是柳宗元的表姐夫，曾任连州（在今广东）刺史，故称崔连州。本文针对崔简所谓石钟乳"土之所出乃良，无不可者"的观点加以驳斥，广征博引，多方论证了"不必唯土之信"的观点。文情并茂，富有说服力。

宗元白[1]：前以所致石钟乳非良[2]，闻子敬所饵与此类[3]，又闻子敬时愦闷动作[4]，宜以为未得其粹美[5]，而为麤矿燥悍所中[6]。惧伤子敬醇懿[7]，仍习谬误[8]，故勤勤以云也[9]。

［1］白：禀告。

［2］致：赠送。钟乳石：石灰岩洞中悬在洞顶上的锥状物，由含碳酸钙的水溶液逐渐蒸发凝结而成。《本草经·石部·石钟乳》："石钟乳，味甘、温，主治咳逆上气，明目，益精，安五脏，通百节，利九窍，下乳汁。"

［3］饵：服食。

［4］愦（kuì 溃）闷：昏乱烦闷。愦，神志不清。动作：指出现动作反常的症状。

［5］宜：似乎。

［6］麤：通"粗"。

［7］伤：忧虑。醇懿（yì 异）：指品性朴厚纯美。

［8］习：因袭、沿袭。

［9］勤勤：恳切的样子。

再获书辞[1]，辱征引地理证验多过数百言[2]，以为土之所出乃良，无不可者。是将不然[3]。夫言土之出者，固多良而少不可，不谓其咸无不可也。草木之生者依于土，然即其类也，而有居山之阴阳[4]，或近水，或附石，其性移焉[5]。又况钟乳直产于石，石之精麤疏密，寻尺特异[6]，而穴之上下、土之薄厚、石之高下不可知，则其依而产者固不一性。然由其精密而出者，则油然而清[7]，炯然而辉[8]，其窍滑以夷[9]，其肌廉以微[10]。食之使人荣华温柔[11]，其气宣流[12]，生胃通肠，寿善康宁，心平意舒，其乐愉愉[13]。由其麤疏而下者，则奔突结涩[14]，乍大乍小[15]，色如枯骨，或类死灰，淹顇不发[16]，丛齿积颣[17]，重浊顽璞[18]。食之使人偃蹇壅郁[19]，泄火生风，戟喉痒肺[20]，幽关不聪[21]，心烦喜怒，肝举气刚，不能和平，故君子慎焉。取其色之美，而不必唯土之信[22]，以求其至精，凡为此也。幸子敬饵之近，不至于是，故可止御也[23]。

［1］再：第二次。

［2］证验：证据。

［3］将：殆，大概。

［4］阴阳：山的北面和南面。

［5］移：改变。

［6］寻尺：指距离之短。寻，古代一般以八尺为寻。

［7］油然：色泽光润的样子。

［8］炯然：明亮的样子。

［9］夷：平。

［10］肌：指表面。廉、微：指（纹理）纤细。

［11］荣华：指气色。温柔：指润泽柔和。

［12］宣流：通畅。

［13］愉愉：舒畅的样子。

［14］奔突结涩：形容劣质石钟乳形状不规则。奔突，横冲直撞，指石形突起凹陷无规则。结涩，指表面疙疙瘩瘩。

［15］乍：忽。

［16］淹（àn 案）顇：指色泽晦暗。淹，通“暗”。顇，同“悴”。

［17］丛：聚结。纇：疙瘩。

［18］顽璞：未加工的玉石。形容劣质石钟乳形态粗陋。

［19］偃蹇：困顿的样子。壅郁：指气血郁结。

［20］戟：刺激。

［21］幽关：指耳孔。

［22］唯土之信：只要是某地出产的就相信。宾语前置。

［23］止御：制止。同义词连用。

必若土之出无不可者[1]，则东南之竹箭[2]，虽旁歧揉曲[3]，皆可以贯犀革[4]；北山之木，虽离奇液瞒[5]、空中立枯者，皆可以梁百尺之观[6]，航千仞之渊[7]。冀之北土，马之所生[8]，凡其大耳短脰[9]、拘挛踠跌[10]、薄蹄而曳者[11]，皆可以胜百钧[12]、驰千里。雍之块璞皆可以备砥砺[13]，徐之粪壤皆可以封大社[14]，荆之茅皆可以缩酒[15]，九江之元龟皆可以卜[16]，泗滨之石皆可以击考[17]。若是而不大谬者少矣。

其在人也，则鲁之晨饮其羊、关毂而輠轮者皆可以为师儒[18]，卢之沽名者皆可以为太医[19]，西子之里恶而矉者皆可以当侯王[20]，山西之冒没轻儳、遝贪而忍者皆可以凿凶门、制阃外[21]，山东之稚呆朴鄙、力农桑、啖枣栗者皆可以谋谟于庙堂之上[22]。若是则反伦悖道甚矣[23]。何以异于是物哉[24]？

［1］必：如果。

［2］东南之竹箭：《尔雅·释地》：“东南之美者，有会稽之竹箭。”竹箭，即箭竹。节宽质坚，适于做箭矢。

［3］揉：通“柔”。柔软。

［4］贯：穿透。犀革：犀牛皮。用来做铠甲，称犀甲。

［5］离奇：树干盘曲的样子。液瞒：当为“液樠”，脂液满溢。樠（mán 蛮），渗出的样子。

［6］梁：名词用如动词，作大梁。观：楼台。

[7] 航：船。用如动词。仞：长度单位，七尺为一仞。一说，八尺为一仞。

[8] "冀之"二句：语出《左传·昭公四年》。冀，冀州。今河北、山西北部一带。

[9] 脰（dòu 豆）：颈项。

[10] 拘挛：指腿部肌肉抽搐，难以伸展自如。踠（wò 卧）跌：指腿足伤折跛瘸。

[11] 曳（yè 页）：指拖在地上。

[12] 胜：能够承受，禁得起。钧：重量单位，三十斤为一钧。

[13] 雍：古雍州，在今陕甘一带。块璞：指土块。璞，通"墣"。与"块"同义。备：作为；充当。砥砺：磨刀石。同义词连用。

[14] 徐：古徐州。包括今江苏、山东、安徽的部分地区。传说这里出产五色土，作为贡品。封：堆土。大（tài 态）社：即太社。帝王祭祀土神、谷神的场所。天子大社以五色土为坛，分封诸侯时，按封地所在方位取坛上一色土授之，供在封国内立社之用。

[15] 荆：古荆州。在今湖北、湖南地区。缩酒：据说古代束茅立之祭前，浇酒其上，酒渗下若神饮之，谓之缩酒。见《周礼·天官·甸师》"祭祀共萧茅"郑玄注引郑大夫曰。

[16] 元龟：大龟。古代用于占卜。

[17] 泗滨之石：出于泗水之滨的石头，也称"泗石"。可以作磬。见《书·禹贡》"泗滨浮磬"孔传。考：敲打。

[18] "鲁之"二句：指羊贩子和制作车轮的工匠。据《孔子家语·相鲁》载，鲁国有个叫沈犹氏的羊贩，"常朝饮其羊，以诈市人"。又，据《礼记·杂记下》载，轮人用手杖穿入车毂中转动轮子。关：贯穿。毂（gǔ 古）：车轮的中心部件，内有圆孔以插轴，外接车辐。輠（huì 会）：回转。案：孔子是鲁国人，所以这样说。

[19] "卢之"二句：春秋时期齐国的卢地是扁鹊的故乡，所以这样说。沽名：指获取名声。

[20] "西子"句：指西施乡里相貌丑陋而模仿西施皱眉的女子。这里用《庄子·天运》"效颦"的典故。恶：丑陋。矉，通"颦"：皱眉。当：匹配。

[21] "山西"句：指莽撞轻率、贪婪残忍的人。冒没，即"冒昧"。轻

儳（chán 蝉），轻率造次。遝（tà 踏）贪，即“沓贪”。遝，通“沓”。纷多。山西，指崤山函谷关以西地区，即关西。下文“山东”则指关东。案《汉书·赵充国传》：“秦汉以来，山西出将，山东出相。”凿凶门、制阃（kǔn 捆）外：都指当将军。案古代将领出征时，依照丧礼，要凿一扇向北的门（即凶门），由此出发，以表示必死的决心。又，《史记·张释之冯唐列传》：“臣闻上古王者之遣将也，跪而推毂，曰：阃以内者寡人制之，阃以外者将军制之。”阃，郭门的门槛。

［22］啖（dàn 但）：吃。谋谟：谋划。同义词连用。庙堂：指朝廷。

［23］伦：道理。悖：违背。

［24］“何以”句：这句是说，您的观点与这些荒谬的看法有什么不同呢？

是故《经》中言丹砂者以类芙蓉而有光[1]，言当归者以类马尾蚕首，言人参者以人形，黄芩以腐肠，附子八角，甘遂赤肤。类不可悉数[2]。若果土宜乃善[3]，则云生某所，不当又云某者良也。又，《经》注曰[4]：“始兴为上[5]。次乃广、连[6]，则不必服。”正为始兴也。今再三为言者，唯欲得其精英以固子敬之寿，非以知药石、角技能也。若以服饵不必利己，姑胜务人而夸辩博[7]，素不望此于子敬。其不然明矣，故毕其说。宗元再拜。

［1］经：指《神农本草经》等经典。

［2］类：众多。

［3］土宜：指产地适宜某物。

［4］《经》注：下文描述唐代《新修本草》石钟乳条大意。

［5］始兴：地名。在今广东。

［6］广、连：广州、连州。

［7］胜务：一本作“务胜”，是。辩博：指博学。

☞阅读实践

御史王彦芳内子病飧泄弥年众医皆谓休息痢疗以苦坚辛燥之剂弗效翁诊其脉当秋半双弦而浮即告之曰夫人之病盖病惊风非饮食劳倦所致也以肝主惊故虚风自甚因乘脾而成泄当金气正隆尚尔至明春则病将益加法当平木太过扶土之不及其泄自止夫人曰侬寓南闽时平章燕公以铜符密授御史俾出入自如吾儿关关玩弄久之遂失去平章一日追符甚急侬心惧焉由是疾作公指惊风信然乃用黄㹀牛肝和以攻风健脾之剂服之逾月泄止（《国朝献征录》卷七十八《沧州翁吕复传》）

要求：

1. 标点文章。
2. 语译画线的片断。
3. 思考：王彦芳夫人飧泄真正的病因是什么？为什么？

五、与薛寿鱼书

袁枚

本文选自《小仓山房文集》卷十九，作者袁枚，字子才，号简斋，晚年自号仓山居士、随园主人等，清代诗人、诗论家。钱塘（今浙江杭州）人。少有才名，擅长诗文，乾隆四年（1739 年）中进士，授翰林院庶吉士。历任沭阳、江宁、上元等地知县，政绩颇有好评。33 岁父亲亡故，辞官养母，在江宁（南京）购置隋氏废园筑室定居，改名“随园”。著作有《小仓山房文集》、《随园诗话》、《新齐谐》、《续新齐谐》、《随园食单》等。薛寿鱼，薛雪之孙。薛雪，字生白，号一瓢。吴县（今江苏苏州）人，清代康乾时期温病学派名医，于湿热病有独到心得，著《湿热病篇》、《医经原旨》等。

谈何容易[1]！天生一不朽之人，而其子若孙必欲推而纳之于必朽之处[2]，此吾所为悁悁而悲也[3]。夫所谓不朽者，非必周孔而后不朽也[4]。羿之射[5]，秋之弈[6]，俞跗之医[7]，皆可以不朽也。使必待周孔而后可以不朽，则宇宙间安得有此纷纷之周孔哉[8]？子之大父一瓢先生，医之不朽者也[9]，高年不禄[10]。仆方思辑其梗概以永其人[11]，而不意寄来墓志无一字及医[12]，反托于陈文恭公讲学云云[13]。呜呼！自是而一瓢先生不传矣，朽矣！

［1］谈何容易：语出《汉书·东方朔传》，原指臣下向君主进言很不容易，此指评论人物岂能轻易。何容，岂可，怎能。

［2］若：其。

［3］悁悁：忧闷的样子。

［4］周孔：指周公、孔子。

［5］羿：后羿。传说中的部族首领，善射。

［6］秋：弈秋，春秋时期棋师。弈，棋术。

［7］俞跗：黄帝时名医，事见本书《史记·扁鹊仓公列传》。

［8］宇宙：语出《淮南子·齐俗》：“往古今来谓之宙，四方上下谓之宇。”

[9] 大父：祖父。

[10] 不禄："死"的讳称。

[11] 辑：汇总。梗概：此指主要生平事迹。

[12] 墓志：放在墓中刻有死者传记的石刻。

[13] 陈文恭：指明代理学家陈献章，广东新会白沙里人，世称白沙先生，卒谥文恭。曾从吴与弼讲学，任翰林院检讨，有《白沙集》。

夫学在躬行[1]，不在讲也。圣学莫如仁，先生能以术仁其民[2]，使无夭札[3]，是即孔子老安少怀之学也[4]。素位而行学[5]，孰大于是，而何必舍之以他求？阳明勋业烂然[6]，胡世宁笑其多一讲学[7]，文恭公亦复为之，于余心犹以为非。然而，文恭，相公也[8]，子之大父，布衣也[9]，相公借布衣以自重则名高，而布衣挟相公以自尊则甚陋[10]。今执途之人而问之曰[11]：一瓢先生非名医乎？虽子之仇无异词也。又问之曰：一瓢先生其理学乎[12]？虽子之戚有异词也。子不以人所共信者传先人[13]，而以人所共疑者传先人，得毋以"艺成而下"之说为斤斤乎[14]？不知艺即道之有形者也。精求之，何艺非道？貌袭之，道艺两失。燕哙、子之何尝不托尧舜以鸣高[15]，而卒为梓匠轮舆所笑[16]。医之为艺，尤非易言。神农始之，黄帝昌之，周公使冢宰领之[17]，其道通于神圣。今天下医绝矣，惟讲学一流转而未绝者，何也？医之效立见，故名医百无一人；学之讲无稽[18]，故村儒举目皆是[19]。子不尊先人于百无一人之上，而反贱之于举目皆是之中，过矣！即或衰年无俚[20]，有此附会，则亦当牵连书之，而不可尽没有所由来[21]。仆昔疾病[22]，性命危笃，尔时虽十周、程、张、朱何益[23]？而先生独能以一刀圭活之[24]，仆所以心折而信以为不朽之人也。虑此外必有异案良方可以拯人、可以寿世者[25]，辑而传焉，当高出语录陈言万万[26]。而乃讳而不宣[27]，甘舍神奇以就臭腐，在理学中未必增一伪席[28]，而方伎中转失一真人矣[29]。岂不悖哉[30]！岂不惜哉！

［1］躬行：亲身实践。

［2］仁：用作动词，亲爱。

［3］夭札：指因病而死。

［4］孔子老安少怀之学：指孔子的仁学。语出《论语·公冶长》："子曰：老者安之，朋友信之，少者怀之。"

［5］素位：指没有名位。

［6］阳明：指王守仁，字伯安，世称阳明先生。明代哲学家、教育家，创立阳明学派，影响深远。

［7］胡世宁：字永清，明代弘治年间进士，官至南京兵部尚书，卒谥端敏。《明史·王守仁传》："守仁尝谓胡世宁少讲学。世宁曰：'某恨公多讲学耳。'"

［8］相公：宰相。此指官吏。

［9］布衣：指平民。

［10］自尊：抬高自己。

［11］途之人：路人。

［12］理学：亦称"道学"，宋元明清时期以讨论天道性命问题为中心的哲学派别。

［13］传（zhuùn 撰）：为……作传记。

［14］艺成而下：语出《礼记·乐记》："是故德成而上，艺成而下。"斤斤，拘泥貌。

［15］燕哙子之：战国时燕国国君燕王哙在位第三年传位于相国子之，引起燕国动乱。

［16］梓匠轮舆：木匠和制车厢的人。泛指工匠。

［17］冢宰：又称太宰，周代六卿之首。统率医师。

［18］无稽：没有根据可凭。

［19］村儒：才学浅陋的文人。

［20］无俚：无聊。

［21］没：埋没。有所由来：原来的功底和成就，指医学。

［22］疾病：患重病。

［23］周、程、张、朱：周指周敦颐，北宋哲学家。程指程颢、程颐兄

弟，同学于周敦颐，为北宋理学奠基者，世称“二程”。张指张载，北宋哲学家。朱指朱熹，南宋哲学家、教育家。二程、朱熹的学说，世称“程朱理学”。

[24] 刀圭：古代量取药末用具。指药物。

[25] 寿世：使人长寿。

[26] 语录：二程、朱熹等人常用浅易口语陈述意见，由门人弟子记为问答式的语录体。

[27] 而：你。讳：隐匿。

[28] 伪席：虚假的席位。指并非人所共信的所谓理学地位。

[29] 转：反而。真人：道家称得道之人。此指有真才实学之人。

[30] 悖：违背情理，荒谬。

☞阅读实践

吴门名医薛雪自号一瓢性孤傲公卿延之不肯往而予有疾则不招自至乙亥春余在苏州庖人王小余病疫不起将掩棺而君来天已晚烧烛照之笑曰死矣然吾好与疫鬼战恐得胜亦未可知出药一丸擣石菖蒲汁调和命舆夫有力者用铁箸锲其齿灌之小余目闭气绝喉汩汩然似咽似吐薛嘱曰好遣人视之鸡鸣时当有声已而果然再服二剂而病起乙酉冬余又往苏州有厨人张庆者得狂易之病认日光为雪啖少许肠痛欲裂诸医不效薛至袖手向张脸上下视曰此冷痧也一刮而愈不必诊脉如其言身现黑瘢如掌大亦即霍然（清·袁枚《随园诗话》卷五）

要求：

1. 标点文章。
2. 语译画线的片断。
3. 思考：薛雪的高明医术体现在哪里？

◎专题一：怎样选古籍

一、选古籍从目录开始

中国现存的医药古籍，据不完全统计，多达近万种。我们要学习和研究这些丰富珍贵的遗产，就有必要了解它们产生、发展、变化的历史。每一部医书的出现和一种学说的产生，都有一定的时代背景和授受源流。过去学者们所强调的“辨章学术，考镜源流”（章学诚《校雠通义序》）讲的就是这个道理。要详细地知道医学的学术渊源以及医籍的存佚流传等情况，就必须学会查阅有关的目录文献著作。

清代是中国文化的一个重要整理时期，当时著名的乾嘉学派就大力提倡研究“目录学”。清代学术的繁盛，与重视目录学有密不可分的关系。目录之学不仅是深入研究的门径，而且是问学起步的向导。学者王鸣盛在《十七史商榷》卷一说过：“目录之学，学中第一紧要事，必从此问途，方能得其门而入。”在同书卷七又说：“凡读书最切要者，目录之学。目录明，方可读书；不明，终是乱读。”与他同时的学者金榜也说：“不通《汉书·艺文志》，不可以读天下书。艺文志者，学术之眉目，著述之门户也。”近代学者张之洞在《輶轩语·语学第二》中说：“泛滥无归，终身无得；得门而入，事半功倍。或经，或史，或词章，或经济，或天算舆地。经治何经，史治何史，因类以求，各有专注。至于经注孰为师授之古学，孰为无本之俗学；史传孰为有法，孰为失体，孰为详密，孰为疏舛；词章孰为正宗，孰为旁门，尤宜抉择分析，方不至误用聪明。此事宜有师承，然师岂易得，书即师也。今为诸君指一良师，将《四库全书总目提要》读一过，即略知学问门径矣。”他告诫初学者认识学术的门径，要以目录学为基础，语虽浅近，但很有启发意义。

“目录”一词最早出现在《汉书·叙传》：“刘向司籍，九流以别，爰著目录，略述鸿烈。”刘向是我国目录学的创始人，他在管理国家图书时，受汉成帝之命对图书进行分类并撰写了目录，目的是表现西汉文化事业的伟大成就。刘向在对图书进行系统整理的过程中，订正讹误，补脱删衍，剔其重复，整理成定本。《汉书·艺文志》叙述刘向校书的情况说："每一书已，向辄条其篇目，撮其旨意，录而奏之。"这是说，当时刘向每校一书完毕后，就写成一篇介绍本书内容的总结性文章。"条其篇目"，即确定各书的篇次；"撮其旨意"，即撰写各书的。这便是"目录"，也简称"录"。

刘向所写的"序录"，大约相当于今天书前的"目次"和"序"两部分内容。如《晏子书录》包括以下几个方面内容：①目次；②校雠整理情况；③作者生平；④内容评价。所谓"目次"，指篇名和次第。当时书是用竹木简书写的，每篇是单独编连的个体，各篇之间要有个顺序，否则各篇之间容易颠倒，而且极易丢掉其中某一篇而不被察觉，所以篇目次第特别重要。校雠整理情况、作者生平、内容提要共同构成一篇叙录。据《汉书》记载，刘向等在每一书后都撰写了一篇书录，当时把这些书录单独辑成一部书，叫《别录》。刘歆又在《别录》基础上，写成《七略》。《别录》是书录的结集，应当是分类的。其类别可能是六艺、诸子、诗赋、兵书、数术、方技。《七略》则更为严密。先有总序，六类（六略）又各有类序，概括各自的学术源流；六类下各分若干小类，共有38小类（当时叫38种）；38小类各有小序，叙述小类的源流（其中《诗赋略》只有一篇大序，无小序）；每一书又有书录。所以《别录》、《七略》都是群书目录，同时也是学术著作。虽然这两部目录均已亡佚，但班固《汉书·艺文志》是根据《七略》简编而成，除了删去各书书录外，基本保存了《七略》的面貌。所以《汉书·艺文志》是我们认识西汉及以前中国学术史的重要文献资料。

利用目录学的知识我们可以比较全面、快捷地了解古书的基本情况。好的目录还展示了学术源流。如《四库全书总目》中的子部医家目录，大都记述有书籍的时代、作者、卷数，有些还著有书籍的内容提要乃至版本概况。《中国医籍考》一书则尤其注重对书籍的版本沿革、成书历史等方面进行严密考证，上自秦汉，下迄清代道光年间，共收辑中国历代医籍书目3000余种。每书都注明出处、卷数、存佚、序言、跋语、作者传略等，分为医经、本草、食治、藏象、诊法、明堂经脉、方论、史传、运气等九大类。每类中的书籍按时代顺序排列，后附书名及人名索引。了解这些情况，不仅有助于读书，而且有助于进一步的学术研究。前贤就是充分利用目录，"即类求书，因书究学"，进而"辨章学术，考镜源流"，最终有所成就的。

二、古籍目录的分类及体例

我国现存最早的图书目录是东汉班固依据汉成帝时刘歆的《七略》写成的《汉书·艺文志》。可以看到，刘歆《七略》把群书分成六艺、诸子、诗赋、兵书、术数、方技六类，这是我国历史上图书分类的开端。

1. 历代图书分类的演变

历代图书分类经过了这样几个阶段的演变：

西汉：刘向、刘歆父子分图书为6大类，38小类。

继承《七略》"六分法"的分类体系而又有所发展的是刘宋时王俭的《七志》。该书已佚。《七志》比《七略》增加图谱一类，成为"七分法"，又附道经、佛经两录，实际为九类。

《七志》之后有梁代阮孝绪的《七录》。该书亦佚，仅《七录序》保存于《广弘明集》卷三。据《七录序》所附《七录目录》，《七略》、《七志》虽以"七"名，实非七类，《七录》才是真正的"七分法"。

西晋：秘书监荀勖因魏《中经》更辑新簿，叫做《晋中经簿》（见《广弘明集》卷三《七录序》附）。《隋书·经籍志》作《晋中经》（十四卷），分为四部。东晋李充就西晋荀勖《晋中经簿》加以校核，发现西晋《晋中经簿》著录藏书29945卷，东晋仅存3014卷，约十分之一。于是重编《晋元帝书目》，仍以甲、乙、丙、丁分四部。但乙、丙相当于荀勖的丙、乙，就是说史书升到第二位乙部，子书降到第三位丙部。从此以后，四部的格局基本确定。但那时还只叫甲、乙、丙、丁，而不叫经、史、子、集。

唐代：唐初官修的《隋书·经籍志》是现存较早的按四部分类的目录，学术价值也比较高。把《隋书·经籍志》与《七略》相比较，二者的经部、集部都是前后一贯的，子部则是把《七略》的诸子、兵书、数术、方技合并起来。史部变化最大，原在六艺略中作《春秋》的附庸，连二级类目都够不上，现在地位得到了提升。从二级类目看，《七录》已非常细致，共55类。《隋书·经籍志》同样也是55类。这之间有分有合，但基本框架是一脉相承的。《隋书·经籍志》是四部分类目录现存较早的一部，但其分类框架则是参照两晋南北朝各家目录拟定的。其后，我国图书分类基本上不出四部分类体系。

清代：四部分类体系到《四库全书总目》逐步趋于成熟，此书可视为

"四分法"的代表。清末，张之洞的《书目答问》别立"丛书部"，次于集部之后，成为五部分类体系。后来一般沿用五分法。《中国古籍善本书目》就分经、史、子、集、丛五部。

现在通行的《中国图书馆分类法》实际上是借鉴西方分类法制定的，适应了近现代中国学术发展的要求。但是新分类法并不完全适用于我国古籍的分类。阅读古籍，仍需要熟练掌握中国传统分类体系。

2. 古籍书目的体例特点

《四库全书总目》代表了古籍目录典型的编写体例，每种书下通常包括书名、篇卷、时代、著者、提要、大小序等基本内容。

（1）书名：古书命名方式主要有：以通称命名，如《诗经》、《史记》等；以姓名命名，如《邓析》、《陶渊明集》等；以朝代命名，如《晋书》、《宋史》等；以概括旨意命名，如《说文解字》、《释名》；摘取书中一二字命名，如《仓颉篇》、《博学》、《凡将》等。

在书籍数量增多的情况下，开始有了同书异名和异书同名两种现象。同书异名如《无求子伤寒百问》又名《类证活人书》、《南阳活人书》、《增释南阳活人书》、《增注无求子类证活人书》；《兰阁秘方》又名《妇人胎产方》；《医灯续焰》又名《四言脉诀》；《医学入门良方》又名《万氏家抄方》；《医学折中》又名《玉机微义》；《医砭》又名《慎疾刍言》；《脏腑证治图》又名《人镜经附录全书》。异书同名如《妇科良方》有清·曾懿撰的，也有清·南海何梦瑶撰的；《脉经》有晋·王叔和撰的十卷本，也有近人余重耀撰的一卷本。遇到这类问题一般可以利用《同书异名通检》和《同名异书通检》加以解决。

（2）篇卷：篇、卷是古书的计量单位。早期是基本统一的，后来变得不统一了，一卷可包括若干篇。由卷子发展为书册以后，篇、卷、册三者就更不统一了。一册可包括两三卷，一卷可包括两三篇。由于篇与内容起讫紧密联系，所以篇目对一部书的完整性来说最为重要。无论书籍形式怎么变化，篇是基本不变的。卷在书籍装订成册子以后，几乎没有了意义。但书籍分卷是个传统的习惯，目录书记载篇、卷、册数，甚至页数，都有必要性。这样书籍就不容易残缺错乱，而且可透过页数估计其篇幅大小。

（3）时间、作者：有时会遇到作者姓名相同的情况，除了依据时代、字号、籍贯加以区分，还可以查找《古今同姓名大辞典》。有些目录书籍还标出著作的方式是著、编、辑、校、注等，对读者也很有帮助。

（4）版本：清朝中期以后，藏书家很注重著录版本，尤其是善本目录。在版本的著录中应注意区别刻本、抄本、校本、稿本、石印本、活字本、铅印本等版本的不同，要弄清是何人何时何地刻本，或何人所抄，何人所校。

（5）提要：即内容提要，主要是介绍著者生平，如里籍、字号、科第、官位、生卒年等；然后介绍书的内容，评价得失，或者考其流传情况、版本源流。有些提要辑录前人序跋而成，这种目录可以为后人提供丰富的原始资料。有的还加上个人按语，价值更高。这种提要是建立在对原书研究的基础上，比如《四库全书总目提要》中许多提要要言不繁，很有学术见地。

（6）序：《汉书·艺文志》在前面有总序，六略各有小序，各小类又有小序。《四库全书总目提要》四部有总序，各类有小序。这些大小序在辨明学术源流方面作用很大。

三、中医古籍目录

术业有专攻。为适应专业需要，有人搜罗某学科有关著述编制成目录，以方便学者，这就是我们通常所说的专门目录。医学有专门目录，有人认为从宋代开始。南宋《秘书省续编到四库阙书目》中载有《医经目录》和《大宋本草目录》。由于原书亡佚，其详已无从考证。此后，清·季黄虞稷《千顷堂书目》亦载《李嵩渚医书目录》。据有关文献，清代曾出现几种医籍专门目录，有王宏翰的《古今医籍考》，余鸿业的《医林书目》，董恂的《古今医籍备考》，邹澍的《医经书目》，改师立的《医林大观书目》等，可惜都未能流传下来。现将常用的传统医籍目录择要如下：

1.《中医图书联合目录》

中国中医研究院与北京图书馆联合编辑，1961 年出版。该书目著录全国 59 个地方公共图书馆及高等院校、科研院所图书馆于 1959 年以前入藏的中医药图书文献，共 7661 种。分为以下几大类：即党的中医政策、医经、藏象、病源、诊断、针灸、本草、方书、综合性医书、伤寒、金匮、温病、临床各科、丛书全书、养生护理按摩外治法、医案医话医论、医史、法医、兽医及工具书。大类中又根据实际情况分列二级、三级子目。以针灸类为例，下分通论、专论、针法、灸法、经络孔穴；经络孔穴之下又列有经络、孔穴、子午流注、针灸图谱等4个三级子目。各类中每种书目均按时代先后排列，记明其书名、卷数、撰著者、年代、现存诸种版本及所收藏图书馆之代号。书末附有书名、作者等几种索引。这是一部内容丰富、检索方便、比较实用的中医书目。

2.《全国中医图书联合目录》

《全国中医图书联合目录》（以下简称《联目》）根据中医书籍的实际状况，以学科分类为主，兼顾其体裁特征，划分为医经、医史、伤寒、金匮、诊法、针灸按摩、本草、方书、临证各科、养生、医案医话医论、综合性著作等12大类。收录了全国113个图书馆至1980年底馆藏的中医药图书。其范围以1949年新中国成立前出版的中文中医药图书（包括少数民族文字及国外中医药图书之中文原著和中文译本）为限，经过核实、整理、归纳，计收图书共12124种。其编写体系仍采用分类编年法，希望能从目录的整体结构上反映中医学术的历史发展沿革。每大类下又分别列出二级与三级子目。如临证各科类下有临证综合、温病、内科、妇产科、儿科、外科、伤科、眼科、咽喉口齿等9个二级子目；在温病二级子目下，又分列四时温病、瘟疫、疟痢、痧胀霍乱鼠疫等4个三级子目。每一书有一总序号，次为书名卷数（包括异名，附录）、著作年代、著者（包括朝代、姓名、字、号、别名、著作方式）、版本（包括出版时间、地点、出版者、版本类别）、藏馆代号，如该书曾收入丛书，则列出其丛书名称。附有书名笔画索引、书名音序索引、著者（姓名）笔画索引、著者音序索引，还附有4表：甲子表、岁阳岁阴表、历代建都简表和历代帝王名讳表。此《联目》比原《中医图书联合目录》所载之书目增加4000余种，在分类方面亦作了改进。但是由于收录期限（新中国成立前出版）的制约，有些新中国成立后发现的古代重要文献未能列入。如《黄帝内经太素》，原缺7卷（即卷1、4、7、16、18、20、21），以后日本又陆续发现一些残卷（卷4、7），实缺5卷，所补之缺卷，由中医研究院（现中国中医科学院）针灸研究所于1980年以《缺卷复刻黄帝内经太素》影印问世。又如甘肃武威出土的汉代医简《治百病方》，湖南长沙马王堆汉墓出土的《阴阳十一脉灸经》、《足臂十一脉灸经》、《五十二病方》、《导引图》、《养生方》等简帛古医书，甘肃敦煌出土的多种卷子本医书，均已先后整理刊印出版。凡此种种，均付阙如，亦未作进一步的补充说明。

3.《中国分省医籍考》

《中国分省医籍考》分上、下册，郭霭春主编，1984～1987年由天津科技出版社出版。河北、山东、河南、江苏、浙江、江西6省列入上册，下册收录其他各省。此书材料全部录自各种地方志，凡医林人物记传中有著述收载者，均一一录出。以省为单位集中，视其著作之内容，分为医经（附运气）、诊法、伤寒（附金匮、温病）、本草、针灸（附推拿）、方论（下设内科、外科、妇科、儿科、眼科、喉科等子目）、医史、医话医案、养生、法医、兽医及其他等类。上溯两汉、下至清末。每省首列"前言"，综述该省医学发展简况与特色，具有提纲挈领作用。如河北省的"前言"说，从医学史的发展上看，河北省出现了许多杰出名医。宋元时易州张洁古，对后世医学发生了极大影响。到了明朝，宗河间学说的有徐用诚等；守易水学说的有张介宾、薛己等。他们在治疗方法上关于寒、凉、温、补的主张，虽然始终存有争议，但也各有道理。易水张洁古之学，一传而为李杲；河间刘完素之学，再传而为朱震亨。补土、滋阴的学说丰富了中医学的内容。河北医学对于国外也有影响，在明朝时候日本曲直濑道三就以提倡李杲、朱震亨的学说称名于时。全书共收书目近8000种。根据方志材料辑录作者小传，效法王俭《七志》之例，属于传录体的医学专门书目。

4.《四部总录医药篇》

丁福保、周云青编撰。丁福保，字仲祐，江苏江阴人。曾编有《说文解字诂林》，兼通医学。1910年出版《历代医学书目提要》。所编辑的《四部总录》是一部包括经、史、子、集四部，专门搜集存世的古籍，备载前人序跋、解题的大型书目。1955年，商务印书馆利用已排版之旧纸型，先把其中子部医家类著作检出，名为《四部总录医药篇》，单行出版，并由丁氏弟子周云青补成其事。此书于1984年又由文物出版社再版重印。

这部书目分两大部分：一为基本书目，一为附录。附录有"现存医学书目总目"、"现存医学丛书总目"、"《中国医学大辞典》著录医学书目"，以及已故目录版本专家王重民的《善本医籍经眼录》稿本。共收书1500余种，以450余种基本书为重点。所谓基本书的条件是：必须具备各家书评、提要，并确知有刊本或抄本、稿本存世者。只有书名而无解题之书均未列入。编者参考古今各家分类，将基本书分为8大类，即经脉、专科、杂病、药学、方剂、医案、养生和杂录。其中专科类下设伤寒、内科、外科、儿科、妇科、眼科、喉科、针灸和兽医9个子目；杂病类下设通治、专著2个子目。书后附有索引，查检较方便。本书最大特点是辑录历代公私诸家书目及清人各种补志中的丰富资料。这是属于资料搜集较全面的辑录体医学书目。

5.《中国医籍通考》

严世芸主编，上海中医学院出版社1990～1994年出版。本书收书范围，上溯出土医学文献，下迄清末民国初期医药著作，旁及日本、朝鲜的中医古籍，凡历代史志和近贤近著的医书目录，有载必收，有遗则补，凡世所鲜见的医籍序跋，孤本、珍本、抄本均在网罗之列。全书共收历代古医籍9000多种，是迄今收录古医籍书目较多的一部中医目录专著。全书分为4卷19类。第1卷分医经、伤寒、金匮、藏象、诊法、本草、运气、养生8类；第2卷分温病、针灸、推拿、方论（1～4）类；第3卷为方论（4续～6），第4卷分方论（7～9）、医案医话、丛书全书、史传、书目、法医、房中祝由、补编。另附索引1册，有书名及著者名两种笔画索引。

6.《中国医籍考》

《中国医籍考》原名《医籍考》，共80卷。日本丹波元胤于1826年（清道光6年）编成。共收录我国自《内经》以下至清代道光年间的医药学著作2876种，分为医经、本草、食治、藏象、诊法、明堂经脉、方论、史传及运气共9类。其编辑体例，仿效我国清代学者朱彝尊之《经义考》，每一书名下，记明出处、卷数、作者，并分别注明其存、佚、阙、未见4种情况，搜集记述该书的作者事迹、有关序跋，以及各家的评述、提要与考证等资料。在一部分书籍的条目最后，间附编者按语。其中有称“先子云”者，是记录其父丹波元简的见解；有称“弟坚曰”的，是援引其弟丹波元坚的观点。此书于1935年上海中西医药研究社据日本影印本影印出版。此书取材丰富，所收书目远远超过此前所有同类著作，曾引起当时医学界之注目。后收入《皇汉医学丛书》。1956年由人民卫生出版社重印发行；1983年该社又改为横排版印行。此书虽受当时一定条件的限制，存有少数遗漏和存佚不真之处，但不失为一部具有相当实用价值的工具书。

7.《宋以前医籍考》

日本冈西为人编著，1934年原国立沈阳医学院有铅印本。1958年人民卫生出版社重排出版。这是一部断代的中医书目，收书自《内经》以下至南宋（包括辽、金）医籍，共1860余种，近代考古发现的一些医简与唐代卷子本也间或收入，分为内经、运气、难经、五藏、脉经、针灸、本草、食经、经方、仲景方论、女科、妇科、外科、口齿、眼科、养生、按摩、导引、房中、祝由、月令、兽医、医史、医制等类。每种书均分别按出典、作者、考证、序跋、版本等项逐一记录，资料的搜集颇为丰富，有不少内容比《中国医籍考》更全面详细，其版本一项，尤为突出，是研究我国宋以前医学文献的重要参考材料。

8.《现存本草书录》

龙伯坚编著，1957年人民卫生出版社出版。历代本草学专著为数众多，不下数百种。如《中国医籍考》本草类著录文献（包括存佚阙与未见）有220种。龙氏此书搜集上自《神农本草经》（辑佚本），下迄近代之存世本草学文献书目计278种。分成7类：①神农本草经（各种辑佚本、注释本及杂著）；②综合本草（按时代先后排列，如魏晋之《名医别录》，唐代《新修本草》，宋代《证类本草》等）；③单味药本草（如《何首乌录》、《人参谱》、《桂考》、《羚羊角辨》等）；④食物本草（下设食物与烹制方法两子目，前者如元代忽思慧的《饮膳正要》，后者如宋代林洪的《山家清供》、清代袁枚的《随园食单》等）；⑤炮制；⑥歌诗便读（如《药性赋》、《本草便读》、《本草诗》等）；⑦杂著（如《脏腑标本药式》、《古今药物别名考》等）。每类书目均按时代先后排列；每种书记其卷数、作者、刊行年代、版本及内容提要。

9.《历代中药文献精华》

尚志钧、林乾良、郑金生等编著，1989年科技文献出版社出版。这是较《现存本草书录》内容更为丰富、全面的本草学专门书目。全书共分上、中、下三编。上编为《本草概要》，概述我国药学文献发展历史，划分为酝酿萌芽期（先秦）、草创雏形期（秦汉魏晋六朝）、搜辑充实期（隋唐五代）、校刊汇纂期（宋）、药理研究期（金、元）、整理集成期（明）、整理普及期（清）和近现代8个阶段。中编为《本草要籍》，重点介绍《神农本草经》、《桐君采药录》、《雷公药对》、《李当之本草》、《吴普本草》，下迄《植物名实图考》、《本草思辨录》等77种名著，分述其命名、作者、成书、卷数、流传、存佚、版本及内容提要与评价等。下编为《本草大系》，广泛搜集并简要介绍自南北朝以前至清代见诸各种著录的本草学文献，总数达700余种。末附作者、书名索引，是研究、学习我国药物学的重要工具书。

10.《现存针灸医籍》（《中国针灸荟萃》第二分册）

郭霭春主编，1985年湖南科技出版社出版。它著录上自先秦下至近代的现存主要针灸专科医籍271种（其中近现代有141种），以及载有针灸内容的综合性医籍32种（其中有《素问》、《难经》、《太素》、《千金方》、《外台秘要》、《太平圣惠方》等）。每一种著作，除附记其卷数、作者外，分成序跋、目录（指该书篇目）、提要评介和版本4项，从历代书目、医史、史籍、地方志、笔记及各种书刊提要评论文字中，搜集有关内容，撮录要点，系统整理而成。内容十分丰富，即使非专攻针灸者亦值得一读。

11.《三百种医籍录》

贾维诚编撰，1982年黑龙江科技出版社出版。该书目主要为中医、西医学习中医人员及研究医史、医学文献者，选读中医药古籍提供参考资料而编。选录自《内经》至清末的医籍344种，入选原则是经典医籍、医药学名著。其实用价值较高，流传较广。该书分为医经、生理病理解剖诊断、本草、方书、伤寒、金匮、温病、通论、临床各科、针灸按摩外治、医案医话、全书丛书、养生及其他类。每种书首先介绍其内容提要，并注意提示其学术特点；次为作者简介，如著名医家策论及其学术思想；再次为历代经籍、艺文志及私家书目著录辑要，以便了解该书历代一般存目情况；最后列出该书国内现存主要版本。书末附有书名、撰著者两个索引，以供检索。

在我们实际学习过程中，会遇到各种各样的问题和需要。面对浩如烟海中医药文献，想搜集某一方面的文献资料，了解某一学术的源流，问道学术门径、征引资料，只有善于运用目录学的知识，特别是对各类目录书籍的用途和特点谙熟于心，才能准确而有效地选书、用书。如果想了解非医学类的古籍，可查阅《四库全书总目（提要）》等综合性目录或有关史志目录；了解中医药古籍文献，可以查找《全国中医图书联合目录》、《中医图书联合目录》、《四部总录医药篇》等；考证中医药古籍文献的作者、版本、源流等，可查阅《中国医籍考》、《中国医籍通考》等书。这样就能够目标明确，达到事半功倍的效果。

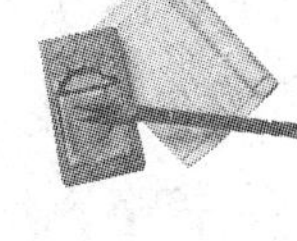

第二单元

六、艺文志

班固

本文节选自1959年中华书局校点本《汉书·艺文志》。作者班固（32～92年），字孟坚，扶风（今陕西咸阳）人，东汉著名史学家。班固以其父班彪遗著《史记后传》为基础，耗时20余年著述《汉书》，记载了西汉自高祖刘邦元年（公元前206年）至王莽地皇四年（23年）200余年的历史。全书分为十二纪、八表、十志、七十传。其中八表和《天文志》由其妹班昭和同郡马续完成。《汉书·艺文志》是据刘向父子的《别录》、《七略》编成，共收书38种596家，是我国现存最早的目录学文献，也是重要的学术史资料。总序部分记述先秦两汉图书典籍的流传概况。《方技略》分医经、经方、神仙和房中四种，每种先列书目，后概括其学术内容。

（一）序

昔仲尼没而微言绝[1]，七十子丧而大义乖[2]。故《春秋》分为五[3]，《诗》分为四[4]，《易》有数家之传[5]。战国从衡[6]，真伪纷争，诸子之言纷然殽乱[7]。至秦患之[8]，乃燔灭文章[9]，以愚黔首[10]。汉兴，改秦之败[11]，大收篇籍，广开献书之路。迄孝武世[12]，书缺简脱，礼坏乐崩，圣上喟然而称曰："朕甚闵焉[13]！"于是建藏书之策[14]，置写书之官[15]，下及诸子传说，皆充秘府[16]。至成帝时，以书颇散亡，使谒者陈农求遗书于天下[17]。诏光禄大夫刘向校经传、诸子、诗赋[18]，步兵校尉任宏校兵书，太史令尹咸校数术[19]，侍医李柱国校方技。每一书已，向辄条其篇目[20]，撮其指意[21]，录而奏之。会向卒，哀帝复使向子侍中奉车都尉歆卒父业[22]。歆于是总群书而奏其《七略》[23]，故有《辑略》，有《六艺略》，有《诸子略》，有《诗赋略》，有《兵书略》，有《术数略》，有《方技略》。今删其要[24]，以备篇籍。

[1] 没：同"殁"。死亡。微言：精深微妙的言论。

[2] 七十子：指孔子门下才德出众的70多个学生。"七十"乃举其成数。大义：要义，要旨。此指《诗》、《书》、《礼》、《乐》、《易》、《春秋》诸经的要义。乖：背离，不一致。

[3] "春秋"句：指传注《春秋》的有左丘明、公羊高、谷梁赤、邹氏、夹氏五家，今存前三家。

[4] 诗分为四：指注解《诗经》的有齐人辕固、鲁人申培、燕人韩婴、鲁人毛亨四家。今存毛亨一家，世称《毛诗》。

[5] "易有"句：谓注解《易经》的有施仇、孟喜、梁丘贺等数家，今皆佚。传（zhuàn 撰）：解说，注释。

[6] 从衡：亦作"纵横"，即合纵连横。指战国七雄之间错综复杂的政治形势。

[7] 殽（xiáo 销阳平）：杂乱。

[8] 患：忧虑。

[9] 燔（fán 烦）：焚烧。

[10] 黔首：古代对平民的称谓。

[11] 败：弊。此指秦始皇焚书的弊政。

[12] 孝武：汉武帝刘彻，公元前141～前87年在位。世：代。

[13] 闵：忧虑。

[14] 建：公布。策：古代君王发布政令的文书。

[15] 写：誊写，抄录。官：官府办事机构。

[16] 府：古代国家收藏财货或文书的地方。

[17] 谒者：秦汉官名，掌管接待宾客事务。

[18] 光禄大夫：官名，主管顾问应对。刘向：西汉经学家、文学家，著

有《新序》、《说苑》等书。

［19］数术：古代关于天文、历法、占卜的学问。又称“术数”。

［20］条：逐一登录。

［21］指意：内容大意。刘向于每书篇目之后又作叙一篇，谓之叙录，相当于后世的书目解题。汇集各书之叙录为一书，即名《别录》，已佚。

［22］“侍中”六字：汉代官名，掌管御乘舆马，随侍皇帝出行。歆：刘歆，刘向之子。

［23］七略：我国最早的图书目录分类著作，已佚。

［24］删：选取。

（二）方技略

《黄帝内经》十八卷　　《外经》三十七卷

《扁鹊内经》九卷　　《外经》十二卷

《白氏内经》三十八卷　　《外经》三十六卷

《旁篇》二十五卷

右医经七家[1]，二百一十六卷[2]。

医经者，原人血脉、经落、骨髓、阴阳、表里[3]，以起百病之本[4]，死生之分，而用度箴石汤火所施[5]，调百药齐和之所宜[6]。至齐之得[7]，犹慈石取铁[8]，以物相使。拙者失理[9]，以愈为剧，以生为死。

［1］右：相当于“以上”。

［2］二百一十六卷：今计为一百七十五卷，与上列卷数不合，疑有脱误。

［3］原：推原，探究。落：通“络”。

［4］起：发，阐明。

［5］用：以，用来。度（duó 夺）：推测，估计。火：指灸法。

［6］齐（jì 济）和：指药物调配和洽。齐，同“剂”。

［7］得：得当，适宜。

［8］慈石：即磁石。慈，通“磁”。

［9］失：违背。

《五脏六腑痹十二病方》三十卷　《五脏六腑疝十六病方》四十卷

《五脏六腑瘅十二病方》四十卷　《风寒热十六病方》二十六卷

《泰始黄帝扁鹊俞拊方》二十三卷　《五脏伤中十一病方》三十一卷

《客疾五脏狂颠病方》十七卷　《金疮瘲瘛方》三十卷[1]

《妇人婴儿方》十九卷　《汤液经法》三十二卷

《神农黄帝食禁》七卷

右经方十一家，二百七十四卷[2]。

经方者，本草石之寒温[3]，量疾病之浅深，假药味之滋[4]，因气感之宜[5]，辩五苦六辛[6]，致水火之齐[7]，以通闭解结，反之于平[8]。及失其宜者，以热益热，以寒增寒，精气内伤，不见于外，是所独失也。故谚曰："有病不治，常得中医[9]。"

［1］瘲瘛（zòngchì 纵赤）：手足痉挛之病。

［2］二百七十四卷：今计为二百九十五卷。

［3］本：依据。

［4］假：借，凭借。滋：汁液。此指药力。

［5］因：依据。气感之宜：指人体对四时气候感应的适宜情况。

［6］辩：通"辨"。五苦六辛：泛指药物的各种性味。

［7］水火之齐：指寒凉与温热的药剂。

［8］反：同"返"。谓恢复。平：正常。

［9］中（zhòng 仲）医：符合医理。

《容成阴道》二十六卷[1]　《务成子阴道》三十六卷

《尧舜阴道》二十三卷　《汤盘庚阴道》二十卷

《天老杂子阴道》二十五卷[2]　《天一阴道》二十四卷[3]

《黄帝三王养阳方》二十卷　《三家内房有子方》十七卷

右房中八家，百八十六卷[4]。

房中者，情性之极，至道之际[5]。是以圣王制外乐以禁内情，而为之节文[6]。《传》曰[7]："先王之作乐，所以节百事也。"乐而有节，则和平寿考[8]。及迷者弗顾，以生疾而殒性命。

[1] 容成：相传为黄帝的大臣，发明历法者。阴道：指房中术。

[2] 天老：相传为黄帝的大臣，三公之一。

[3] 天一：即天乙，亦即成汤。

[4] 百八十六卷：今计为一百九十一卷。

[5] 际：极限。

[6] 节文：谓制定礼仪，使行之有度。

[7] 传：指《左传》。下文语见《左传·昭公元年》。

[8] 和平寿考：气血平和，寿命长久。考，老。

《宓戏杂子道》二十篇[1]　　《上圣杂子道》二十六卷

《道要杂子》十八卷　　《黄帝杂子步引》十二卷

《黄帝岐伯按摩》十卷　　《黄帝杂子芝菌》十八卷

《黄帝杂子十九家方》二十一卷　　《泰壹杂子十五家方》二十二卷[2]

《神农杂子技道》二十三卷　　《泰壹杂子黄冶》三十一卷[3]

右神僊十家[4]，二百五卷[5]。

神僊者，所以保性命之真而游求于其外者也[6]。聊以荡意平心[7]，同死生之域[8]，而无怵惕于胷中[9]。然而或者专以为务，则诞欺怪迂之文弥以益多，非圣王之所以教也。孔子曰："索隐行怪，后世有述焉，吾不为之矣[10]。"

[1] 宓（fú 浮）戏：即伏羲。杂子道：神仙家修身养性以求长生的方法。

[2] 泰壹：亦作"泰一"，传说中的天神名。

[3] 黄冶：指冶炼丹砂。

[4] 僊："仙"的异体字。

[5] 二百五卷：今计为二百零一卷。

[6] 游求于其外：向身外大自然广求养生之道。

[7] 荡意平心：净化意念，平定心神。荡，洗涤。

[8] "同死生"句：把死与生视为相同的境界。

[9] 怵惕：恐惧。胷："胸"的异体字。

[10]“索隐”三句：语见《礼记·中庸》。索隐行怪，谓探索隐晦之事而行怪僻诡异之道。述，遵循。

凡方技三十六家，八百六十八卷。

方技者，皆生生之具[1]，王官之一守也[2]。太古有岐伯、俞拊，中世有扁鹊、秦和，盖论病以及国，原诊以知政[3]。汉兴有仓公。今其技术晻昧[4]，故论其书[5]，以序方技为四种[6]。

[1] 生生之具：使生命生长不息的工具。

[2] 王官：天子之官。守：职守，官职。

[3]“论病”二句：谓高明的医生诊察分析国君的病情，可以推论得知国情政事。语本《国语·晋语》及《左传·昭公元年》。

[4] 晻昧：埋没，湮没。晻，“暗”的异体字。

[5] 论（lún 轮）：编次。

[6] 序：依次排列。

☞阅读实践

朱丹溪治晋云胡君锡年三十一形肥而大色苍厚家富而足专嗜口味两年前得消渴病医与寒凉药得安有人教以病后须用滋补令其专用黄雌鸡因此食至千余只渐有膈满呕吐之病医者意为胃寒遂以附子沉香之药百余帖呕病除月余<u>天气大热忽恶风冷足亦怕地气遂堆糠尺许厚上铺以簟糊以重纸方敢坐卧而两手不能执笔口鼻皆无气以呼吸欲言无力行十余步便困倦脉皆浮大而虚仅得四至</u>乃作内有湿痰因服燥热药遂成气耗血散当此夏令自合便死因其色之苍厚神气尚全可以安谷遂以人参黄芪白术熬膏煎淡五味子汤以竹沥调饮之三日诸病皆愈令其顿绝肉味一月后康健如旧又以鸡汤下饭一月后胸腹膨满甚自煎二陈汤加附子豆蔻饮之顿安问调理药教以勿药并断肉饮自愈（《续名医类案》卷九《恶寒》）

要求：

1. 标点文章。
2. 语译画线的片断。
3. 思考：治疗这位消渴病人时，丹溪与其他医生有什么不同？

七、伤寒论序

张仲景

本文选自《伤寒论》，据明代赵开美本排印。作者张机（约 150 ~ 219 年），字仲景，南郡涅阳（今河南南阳）人，东汉末年医学家，著有《伤寒杂病论》。《伤寒杂病论》后来分为《伤寒论》和《金匮要略》两书。这篇全书的序文随《伤寒论》流传，故名。序中痛切批评了居世之士轻视医药、追逐名利的错误行为和医生学术上狭隘自足、治疗上不负责任的恶劣习气，说明了撰写《伤寒杂病论》的原因和经过。

余每览越人入虢之诊、望齐侯之色，未尝不慨然叹其才秀也[1]！怪当今居世之士曾不留神医药[2]，精究方术，上以疗君亲之疾，下以救贫贱之厄，中以保身长全，以养其生。但竞逐荣势，企踵权豪[3]，孜孜汲汲[4]，惟名利是务[5]。崇饰其末，忽弃其本，华其外而悴其内[6]。皮之不存，毛将安附焉[7]！卒然遭邪风之气[8]，婴非常之疾，患及祸至，而方震栗[9]，降志屈节[10]，钦望巫祝[11]，告穷归天[12]，束手受败。赍百年之寿命[13]，持至贵之重器[14]，委付凡医，恣其所措。咄嗟[15]！呜呼！厥身已毙[16]，神明消灭[17]，变为异物[18]，幽潜重泉[19]，徒为啼泣[20]。痛夫！举世昏迷莫能觉悟[21]，不惜其命，若是轻生，彼何荣势之云哉[22]！而进不能爱人知人[23]，退不能爱身知己，遇灾值祸，身居厄地，蒙蒙昧昧，惷若游魂[24]。哀乎！趋世之士驰竞浮华，不固根本，忘躯徇物[25]，危若冰谷[26]，至于是也！

［1］叹：赞叹。秀：出众。

［2］曾（zēng 增）：竟然。

［3］企踵（zhǒng 肿）：踮起脚跟，谓仰慕。

［4］孜孜汲汲：此谓贪求不已、迫不及待的样子。

［5］惟名利是务：宾语前置，即“务名利”。务，追求，追逐。

［6］华、悴：均使动用法，使……华丽，使……衰敝。内：指身体。

［7］“皮之不存”二句：语出《左传·僖公十四年》。安附：宾语前置，即“附安”，附着哪里。

［8］卒：通“猝”，突然。邪风之气：又称“虚邪贼风”，指乘虚伤人的外来邪气。

［9］栗：通“慄”，发抖。

［10］降志：谓降低身份。屈节：降低身份相从。

［11］巫祝：即巫师，古代替人向鬼神祈祷求福的人。

［12］告穷归天：谓办法用尽仍无济于事，只得归于天命。

［13］赍（jī 机）：持，拿着。

［14］重器：最贵重的物品，喻身体。

［15］咄嗟（duōjiē 多街）：表痛心、悲叹的感叹词。

［16］厥：其，他们。

［17］神明：指人的精神。

［18］异物：指鬼魂。《史记·贾生传》：“化为异物兮，又何足患！”《索隐》：“谓死而形化为鬼，是为异物也。”

［19］幽：深。

［20］徒：徒然，白白地。

［21］昏迷：谓糊涂。

［22］何荣势之云：宾语前置，即“云何荣势”。云，谈论。

［23］进：等于说“进一步说”，与下文“退”（退一步说）相对。进、退，等于说外与内、远与近。

［24］惷：同“蠢”。游魂：漫无目的、随处飘荡的鬼魂，犹“行尸走肉”。

［25］徇物：谓追求名利地位等。物，指身外之物。

［26］冰谷：指薄冰深谷，喻危险境地。语本《诗经·小雅·小宛》：“惴惴小心，如临于谷，如履薄冰。”

余宗族素多，向余二百。建安纪年以来犹未十稔[1]，其死亡者三分有二，伤寒十居其七。感往昔之沦丧[2]，伤横夭之莫救[3]，乃勤求古训[4]，博采众方，撰用《素问》、《九卷》、《八十一难》、《阴阳大论》、《胎胪药录》[5]，并平脉辨证[6]，为《伤寒杂病论》，合十六卷。虽未能尽愈诸病，庶可以见病知源[7]。若能寻余所集，思过半矣[8]。

[1] 建安：汉献帝刘协的年号（196～219年）。稔（rěn忍）：年。

[2] 沦丧：谓家族的衰落与人口的丧亡。

[3] 横（hèng哼去声）夭：指暴死与夭折的人。突遭意外而死为横，未成年而死为夭。

[4] 古训：古代圣贤的著述。

[5] 撰用：选择参用。撰，通“选”。九卷：《灵枢经》的古名之一。八十一难：《难经》的别称。《阴阳大论》、《胎胪药录》：均古医经名，早佚。

[6] 平：通“辨”。

[7] 庶：也许，或许。

[8] 思过半：谓大部分领悟掌握。语出《周易·系辞下》。

夫天布五行以运万类，人禀五常以有五脏[1]。经络府俞，阴阳会通[2]，玄冥幽微，变化难极[3]。自非才高识妙[4]，岂能探其理致哉！上古有神农、黄帝、岐伯、伯高、雷公、少俞、少师、仲文，中世有长桑、扁鹊，汉有公乘阳庆及仓公[5]。下此以往，未之闻也。观今之医，不念思求经旨，以演其所知[6]，各承家技，终始顺旧。省病问疾，务在口给[7]，相对斯须[8]，便处汤药。按寸不及尺[9]，握手不及足，人迎趺阳三部不参[10]，动数发息不满五十[11]。短期未知决诊[12]，九候曾无髣髴[13]。明堂、阙庭尽不见察[14]，所谓窥管而已[15]。夫欲视死别生[16]，实为难矣！

[1] 五常：指五行的常气，即五行生克不已的永恒特性。参见《素问·五常政大论》。

［2］府俞：分别为经气会聚之处和脉气灌注之处，这里泛指腧穴。俞，通“腧”。阴阳：指气血。

［3］玄冥幽微：玄妙深奥。

［4］自非：如果不是。

［5］公乘阳庆：西汉名医，仓公的师傅。仓公：姓淳于，名意，西汉名医。仓公与公乘阳庆的事迹，详《史记·扁鹊仓公列传》。

［6］演：推衍；扩大。

［7］口给（jǐ 挤）：犹口辩，谓口才敏捷，善于应辩。此谓“口头应付”。

［8］斯须：片刻，不大一会儿。

［9］“按寸不及尺”二句：谓诊脉时只诊察寸部之脉而不诊察尺部之脉，或只诊察手部之脉而不诊察足部之脉。手，指寸口之脉。足，指趺阳脉。

［10］人迎趺阳：均上古诊脉的部位。人迎在颈部喉结两侧动脉应手处，趺阳在足背前胫动脉应手处。三部：指上部人迎、中部寸口、下部趺阳三部的脉象。

［11］动数：脉动的次数。发息：调节呼吸。

［12］短期：病危将死之时。

［13］九候：九部的脉象。依《素问·三部九候论》，为上部的两额、两颊与耳前，中部的寸口、合谷与神门，下部的内踝后、大趾内侧、大趾与次趾之间等九处之脉。依《难经·十八难》，则为寸口的寸、关、尺三部以浮、中、沉取时之脉。髣髴：同“仿佛”，联绵词，此谓模糊的印象。

［14］明堂：指鼻子，为望诊的基准部位。下文的“阙”、“庭”，亦望诊的重要部位。阙：指眉间。庭：指前额。

［15］窥管：“以管窥天”之省。喻见识片面，狭隘。

［16］视死别生：判别生死。

孔子云：生而知之者上，学则亚之[1]。多闻博识[2]，知之次也。余宿尚方术，请事斯语[3]。

［1］“生而知之者上”二句：语本《论语·季氏》：“生而知之者，上也；学而知之者，次也。”上：指上等智慧的人。亚：次于。

第二单元

［2］“多闻博识”二句：语本《论语·述而》：“多闻，择其善者而从之；多见而识之，知之次也。”识（zhì 志）：记。

［3］请：谦词，意为“请允许我”。

☞阅读实践

一人病伤寒大便不利日晡发潮热手循衣缝两手撮空直视喘急更数医矣见之皆走此诚恶候得此者十中九死仲景虽有证而无治法但云脉弦者生涩者死已经吐下难于用药谩且救之若大便得通而脉弦者庶可治也与小承气汤一服而大便利诸疾渐退脉且微弦半月愈或问曰下之而脉弦者生何谓也许曰金匮玉函云循衣妄撮怵惕不安微喘直视脉弦者生涩者死微者但发热谵语者承气汤主之予尝观钱仲阳小儿直诀云手循衣领及捻物者肝热也此证在玉函列于阳明部盖阳明者胃也肝有热邪淫于胃经故以承气汤泻之且得弦脉则肝平而胃不受克所以有生之理也（《名医类案·卷一》）

要求：

1. 标点文章。
2. 语译画线的片断。
3. 思考：为什么“若大便得通而脉弦者庶可治也”？

八、黄帝内经素问序

王冰

本文选自1956年人民卫生出版社影印明代顾从德翻刻宋本《黄帝内经素问》。作者王冰，自号启玄子，唐代中期著名医学家，生平里籍不详。据北宋林亿等新校正引《唐人物志》，冰仕唐为太仆令，故后世尊称为王太仆。王冰整理的《素问》是现存最早的《素问》文本。序文高度评价《内经》，说明编次和注解《素问》的经过和方法。

夫释缚脱艰[1]，全真导气，拯黎元于仁寿[2]，济羸劣以获安者[3]，非三圣道则不能致之矣[4]。孔安国序《尚书》曰[5]：“伏羲、神农、黄帝之书谓之三坟[6]，言大道也。”班固《汉书·艺文志》曰：“《黄帝内经》十八卷。”《素问》即其经之九卷也，兼《灵枢》九卷[7]，其数焉。虽复年移代革而授学犹存[8]，惧非其人而时有所隐[9]，故第七一卷师氏藏之[10]，今之奉行惟八卷尔。然而其文简，其意博，其理奥，其趣深[11]。天地之象分，阴阳之候列[12]，变化之由表[13]，死生之兆彰。不谋而遐迩自同，勿约而幽明斯契[14]。稽其言有征[15]，验之事不忒[16]。诚可谓至道之宗[17]，奉生之始矣[18]。

[1] 缚：捆绑。此指疾病缠绕。

[2] 黎元：百姓。仁寿：长寿。语出《论语·雍也》“智者乐，仁者寿”。

[3] 羸（léi 雷）劣：瘦弱多病的人。羸，瘦弱。劣，弱小。

[4] 三圣：伏羲、神农、黄帝。

[5] 孔安国：孔子二十二代孙，西汉经学家，以研究《尚书》而为汉武帝时博士。

[6] 三坟：孔颖达《尚书正义》：“坟，大也。以所论三皇之事，故曰言大道也。”后人常以“三坟五典”泛指三皇五帝时期的古籍。

[7] 兼：加上。

[8] 革：更替，变更。授学犹存：谓《内经》之书还是在传授和学习中得以保存。

[9] 其人：指合适的人。

[10] 师氏：古代主管贵族子弟教育的官员。

[11] 趣：旨意。

[12] 候：征候。

[13] 由：缘由，原因。

[14] 幽明：指无形的事物和有形的事物。契：符合，切合。

[15] 稽：考察。征：证据。

[16] 忒：差错。

[17] 宗：本源。

[18] 奉生：养生。

假若天机迅发[1]，妙识玄通[2]。蒇谋虽属乎生知[3]，标格亦资于诂训[4]，未尝有行不由径、出不由户者也[5]。然刻意研精[6]，探微索隐，或识契真要[7]，则目牛无全[8]。故动则有成，犹鬼神幽赞[9]，而命世奇杰时时间出焉[10]。则周有秦公，汉有淳于公，魏有张公、华公，皆得斯妙道者也。咸日新其用[11]，大济蒸人[12]，华叶递荣[13]，声实相副[14]。盖教之著矣[15]，亦天之假也[16]。

[1] 天机：指天赋。迅发：聪明敏捷。

[2] 妙识玄通：等于说“识妙通玄”，认识微妙的事物，通晓深奥的道理。

[3] 蒇（chǎn 产）谋：即“臧谋”，高明的谋虑。蒇，“臧”的讹字。善。生知：“生而知之”的缩略语。

[4] 标格：树立风范。指业有所成。诂训：即“古训”。诂，通“古”。

[5] 由：经过。

[6] 刻意研精：专心致志地深入研究。刻，深入。

[7] 契：合。指领会。

[8] 目牛无全：比喻技术达到娴熟的地步。语出《庄子·养生主》。

[9] 赞：辅助；帮助。

[10] 命世：犹“名世”。闻名于世。间（jiàn 箭）出：陆陆续续地出现。

[11] 日新其用：谓每天使《内经》发挥新的作用。日，天天，名词作状语。新，使……更新。使动用法。

[12] 蒸人：众人。蒸，通“烝”，众多。

[13] 递荣：相继繁盛。华，同“花”。

[14] 副：符合。

[15] 教：指《内经》的教益。著：明显。

[16] 假：凭借；借助。

冰弱龄慕道[1]，夙好养生。幸遇真经，式为龟镜[2]。而世本纰缪[3]，篇目重叠，前后不伦[4]，文义悬隔，施行不易，披会亦难[5]。岁月既淹[6]，袭以成弊[7]。或一篇重出而别立二名[8]，或两论并吞而都为一目[9]，或问答未已别树篇题[10]，或脱简不书而云世阙[11]。重《合经》而冠《针服》[12]，并《方宜》而为《咳篇》[13]，隔《虚实》而为《逆从》[14]，合《经络》而为《论要》[15]，节《皮部》为《经络》[16]，退《至教》以先《针》[17]。诸如此流，不可胜数。

且将升岱岳[18]，非径奚为[19]？欲诣扶桑[20]，无舟莫适[21]。乃精勤博访，而并有其人。历十二年，方臻理要，询谋得失[22]，深遂夙心。时于先生郭子斋堂受得先师张公秘本[23]，文字昭晰，义理环周，一以参详，群疑冰释。恐散于末学[24]，绝彼师资[25]，因而撰注，用传不朽[26]。兼旧藏之卷，合八十一篇二十四卷，勒成一部[27]。冀乎究尾明首，寻注会经，开发童蒙[28]，宣扬至理而已。

[1] 弱龄：弱冠之年。指男子20岁左右。古代男子20岁行冠礼，故云。

[2] 式：用。龟镜：喻借鉴。

[3] 纰缪（pīmiù 批谬）：错误。缪，错误。

[4] 伦：条理，次序。

[5] 披会：翻阅领会。

[6] 淹：久远。

[7] 袭：因循，沿袭。

[8] “或一篇”句：同一内容的篇章重复出现，却另立两个篇名。如《离合真邪论》，新校正云：“全元起本在第一卷，名《经合》。第二卷重出，名《真邪论》。”

[9] “或两论”句：有两篇合并在一起，而总括为一个篇名。据新校正，全元起本《血气形志篇》原在《宣明五气篇》中，王冰始分为两篇。

[10] “或问答”句：一篇中问答之辞未完，就将下文另设篇题。如《阴阳类论》，新校正云：“全元起本从‘雷公曰：请闻短期’以下别为一篇，名《四时病类》。”

[11] “或脱简”句：脱简而未能指明，却说是历代都残缺不全。如《刺腰痛篇》自“腰痛上寒”至“刺足少阴”一百余字。新校正云：“按全元起本及《甲乙经》并《太素》并无，乃王氏所添也。”

[12] “重《合经》”句：在重出的《合经篇》前加上《针服》的题目。按《素问》无《针服》篇名，疑指篇首有“用针之服”句的《八正神明论》。冠：加在前面，活用作动词。

[13] “并《方宜》”句：指将《异法方宜论》与《咳论》合并，统名为《咳篇》，王氏始分之。

[14] “隔《虚实》”句：指全元起本将《四时刺逆从论》割裂成二段。据新校正，“厥阴有余”至“筋急目痛”，全元起本在第六卷；“春气在经脉”至篇末，全元起本在第一卷。

[15] “合《经络》”句：疑指将《诊要经终论》合并于《玉版论要》。

[16] “节《皮部》”句：据新校正，全元起本把《经络论》附在《皮部论》之末，王氏分之。节，分开。

[17] “退《至教》”句：指把记载有“夫上古圣人之教下也”等语的《上古天真论》退置于第九卷，而将论针法的《调经论》、《四时刺逆从论》前置于第一卷。

[18] 岱岳：泰山的别称。

[19] 奚：怎么。

[20] 诣：去，往。扶桑：古代神话中海上日出之处。

[21] 适：达到。

[22] 询谋：考虑。得失：偏义复词，义偏于“得”，收获。

[23] 斋堂：书房。

[24] 末学：后学。

[25] 师资：原指传授知识的人，此指传授《内经》的范本。

[26] 用：相当于“以”。

[27] 勒：汇总。

[28] 童蒙：指初学医的人。

其中简脱文断义不相接者，搜求经论所有，迁移以补其处；篇目坠缺指事不明者，量其意趣，加字以昭其义；篇论吞并义不相涉、阙漏名目者[1]，区分事类，别目以冠篇首[2]；君臣请问礼仪乖失者[3]，考校尊卑，增益以光其意；错简碎文前后重叠者[4]，详其指趣，削去繁杂以存其要；辞理秘密难粗论述者，别撰《玄珠》以陈其道[5]。凡所加字皆朱书其文[6]，使今古必分，字不杂糅。庶厥昭彰圣旨[7]，敷畅玄言[8]，有如列宿高悬，奎张不乱[9]，深泉净滢，鳞介咸分[10]。君臣无夭枉之期[11]，夷夏有延龄之望[12]。俾工徒勿误[13]，学者惟明[14]，至道流行，徽音累属[15]，千载之后方知大圣之慈惠无穷。

时大唐宝应元年岁次壬寅序[16]。

[1] 吞并：合并，混在一起。

[2] 别目：另立篇目。

[3] 乖失：违背，错乱。

[4] 错简：书简次第错乱。碎文：文字残缺不全。

[5]《玄珠》：指《玄珠密语》，已佚。现传《玄珠密语》十卷系后人托名之作。

[6] 朱书：用朱红色书写。

［7］庶：希望。厥：其，指王冰注。

［8］敷畅：陈述阐发。玄言：指《素问》深奥的理论。

［9］“有如”句：喻整理后的《素问》条理清楚，井然有序。列宿：众星宿，此指二十八宿。奎张：二十八宿中的奎宿和张宿。

［10］“深泉”句：喻整理后的《素问》经文清楚明白。

［11］夭枉：夭折枉死。

［12］夷夏：泛指各族人民。夷，指华夏族以外的少数民族。夏，古代汉民族自称。

［13］俾：使。工徒：指医生。

［14］惟：句中语气词，表肯定。

［15］徽音：德音。此指《素问》中完善的理论。累属（zhǔ 嘱）：连续承接不绝。属，接续。

［16］宝应元年：公元762年。宝应，唐肃宗李亨的年号。次：在。

☞阅读实践

李东垣治长安王善夫病小便不通渐成中满腹大坚硬如石腿脚亦胀裂出水双睛凸出昼夜不得眠饮食不下痛苦不可名状服甘淡渗泄之药皆不效李曰病深矣非精思不能处因记素问有云无阳则阴无以生无阴则阳无以化又云膀胱者州都之官津液藏焉气化则能出矣此病小便癃闭是无阴而阳气不化也凡利小便之药皆淡味渗泄为阳止是气药阳中之阴非北方寒水阴中之阴所化者也此乃奉养太过膏粱积热损北方之阴肾水不足膀胱肾之室久而干涸小便不化火又逆上而为呕哕非膈上所生也独为关格病也洁古云热在下焦填塞不便是关格之法今病者内关外格之病悉具死在旦夕但治下焦可愈随处以禀北方寒水所化大苦寒之味者黄柏知母桂为引用丸如桐子大沸汤下二百丸少时来报服药须臾前阴如刀刺火烧之痛溺如瀑泉涌出卧具皆湿床下成流顾盼之间肿胀消散（俞震《古今医案按·溺闭》）

要求：

1. 标点文章。
2. 语译画线的片断。
3. 思考：王善夫的病因是什么？

第二单元

九、养生论

嵇康

本文选自明嘉靖四年黄省曾刻本《嵇中散集》卷三，以《昭明文选》本参校。作者嵇康（223~263年），字叔夜，谯郡铚县（今安徽宿县西南）人，三国时著名思想家、文学家、音乐家。曾任中散大夫，故世称嵇中散。与阮籍同为"竹林七贤"之领袖人物，后世并称"嵇阮"。嵇康崇尚老庄，恬静寡欲，信奉服食养生之道。因反对虚伪礼教，抨击黑暗政治，终被权贵视为"乱时害教"，"言论放荡，非毁典谟，帝王者所不宜容"而惨遭杀害，时年四十。著有《嵇中散集》十卷，鲁迅曾辑校名为《嵇康集》。本文论养生长寿之道，阐述"神"与"形"的相互依存关系，提出"修性以保神，安心以全身"、"呼吸吐纳，服食养身，使形神相亲，表里俱济"的养生方法，并论述声色酒食伤体、喜怒哀思伤神而招致养生失败的种种表现。

世或有谓神仙可以学得，不死可以力致者。或云上寿百二十，古今所同，过此以往，莫非妖妄者[1]。此皆两失其情，请试粗论之。

夫神仙虽不目见[2]，然记籍所载、前史所传，较而论之[3]，其有必矣。似特受异气，禀之自然，非积学所能致也[4]。至于导养得理[5]，以尽性命，上获千余岁，下可数百年，可有之耳。而世皆不精，故莫能得之。

[1] 妖妄：荒诞。

[2] 目见：亲眼看见。

[3] 较：通"皎"。明显。

[4] 积学：长期的修炼。

[5] 导养：宣导气机、养护生命。泛指养生。

何以言之？夫服药求汗，或有弗获，而愧情一集，涣然流离[1]。终朝未餐则嚣然思食[2]，而曾子衔哀七日不饥[3]。夜分而坐则低迷思寝[4]，内怀殷忧则达旦不瞑[5]。劲刷理鬓[6]、醇醴发颜[7]，仅乃得之[8]；壮士之怒，赫然殊观[9]，植发冲冠[10]。由此言之，精神之于形骸，犹国之有君也。神躁于中而形丧于外，犹君昏于上，国乱于下也。

夫为稼于汤之世[11]，偏有一溉之功者虽终归于焦烂，必一溉者后枯，然则一溉之益固不可诬也[12]。而世常谓一怒不足以侵性，一哀不足以伤身，轻而肆之[13]，是犹不识一溉之益而望嘉谷于旱苗者也。是以君子知形恃神以立，神须形以存，悟生理之易失[14]，知一过之害生。故修性以保神，安心以全身，爱憎不栖于情，忧喜不留于意，泊然无感，而体气和平。又呼吸吐纳，服食养身，使形神相亲，表里俱济也。

［1］涣然流离：大汗淋漓的样子。涣然，水盛的样子。流离，淋漓。

［2］嚣然：这里形容饥饿的样子。嚣，通“枵”，空虚。

［3］曾子：孔子弟子，名参，字子舆，以孝著称。

［4］夜分：半夜。

［5］殷：深切。瞑：合目。

［6］劲（jìng 竟）：强，有力。

［7］醇醴发颜：指浓烈的酒会使颜面红热。

［8］乃：才。

［9］赫然：盛怒的样子。

［10］植发：使头发直竖。

［11］汤：商代开国国君。传说商汤王时曾连续七年大旱。

［12］诬：轻视，否定。

［13］肆：放纵。

［14］生理：生机。

［15］泊然：淡泊寡欲的样子。

夫田种者[1]，一亩十斛，谓之良田[2]，此天下之通称也。不知区种可百余斛[3]。田、种一也，至于树养不同，则功收相悬。谓商无十倍之价[4]，农无百斛之望，此守常而不变者也。

且豆令人重[5]，榆令人瞑[6]，合欢蠲忿[7]，萱草忘忧[8]，愚智所共知也。熏辛害目[9]，豚鱼不养[10]，常世所识也。虱处头而黑，麝食柏而香，颈处险而瘿[11]，齿居晋而黄[12]。推此而言，凡所食之气，蒸性染身[13]，莫不相应。岂惟蒸之使重而无使轻，害之使暗而无使明，熏之使黄而无使坚，芬之使香而无使延哉[14]？

故神农曰“上药养命，中药养性”者，诚知性命之理，因辅养以通也。而世人不察，惟五谷是见，声色是耽[15]，目惑玄黄[16]，耳务淫哇[17]，滋味煎其府脏，醴醪鬻其肠胃[18]，香芳腐其骨髓，喜怒悖其正气[19]，思虑销其精神，哀乐殃其平粹[20]。夫以蕞尔之躯[21]，攻之者非一涂[22]；易竭之身，而外内受敌。身非木石，其能久乎？

[1] 田种：古代一种散播漫种的粗放型耕作方法。

[2] 斛（hú 胡）：量器名，也作容量单位。古代以十斗为一斛，南宋末改五斗为一斛。

[3] 区种：将农作物种在带状低洼或方形浅穴内的一种精细型耕作方法。相传为商汤时伊尹所创。

[4] 价：指利润。

[5] 豆令人重：《神农本草经》言黑大豆“久服，令人身重”。张华《博物志》：“食豆三年，则身重，行止难。”

[6] 榆令人瞑（mián 棉）：《神农本草经》言榆皮、榆叶皆能“疗不眠”。瞑，通“眠”。

[7] 合欢蠲（juān 捐）忿：《神农本草经》言合欢能安五脏，和心志，“令人欢乐无忧”。合欢，植物名，一名马缨花。蠲：消除。

[8] 萱草忘忧：古人认为久服萱草可以使人忘记忧愁，故又名“忘忧草”，有清解烦热、安定五脏的作用。

[9] 熏辛：带刺激性的食物，此指大蒜。

[10] 豚鱼：即河豚。李时珍说豚鱼“不中食”。其卵巢、血液、肝脏有剧毒。

[11] 颈处险而瘿：意为生活在山区的人易颈部肿大。《淮南子》："险阻之地多瘿。"险，通"岩"，指山区。

[12] 齿居晋而黄：居住在晋地的人牙齿容易变黄。《医说》有晋人因常食枣故齿多黄的说法。晋，今山西、湖北南部、陕西中部等地。

[13] 蒸性染身：熏陶情志，影响身体。

[14] 延：通"脠（shān 山）"。《说文》："生肉酱也。"这里指鱼肉类的腥膻气味。

[15] 躭：沉溺。

[16] 玄黄：此指天地万物。语本《周易·坤卦·文言》"天玄而地黄"。

[17] 淫哇：淫靡的音乐。

[18] 鬻：同"煮"。

[19] 悖：逆乱。

[20] 平粹：平静纯和的性情。

[21] 蕞（zuì 最）尔：小的样子。

[22] 涂：通"途"。途径。

其自用甚者[1]，饮食不节以生百病，好色不倦以致乏绝。风寒所灾，百毒所伤，中道夭于众难[2]。世皆知笑悼[3]，谓之不善持生也。至于措身失理[4]，亡之于微，积微成损，积损成衰，从衰得白，从白得老，从老得终，闷若无端[5]。中智以下，谓之自然。纵少觉悟，咸叹恨于所遇之初，而不知慎众险于未兆，是由桓侯抱将死之疾，而怒扁鹊之先见[6]，以觉痛之日为受病之始也。害成于微而救之于著，故有无功之治。驰骋常人之域[7]，故有一切之寿[8]。仰观俯察，莫不皆然。以多自证，以同自慰，谓天地之理尽此而已矣。纵闻养生之事，则断以所见，谓之不然；其次狐疑，虽少庶几[9]，莫知所由[10]；其次自力服药，半年一年，劳而未验，志以厌衰，中路复废。或益之以畎浍，而泄之以尾闾[11]，欲坐望显报者；或抑情忍欲，割弃荣愿，而嗜好常在耳目之前，所希在数十年之后，又恐两失。内怀犹豫，心战于内，物诱于外，交赊相倾[12]，如

第二单元

此复败者。

夫至物微妙，可以理知，难以目识，譬犹豫章生七年，然后可觉耳[13]。今以躁竞之心涉希静之涂[14]，意速而事迟，望近而应远，故莫能相终。

夫悠悠者既以未效不求[15]，而求者以不专丧业，偏恃者以不兼无功，追术者以小道自溺。凡若此类，故欲之者万无一能成也。

[1] 自用：自以为是。

[2] 中道：途中。

[3] 笑悼：嘲笑哀怜。

[4] 措身：指护养身体。

[5] 闷若无端：指衰老的过程不易察觉。闷若，不觉貌。若，词尾。

[6] 由：通“犹”。

[7] 驰骋：纵马疾驰。引申为奔波。

[8] 一切：一般。

[9] 庶几：希冀。

[10] 由：遵循。

[11] 畎浍（quǎnkuài 犬快）：田间沟渠。此喻微小的补益。尾闾：古代传说中海水所归之处。此喻巨大的损耗。

[12] 交：近。此指眼前的物质享受。赊：远。此指长远的养生效验。倾：排斥。

[13] 豫章：枕木和樟木。《史记·司马相如列传》张守节《正义》：“二木生至七年，枕、樟乃可分别。”

[14] 希静：指清虚静泰的境界。

[15] 悠悠：众多的样子。

善养生者则不然矣。清虚静泰[1]，少私寡欲。知名位之伤德，故忽而不营，非欲而强禁也；识厚味之害性，故弃而弗顾，非贪而后抑也。外物以累心不存[2]，神气以醇白独著[3]。旷然无忧患，寂然无思虑。又守之以一[4]，养之以和[5]。和理日济，同乎大顺[6]。

然后蒸以灵芝，润以醴泉[7]，晞以朝阳[8]，绥以五弦[9]。无为自得，体妙心玄。忘欢而后乐足，遗生而后身存[10]。若此以往，庶可与羡门比寿，王乔争年[11]，何为其无有哉？

［1］清虚静泰：清静、虚无、恬静、安和。

［2］累心：使心神劳累。

［3］白：洁净。一本作“泊”。著：显明，彰明。引申为饱满。

［4］守之以一：用“道”约束自身。“一”指老子学说中的“道”。

［5］和：中和。《礼记·中庸》：“喜怒哀乐之未发，为之中；发而皆中节，谓之和。”

［6］大顺：指身心完全顺乎自然的境界。语出《老子》。

［7］醴泉：甘美的泉水。

［8］晞：晒。

［9］绥：安抚。

［10］遗生：放弃俗世的生命追逐。

［11］羡门：古代传说中的神仙。事见《史记·秦始皇本纪》。王乔：古代传说中的仙人王子桥。一说为周灵王的太子。事见《列仙传》。

☞阅读实践

素来扰亏根本不特病者自嫌即操医师之术者亦跋前踬后之时也值风木适旺之候病目且黄已而遗精淋浊少间则又膝胫肿痛不能行及来诊时脉象左弦数右搏而长面沉紫而时时作呕静思其故从前纷纷之病同一邪也均为三病次第缠绵耳由上而下由下而至极下因根本久拨之体复蒸而上为胃病是肾胃相关之故也倘不稍为戢除一二但取回阳返本窃恐剑关苦拒而阴平非复汉有也谨拟一法略效丹溪（《薛生白医案·遗精》）

要求：

1. 标点文章。

2. 语译画线的片断。

3. 思考：“从前纷纷之病同一邪也均为三病”句是什么意思？薛雪采用了什么治疗原则？

十、不失人情论

李中梓

本文选自《医宗必读》卷一。作者李中梓（1588～1655 年），字士材，号念莪。华亭（在今上海市）人，明末清初著名医学家。著有《内经知要》、《医宗必读》、《本草征要》、《药性解》、《伤寒括要》等书。本文系作者对《素问·方盛衰论》中的“不失人情”一句加以发挥而成。文中剖析了病人之情、旁人之情、医人之情三种人情，指出医疗过程中种种人为的困难，告诫人们“勿为陋习所中”。

尝读《内经》至《方盛衰论》而殿之曰“不失人情[1]”，未曾不瞿然起[2]，喟然叹轩岐之入人深也[3]！夫不失人情，医家所甚亟[4]，然戛戛乎难之矣[5]。大约人情之类有三：一曰病人之情，二曰旁人之情，三曰医人之情。

［1］殿：行军走在最后，引申为置于最后。不失人情：语出于《素问·方盛衰论》，意为不要违背病情。

［2］瞿然：惊视的样子。表示震惊。

［3］喟然：感叹的样子。入人深：谓深入人心。

［4］亟：迫切。

［5］戛（jiá 颊）戛：困难的样子。戛，同“戞”。

所谓病人之情者，五脏各有所偏，七情各有所胜。阳脏者宜凉[1]，阴脏者宜热[2]；耐毒者缓剂无功，不耐毒者峻剂有害。此脏气之不同也[3]。动静各有欣厌，饮食各有爱憎。性好吉者危言见非[4]，意多忧者慰安云伪。未信者忠告难行，善疑者深言则忌。此好恶之不同也。富者多任性而禁戒勿遵，贵者多自尊而骄恣悖理。此交际之不同也[5]。贫者衣食不周[6]，况乎药饵？贱者焦劳不适，怀抱可知[7]。此调治之不同也。有良言甫信[8]，谬说更新，多歧亡羊[9]，终成画饼[10]。此无主之为害也[11]。有最畏出奇[12]，唯求稳当，车薪杯水[13]，难免败亡，此过慎之为害也。有境遇不偶[14]，营求未遂[15]，深情牵挂，良药难医，此得失之为害也[16]。有性急者遭迟病，更医而致杂投；有性缓者遭急病，濡滞而成难挽[17]。此缓急之为害也。有参术沾唇惧补，心先痞塞；硝黄入口畏攻，神即飘扬[18]。此成心之为害也[19]。有讳疾不言，有隐情难告，甚而故隐病状试医以脉。不知自古神圣未有舍望、闻、问而独凭一脉者[20]。且如气口脉盛则知伤食[21]，至于何日受伤、所伤何物，岂能以脉知哉？此皆病人之情，不可不察者也。

［1］阳脏：指阳盛的体质。

［2］阴脏：指阴盛的体质。

［3］脏气：指脏腑的功能。

［4］危言：直言。

［5］交际：指处境、社会地位。

［6］周：周全。

［7］怀抱：心怀，心意。

［8］甫：刚刚。

［9］多歧亡羊：又作“歧路亡羊”。语出《列子·说符》。这里比喻众说纷纭，无所适从。

［10］画饼：这里比喻没有疗效。语出《三国志·魏志·卢毓传》。

［11］无主：没有主见。

［12］出奇：产生意外。

［13］车薪杯水：比喻力量小，无济于事。语出《孟子·告子上》。

［14］偶：顺利。

［15］遂：成功，实现。

［16］得失：此指患得患失。

［17］濡滞：延迟，拖延。

［18］飘扬：指涣散。

［19］成心：成见，偏见。

［20］自：即使。

［21］且：句首语气助词。气口：即寸口，可候气之盛衰，故亦称“气口”。

所谓旁人之情者，或执有据之论而病情未必相符，或兴无本之言而医理何曾梦见？或操是非之柄[1]，同我者是之，异已者非之，而真是真非莫辨。或执肤浅之见，头痛者救头，脚痛者救脚，而孰本孰标谁知？或尊贵执言难抗，或密戚偏见难回[2]。又若荐医，动关生死[3]。有意气之私厚而荐者[4]，有庸浅之偶效而荐者，有信其利口而荐者，有食其酬报而荐者[5]。甚至薰莸不辨[6]，妄肆品评，誉之则跖可为舜[7]，毁之则凤可作鸮[8]，致怀奇之士拂衣而去[9]，使深危之病坐而待亡[10]。此皆旁人之情，不可不察者也。

［1］柄：权利。

［2］密戚：指亲近的人。回：扭转。

［3］动：常常。

［4］意气：志趣性格。

［5］食：接受。

［6］薰莸（yóu 犹）：香草与臭草。语出《左传·僖公四年》。这里比喻医生的优劣。

［7］跖（zhí 直）：春秋战国时起义军领袖，被诬称为“盗跖”。

［8］鸮（xiāo 消）：鸟名，又称猫头鹰。

［9］拂衣：犹“拂袖”，表示愤怒。

［10］坐：空，徒然。

所谓医人之情者，或巧语诳人，或甘言悦听[1]，或强辩相欺[2]，或危言相恐[3]，此便佞之流也[4]。或结纳亲知，或修好僮仆[5]，或求营上荐，或不邀自赴，此阿谄之流也[6]。有腹无藏墨，诡言神授，目不识丁，假托秘传，此欺诈之流也。有望、闻、问、切漫不关心[7]，枳、朴、归、苓到手便撮，妄谓人愚我明，人生我熟，此孟浪之流也。有嫉妒性成，排挤为事，阳若同心[8]，阴为浸润[9]，是非颠倒，朱紫混淆[10]，此谗妒之流也。有贪得无知，轻忽人命。如病在危疑，良医难必[11]，极其详慎，犹冀回春；若辈贪功[12]，妄轻投剂，至于败坏，嫁谤自文[13]，此贪倖之流也[14]。有意见各持，异同不决，曲高者和寡[15]，道高者谤多。一齐之傅几何？众楚之咻易乱[16]。此肤浅之流也。有素所相知，苟且图功；有素不相识，遇延辨症，病家既不识医，则倏赵倏钱[17]；医家莫肯任怨，则惟芩惟梗[18]。或延医众多，互为观望；或利害攸系，彼此避嫌。唯求免怨，诚然得矣；坐失机宜，谁之咎乎？此由知医不真，任医不专也。

[1] 悦听：犹“悦耳”，此指迷惑人。

[2] 相：指病人，下文“相”义与此同。

[3] 危言：惊惧之言。

[4] 便（pián 骈）佞（nìng 泞）：花言巧语。

[5] 修好：结成友好关系。此指笼络。

[6] 阿（ē 婀）谄（chǎn 产）：迎合奉承。阿，迎合。谄，奉承。

[7] 漫：完全。

[8] 阳：表面上。

[9] 阴：暗地里。浸润：谗言，说坏话。

[10] 朱紫：比喻是非混淆。古人以朱色为正色，紫色为杂色，因以“朱紫”比喻正邪、真伪。

[11] 必：确定。

[12] 若：此。

[13] 嫁谤自文：转嫁谤言，掩饰自己。文：掩饰。

[14] 贪倖：贪求侥幸。

[15] 曲高者和（hè 贺）寡：意为乐曲的格调越高能跟着唱和的人越少。语出宋玉《对楚王问》。

[16]“一齐”二句：意为一个齐人教楚人学习齐语，众多的楚人喧扰。

语出《孟子·滕文公下》。比喻正确的意见被不正确的意见淹没。傅，教。咻(xīu 修)，喧扰。

[17] 倏 (shū 舒)：忽然。赵、钱：此处泛指不同的医生。

[18] 芩、梗：黄芩、桔梗。此处泛指普通的药物。

凡若此者孰非人情？而人情之详尚多难尽。圣人以不失人情为戒，欲令学者思之慎之，勿为陋习所中耳。虽然，必期不失，未免迁就。但迁就既碍于病情，不迁就又碍于人情，有必不可迁就之病情，而复有不得不迁就之人情，且奈之何哉！故曰：戛戛乎难之矣！

☞阅读实践

叶先生名仪尝与丹溪俱从白云许先生学其记病云岁癸酉秋八月予病滞下痛作绝不食饮既而困惫不能起床乃以衽席及荐阙其中而听其自下焉时朱彦修氏客城中以友生之好日过视予饮予药但日服而病日增朋游哗然议之彦修弗顾也夹旬病益甚痰窒咽如絮呻吟亘昼夜私自虞与二子诀二子哭道路相传谓予死矣彦修闻之曰吁此必传者之妄也翌日天甫明来视予脉煮小承气汤饮予药下咽觉所苦者自上下凡一再行意冷然越日遂进粥渐愈朋游因问彦修治法答曰前诊气口脉虚形虽实而面黄稍白此由平素与人接言多多言者中气虚又其人务竟已事恒失之饥而伤于饱伤于饱其流为积积之久为此证夫滞下之病谓宜去其旧而新是图而我顾投以参术陈皮芍药等补剂十余帖安得不日以剧然非此夹旬之补岂能当此两帖承气哉故先补完胃气之伤而后去其积则一旦霍然矣众乃敛衽而服（《古今医案按·痢》）

要求：

1. 标点文章。
2. 语译画线的片断。
3. 思考：朱丹溪为什么用先补后攻的方法治疗滞下？

◎专题二：怎样查辞书

阅读中医药典籍中常常会遇到难读、难认、难懂的生字、生词，字词不明，必然会影响到我们对中医药典籍的理解与应用，如何解决这个问题？我们可以向辞书请教。

辞书是字典、词（辞）典的统称，是汇集字词、短语，按照一定的编纂目的进行释义、并按一定顺序编排以供人们查考的检索工具。古今对辞书的理解稍有不同。

古汉语中单音词居多，“字”与“词”的概念基本上没有明确区分，所以我国古代无字典、词典之别，统称为“字书”，既解释单字，也解释字义、词义。清代《康熙字典》最早使用“字典”一词，此后，随着《辞源》、《辞海》等兼古今辞书编纂特点的著作出现，才逐渐出现了“词典”这一名称，字典和词典才有了相对分工。字典主要解释汉字的形、音、义及其用法；词典则主要解释词语的概念、意义及其用法。但我国现有的语文性字典有时兼收语词，词典一般也以单字为词头，二者之间有所侧重，但不存在壁垒分明的界限。

一、辞书是怎么编排的

汉语辞书的编排要考虑到汉字的特点，汉字具有形、音、义三要素，因此我国辞书的编排大体也分为三类：形序编排法、音序编排法、义序编排法。形序编排法是根据汉字字形分类编排辞书，是汉语工具书特有的编排方法，也是最常用的编排方法。如东汉·许慎的《说文解字》是部首编排法，《中医大辞典》是笔画编排法。音序编排法是以汉字的读音分类编排辞书，如隋代陆法言的《切韵》是依韵编排的，《新华字典》是按汉语拼音顺序编排的，《词诠》是按注音字母编排的。以义序编排的辞书，如我国最早的词典《尔雅》就是按主题事类编排的，《中国百科全书》是按学科分类编排的，《中国历史年表》是按时间顺序编排的。

编纂工具书的主要目的是让人们能够简单而顺利地找到需要的内容，因此根据辞书不同的编排方法，出现了三类查检字词的方法：即按字形检字、按字音检字和按照内容检字等。按字形检字主要有部首检字法、笔画检字法、笔顺检字法、四角号码检字法；按字音检字主要有36字母检字法、韵部检字法、注音字母检字法和汉语拼音字母检字法。按意义查检的主要有主题事类查检法、学科分类查检法、时间顺序查检法。具体如图标：

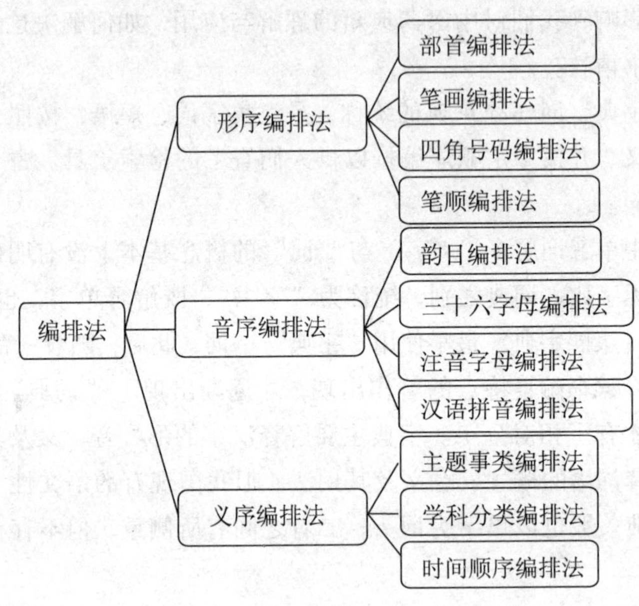

下面简要介绍辞书常用的几种编排方法：部首编排法、笔画编排法、音序编排法。

1. 部首编排法

部首编排法是汉语辞书最常用的编排方法。采用这种编排方法的主要辞书有《说文解字》、《玉篇》、《字汇》、《正字通》、《康熙字典》、《中华大字典》、《辞源》、《辞海》、《甲骨文编》、《金文编》等。部首编排法是东汉许慎在《说文解字》中首创的，他以小篆为字形根据，据形系联，分成540部，每部确立一个部首，共计540个部首。“木、橘、柚、樝、梨、梅、杏、柰、李、桃、楷”等从“木”的字系联到一起，以“木”作为这组字的部首。“疒、疾、痛、病、疴、痡、瘇、瘵、瘨、瘼”等形符相同的字编排在一起，以“疒”作为部首。

据《说文解字》卷十五载“其建首也，立一为端，方以类聚，物以群分，同条牵属，共理相贯，杂而不越，据形系联，引而申之，以究万原，毕终于亥，知化穷冥。”段玉裁在注：“据形系联”时说：“系者，县也；联者，连也。谓五百四十部次第，大略以形相连次，使人记忆，易检寻。”按部首编排汉字，可以从字形上看出字义的关联，同一部首的汉字大体上属于同一义类。同一部首所收字较多时，就把意义相近的字编排在一起。此后如晋代吕忱的《字林》，南朝梁顾野王的《玉篇》都采用了基本相同的部首。但是这种编排方法不能彻底解决汉字排列顺序及方便查检等问题，至明朝万历年间，梅膺祚编纂了一部大型字典《字汇》。这部字典将《说文解字》的540部首进行了重新归纳和编排，形成了214部。同时为了查检方便，把214部首从一画至十七画，按地支顺序分12卷，部首之间的顺序及同一部首内所属字的顺序一律按笔画多少编排，非常便于查阅。明代张自烈编撰的《正字通》、清代张玉书等编修的《康熙字典》、1915年版的《中华大字典》，1915年版的《辞源》，1947年版的《辞海》均采用214部首。

20世纪中叶以来，由于汉字的简化等，部首的数量略有变化。经过几十年的不断改进，2009年2月25日，教育部、国家语言改革委员会发布了《汉字部首表》国家语言文字规范标准，自2009年5月1日起正式实施。这个《汉字部首表》规定主部首201个，附形部首99个。

在使用部首编排法辞书时要注意以下几方面：

（1）分析字形结构，找出哪一个偏旁是该字的部首。以形符为主是字典归部的原则，形符的位置各不相同，在字的左边占多数。如饭、桂、持、江等；也有在右侧的，如邢、刺、故、额等；有的在上边，如安、莳、空、范等；有的在下边，如思、剪、聋、蛰等；有的在四周，如围、匿、周、闾等；有的拆开来，分在声符的左右两边，如：衢、街等；有的上下合为形符，如衷、裹等；有的在左上角，如荆、嗣等；有的在右上角，如望、旭等；有的在左下角，如“颖、榖”等；有的在右下角，如腾、赖。

（2）熟悉部首的变体。所谓部首的变体就是同一个部首由于所处的位置不同而发生形体改变。如查《康熙字典》“思、恭、惭”时，“心、⺗、忄”形虽有异，但却是同一部首“心”部。

（3）注意有些字本身就是部首，不可拆分。如“音”不在“立”或“日”部，“见”不在“目”或“儿”部。

2. 笔画编排法

笔画编排法，是按照汉字笔画数的多少作为次序来编排的，笔画少的在前，笔画多的在后，相同笔画的排列顺序以汉字的起笔笔形为序。《中医大辞典》、《中药大辞典》、《简明中医字典》就是采用了笔画编排法。

（1）先按笔画多少来归并汉字，笔画相同的都集中到一起。如：王、心、予、日、手，都集中到五画中。

（2）把归并后的不同笔画里的汉字按起笔笔形顺序排列。如王、心、予、日、允，按一丨丿丶乛为序，依次排为王、日、手、心、予。汉字起笔笔形顺序一般有三种：一丨丿丶乛，一丨丶丿乛，丶一丨丿乛。

（3）笔画、笔形均相同的字，先按部首归类，再按汉字笔顺结构排列。与部首排字法中的笔顺相同，一般按先左右、次上下、再内外、四中间两边、五其他的笔顺顺序。

3. 音序编排法

音序编排法是按照字的读音来编排。最早使用这种编排方法的是韵书，如《切韵》、《广韵》、《集韵》、《平水韵》等；可以按照36个字母次序编排，如清代王引之的《经传释词》；今音可以按照注音字母或汉语拼音顺序编排。下面我们重点谈谈韵序编排法。

韵序编排法是依照中国古代韵书中韵部的次序编排字目的一种方法，我国古代许多韵书都用此法。把韵母相同字编排在一起成为韵部，每个韵部选出一个字作标目，再按一定次序排列，叫“韵目”。所谓韵序编排就是按照韵目的次序排列。韵部的数目不尽相同，隋代陆法言的《切韵》分193个韵部：平声54韵，上声51韵，去声56韵，入声32韵。宋代陈彭年的《广韵》、《集韵》为206韵部，南宋《礼部韵略》并为107部。金元又改为106部，因其刊行者为宋末平水人刘渊而称平水韵。平水韵原是金代官定韵书，供科举考试之用，此后元、明、清三代作诗押韵皆以此为依据。明清两代很多辞书都是按平水韵“按韵统字，按字统事”进行编排的。如《佩文韵府》、《经籍纂诂》、《辞通》等就是依《平水韵》为序。

二、怎样确定正确的字音

（一）古代常用的注音方法

查检字词除了了解字义外，常常还要判断该字的读音。我国古代最早用“读若法”来给汉字注音。如《说文》：“哙，咽也。从口，会声。或读若快。”逐渐发展为“直音法”、“反切法”。

1. 直音法

直音法即用同音字注音。例如《康熙字典》：“芼，音髦。”“臁，音邕。”

2. 反切法

反切法是我国古代辞书普遍使用的一种注音方法，一般称“某某反（或‘翻’）”、“某某切。”它是用两个字，上字取声，下字取韵和调，拼合成一个被切字的读音。例如《广韵·麻韵》：“夸，苦瓜切。”但是由于古今语音发生了演变，许多反切材料用今天的读音很难拼出读音来，需要掌握一定的音韵学知识才能定音。

（二）怎样确定多音字的字音

1. 多音字的形成

字书中许多字不止有一个读音，产生这种现象的原因很复杂，约略言之，有以下几点：

（1）词义引申分化：一个字由于词义引申而分化出几个意义，其中有的后起引申义另加偏旁，例如“差”，引申义中有病愈义，就有了 chài 的读音，后又造出“瘥”字。

（2）古音通假：在《素问·阴阳应象大论》中，“能”字今天除了有 néng 这个音项外，还有 nài、tāi、tài 三个音项，分别是耐、胎、态的通假字。由于古音通假而形成的音变，称为训诂音变。

（3）语法音变：词类活用造成声调变化，称为语法音变。例如“长”字，音 cháng，是形容词；音 zhǎng，是动词。古注一般给活用义加注音，例如《素问·上古天真论》“齿更发长”句，吴昆注：“长，上声。”

（4）古人名、地名的习惯读音：例如“食”字，用于人名“郦食其”，读 yì。但这一类读音，有些已经逐渐消失了。例如河南省有个地方叫“漯河”，“漯”旧音 tà。今天只有书本上还有此音，在人们的口语中已经读作

“luò”了。

(5) 所谓叶（xié）音：古人缺乏古今音变的观点，以为古音与今音无别。读到一些应该押韵的字，往往会临时改变某字的读音，以求和谐，称为叶音。例如贺知章《回乡偶书》的第二句“乡音未改鬓毛衰”，许多人强调“衰”要读作 cuī，以求与前句的“归”押韵。

2. 多音字定音原则

(1) 遵循规范：多音字定音是一个复杂的问题。一方面要继承和整理古代反切资料，保持读音的稳定性，而反切资料有时相互矛盾；另一方面又要尊重大众口语的实际读音，而大众口语读音又存在方言分歧。所以必须有权威机构加以规范。目前，我国汉字的读音都由普通话审音委员会明文发布，体现在《新华字典》中。所以遵循规范应该是多音字定音的第一项原则。

(2) 据义定音：有的汉字自古就有好几个读音，如“差”字，有多个义项，不同意思的读音也不尽相同。

①chā，“差，贰也，差不相值也。”（《说文解字·左部》）

②chà，“差，异也。”（《集韵·祃韵》）

③chāi，“差，择也。”（《尔雅·释诂下》郭璞注）

④chài，“愈也。南楚病愈者谓之差。”（《方言》卷三）

⑤cī，“不齐。”（《广韵·佳韵》）

⑥cuō，“差，之言磋也。”（《广雅·释诂一》）

如《三国志·魏志·华佗传》中“佗遂下手，所患寻差”的“差”字，在文中的意思为“病愈”，因此我们可以确定其读音为“chài”。孙思邈《千金要方·大医精诚》中“处判针药，无得参差”中“差”义是不齐、参差之义，故要读作“cī”

(3) 约定俗成：20 世纪初的读书音，要求“都”一律读作 dū，“还”读作 huán 。但后来还是接受了大众的口语读音，把副词“都”、“还”的读音正式改为 dōu 和 hái 了。与时俱进，从众从俗，是不可抗拒的规律。

三、怎样选择辞书

辞书是我们读书必备的工具，下面分类加以介绍：

（一）解决字形问题

1.《说文解字》

简称《说文》，是我国第一部分析字形、说解字义、辨识音读的字典。作者许慎（约58～147年），字叔重，东汉著名的经学家和训诂学家。《说文》本文十四卷，是对文字的解说；叙目一卷，阐述了作者对汉字的起源及其流变的看法，阐明了关于六书的理论以及撰作《说文》的缘由、原则、体例等。

说文收字9353个，另有重文（包括古文、籀文、俗体、或体、奇字等）1163个，解说文字133441字。所收之字按文字形体及偏旁构造分成540部，这就是后来所称的部首编排法。部首又依照“据形系联”的原则把形体相近的排列在一起。每部中的字则主要依据意义排列。每字下面的解释是“先义后形”，大抵是先讲该字本义，然后根据六书的法则来说明其形体结构，有时列出异体，用形旁声旁或“读若”来说明读音。

《说文》收集了大量两汉时期的单音词，基本上反映了两汉时期汉语词汇的面貌，保存了汉以前的古音古义，是研究上古汉语和词汇的重要资料。

后世研究《说文》的著作非常多，其中徐铉校定的《说文解字》为“大徐本”；徐锴的《说文解字系传》为“小徐本”，是《说文》最早的注本。清代还有著名的“《说文》四大家”：

①段玉裁（1735～1815年），字若膺，号茂堂，江苏金坛人，著作为《说文解字注》，被学术界公认为解释《说文》的权威性著作，对训诂学的理论和方法都有新的发展。其学术价值主要表现在以下几个方面：一是阐发了《说文》的体例；二是揭示了形、音、义的关系；三是说明词义的引申、假借和变迁；四是注意辨析同义词之间的细微差别。

②桂馥，著作为《说文解字义证》，凡五十卷，其目的在于征引群书来印证《说文》的训释，材料丰富，对训诂研究用途很大。

③王筠，著作为《说文句读》。其书力求简约，便于初学。另有《说文释例》，主要阐发《说文》的体例，使之更加系统化。

④朱骏声，著作为《说文通训定声》，以声音、训诂相通之理阐明《说文》，甚为详密。

2.《殷墟文字类编》

商承祚类次，罗振玉考释。取材罗振玉的《殷墟书契前编》、《后编》、

《菁华》，以及刘鹗的《铁云藏龟》等书的研究成果，依《说文》体例编排，计收单字790字，重文3340字。在编撰此书时，虽有罗振玉考释作依据，但商承祚并不墨守师说，而是在刻苦钻研的基础上，独立思考，大胆创新，勇立新说，深得国学大师王国维的赏识，其序谓“如锡永此书，可以传世矣!”称赞其释字“精密矜慎，不作穿凿附会之说”，并进一步将商承祚誉为“今世弱冠治古文字学者”四人之一（其余三人分别为唐兰、容庚、柯昌济）。内容分为两部分：一是字形方面，在每个字的个体下面都以双行注明出处，也就是说明那个字见于某卷、某页。二是解释方面，主要是罗振玉的考释，有时也加入一些王国维和商氏自己的意见。全书六册，按照许氏分类，编为十四卷。另附待问编十三卷。民国十二年，由决定不移轩刻印。

3.《甲骨文编》

孙海波编，共收录两千多字。这是一部以字形为主的字典。它的分卷分部以及次序编排等，虽依照《说文》的体例，但是也有自己的特点，即每字必录，而且每字之下都注明出处，不但注明书名、卷数、页数，而且还注明那是这一页的第几片拓本。全书五册。分正编十四卷，合文一卷，附录一卷，检字一卷，备查一卷。民国二十三年（1934年）由北平哈佛燕京学社石印、排印（检字、备查）出版。

1965年由中华书局出版了改订本的《甲骨文编》，这部著作是由中国科学院考古所改订重印，改订的时候，曾经邀请唐兰、商承诈、于省吾、陈梦家、张政烺等古文字学专家，商讨体例，根据新资料修订，共收甲骨文4672字，全书分正编和附录两部分：

（1）正编：收已辨认或隶定的甲骨文1723字（其中见于《说文》的941字），按《说文》次序，分部编排。《说文》未见之字附于各部之末。收合文37组，另作一类。

（2）附录：收不可识之字2949字。

正编及附录的每一个字头，都编有顺序号。字头先列《说文》篆文或隶定，然后载摹录的甲骨文单字原形，注明出处，尽可能附录有关字形或用例的备注。《说文》没有收录的字，但可以按偏旁隶定的，仍用徐铉新附之例附于各部之后，注明“从某从某，《说文》所无”，并标明隶定的字体。

4.《甲骨文字典》

徐中舒主编，四川辞书出版社 1988 年版。共收入 1070 字。全书分序言、凡例、目录、检字、所引甲骨著作书目和正文等部分。所录的甲骨文字，按《说文》部首排列，对甲骨文字的解释，分为字形、解字、释义三部分，见于《说文》之字，标出小篆；不见于《说文》者，以楷书标出，附于各部之末。全书不另列《附录》。释义中多有新意。

5.《金文编》

容庚著，是商周金文单字汇编，也是古文字研究者必备的工具书。本书收录了采自近 4000 件铜器上的铭文，分正编、附录两部分。正编按《说文》分部，录殷周金文，收可识之字 2420 个，重文 19357 个；附录共收不可识或存疑字 1351 个，重文 1132 个。每个字头都编有顺序号，字头上方标出《说文》篆文，字头下注楷体字体，然后排各器金文异体，并注明来源。排列均按字形及时代先后。对于《说文》不载的字，只作隶定，间附说明。该书有 1925 年贻安堂石印自写本，1938 年补订重版，1959 年科学出版社增订本。1985 年中华书局出版增订精装本。另外，容庚还编著有《金文续编》，专收秦汉金文字形，也是按《说文》部首分为 14 卷，收可识之字 951 个，未识之字 33 个。并收重文 6083 字，附《采用器铭释文》一卷及笔画《检字》一卷。有 1935 年商务印书馆石印本。

6.《中华字海》

冷玉龙、韦一心主编，中华书局、中国友谊出版公司出版。该书收字 85568 个，收字主要依据：历代辞书，如《说文解字》、《玉篇》、《广韵》、《集韵》、《康熙字典》、《中华大字典》等书中的全部汉字；另一部分是历代工具书失收而应该收录的字，其中有佛经难字、道藏难字、甲骨文、金文和竹简、帛书中学术界比较公认的隶定字，历代碑刻中的异体字、敦煌俗字、宋元明清俗字、方言字、科技新造字，以及当今用在人名和地名中字。此外，流行于港、澳、台地区的汉字，在日本、韩国、新加坡等国使用的汉字，本书也酌量收录。该书采用部首编排法，共设 210 部，同部首的字按笔画多少排列。并附《音序检字表》和《笔画检字表》。

（二）解决古音问题

1.《广韵》

《广韵》全称《大宋重修广韵》，五卷，是我国宋以前韵书的集大成者。宋真宗大中祥符元年（1008年），陈彭年、丘雍等奉旨编修，原是为增广《切韵》而作，除增字加注外，部目也略有增订。《广韵》共收字26194个，按平、上、去、入分成四部，平声因字多分上、下两卷，上、去、入各一卷，分206韵，平声57韵（上平声28韵，下平声29韵）、上声55韵、去声60韵、入声34韵。《广韵》在韵目下标同用、独用，为当时作诗选字用的。每字先释义，后注音，把同音字归在一起排列于后，注明反切读音，音有异读的个别标注。同字异形的列出异体，辨析正俗。

《广韵》保存了魏晋以降，迨至唐宋的语言资料，保存了大量的中古语音、训诂资料，特别是数以千计的反切注音，为后人研究这一时期的语音面貌保存了完整而详细的资料。研究上古音和近代音也可以《广韵》作为桥梁和基础。《广韵》是汉语语音史上一部承上启下的著作。

2.《古今字音对照手册》

丁声树编录，李荣校订，中华书局出版。全书收常用字6000左右，所收字以今音为主，依普通话语音系统，今音按韵母分部，同韵的字按声母顺序排列。每一条中古同音字后边都注出中古音《广韵》、《集韵》的反切，及其音韵地位，如韵摄、开合、等次、声调、韵目、声纽等。所依据的古音是《广韵》所代表的中古音系统，参考《集韵》。按《集韵》收入的字，在左上角标示“*”号，古代或现在的异体写在括号内，《广韵》、《集韵》没出现的字，外加“[ ]”号，不注中古音的音韵地位。现代音不分尖团，同一音节下遇有古尖音字，退一格以示区别。一字异读的以及音义有别的同形字，各归音节，并注词义。如：

a（丫）韵

bā　阴　巴笆羓——伯加切　　假开二平麻帮

　　　　芭蕉 bājiāo

　　　　芭——伯加切　　假开二平麻帮

　　　　蕉——即消切　　效开三平宵精

　　　　八——博拔切　　山开二入黠帮

mā　阴　［妈］

mǎ　上　马码（马）筹码，号码——莫下切　　假开二上马明

＊玛瑙（码碯）mǎ nǎo

＊玛（码）——莫下切　　假开二上马明

＊瑙（碯）——奴晧切　　效开一上晧泥

调查方言的可以拿它作参考，研究汉语音韵的人可以拿它来推究古今语音的演变，也可以拿它来查考普通话的字音。该手册后附汉字简化第一表和第二表。

3. 《上古音手册》

唐作藩编著，江苏人民出版社出版。收字8000余个，以单字为主，另收了一些上古的复音词（多为联绵字）。所收汉字按今音（即现代普通话的语音系统）汉语拼音字母的顺序排列，声母、韵母、声调完全相同的字列在同一音节的下面，再按上古音的异同分条，上古音的韵部、声纽、声调完全相同的列为一条，不相同的分开另列。后面注明上古音的韵部、声纽和声调。上古音先注韵部，次标声纽，最后是声调，前边用破折号表示。上古音指以《诗经》音为代表的周秦西汉时期的汉语语音系统。全书所据上古韵部，依王力先生主编的《古代汉语》所分的十一类三十部，上古声母暂定为三十三组，用传统的三十六字母表示。

例如：

chán　廛缠躔　　　——元·定·平

孱僝潺　　　——元·崇·平

单（单）蝉澶铤　　　——元·禅·平

婵媛 chán yuán

婵　　　——元·禅·平

媛　　　——元·匣·平

毚巉劖谗　　　——谈·崇·平

本手册是依据今音查找上古音，后附《部首笔画检字表》。

（三）解决词义问题

1. 《尔雅》

《尔雅》是我国第一部词典，也是第一部训诂专著，是考证词义和古代名

物的重要资料。

关于该书的作者，一般认为非一人所作，约创作于先秦，成书于汉代。现存《尔雅》共分3卷19篇。包括释诂、释言、释训、释亲、释宫、释器、释乐、释天、释地、释丘、释山、释水、释草、释木、释虫、释鱼、释鸟、释兽、释畜。前三篇释诂、释言、释训大体是用今言解释古语，或用通语解释方言。释亲以下各篇是关于各种名物的解释，带有百科全书的性质。《尔雅》解释词语的方式主要有：①同义互训。如《释诂》“如、适、之、嫁、徂、逝，往也。”②标明义界。如《释亲》“妻称夫之父曰舅，称夫之母曰姑。”③声训。如《释言》“遇，偶也。”《释器》“不律谓之笔。”

阅读《尔雅》可参考郭璞邢昺的《尔雅注疏》、邵晋涵的《尔雅正义》、郝懿行的《尔雅义疏》等。《尔雅》历来为人所重视，后人多有仿其体例且以“雅”命名的训诂词典。

2.《方言》

全名《輶轩使者绝代语释别国方言》，是我国最早的一部方言著作，汉·扬雄著，晋·郭璞注，今本13卷。该书是作者通过对在都城的各地孝廉和士兵的方言调查记录整理而成，体例仿《尔雅》，所收词汇虽不标门类，但基本上是按内容分类编排的。释词一般是先列举一些不同方言的同义词，然后用一个通行地区广泛的词来加以解释。《方言》所记方言地域广阔，东起东齐海岱，西至秦陇凉州，北起燕赵，南至沅湘九嶷，另外还涉及朝鲜半岛北部的一些方言，基本上能看出秦、汉时代方言区域的梗概，保存了汉代口语词汇，至今仍是语言学上的重要典籍和宝贵资料。

3.《释名》

汉·刘熙撰，全书共8卷27篇。刘熙在卷首自序提到：自古以来器物事类“名号雅俗，各方名殊……夫名之于实各有义类，百姓日称而不知其所以之意，故撰天地、阴阳、四时、邦国、都鄙、车服、丧纪，下及民庶应用之器，论叙指归，谓之《释名》，凡二十七篇”。可见刘熙撰此书的目的是让百姓了解日常事物得名的缘由，是一部具有语源学性质的著作。27篇依次是释天、释地、释山、释水、释丘、释道、释州国、释形体、释姿容、释长幼、释亲属、释言语、释饮食、释采帛、释首饰、释衣服、释宫室、释床帐、释书契、释典艺、释用器、释乐器、释兵、释车、释船、释疾病、释丧制。所释名物共计1502条。本书释词最大的特点是采用了声训的方式，即用声音相同或相近的字来解释词义。

4.《广雅》

《广雅》也称《博雅》，三国魏张揖撰。张揖字稚让，清河人，魏明帝太和中博士。张揖在《上广雅书》中认为："夫《尔雅》之为书也，文约而义固……若其包罗天地，纲纪人事，权揆制度，发百家之训诂，未能悉备也。"正是由于张揖认为《尔雅》所集还很不完备，才采择群艺，其中"文同义异、音转失读、八方殊语、庶物异名不在《尔雅》者，详录品核，以箸于篇，凡万八千一百五十文，分为上中下。"取名为《广雅》，就是增广《尔雅》的意思。该书仿效《尔雅》体例，分上、中、下三卷，19篇，篇名、顺序，说解的方式，以及全书的体例都与《尔雅》相同。《广雅》"释草"、"释木"里记录了大量的药用植物，是研究本草重要的参考资料。

《广雅》在隋代为了避隋炀帝杨广讳，改称《博雅》。隋代秘书学士曹宪作的《广雅》音释，改称《博雅音》。到了《唐志》书名仍称《广雅》，沿用至今。阅读该书可参考清代王念孙的《广雅疏证》10卷。王念孙在《广雅疏证序》中这样评论《广雅》："盖周秦两汉古义之存者，可据以证其得失；其散佚不传者，可藉以窥其端绪。则其书之为功于训诂也大矣。"

5.《康熙字典》

清康熙年间，为了"昭同文之治"，康熙敕陈廷敬、张玉书等30多位著名学者编撰。该书共收录汉字47035个，是我国第一部用"典"来称呼辞书的著作。字典采用部首编排法，分为214个部首，按笔画排列单字。全书分为十二集，以十二地支标识，每集又分为上、中、下三卷，并按韵母、声调以及音节分类排列韵母表及其对应汉字，为汉字研究的主要参考文献之一。《康熙字典》依据明朝梅膺祚的《字汇》、张自烈的《正字通》两书加以增订。释字体例是先音后义。每字先列《唐韵》、《集韵》、《广韵》、《韵会》、《正韵》的反切；释义采用古代字书、经典注疏的训诂材料，差不多把每一个字的不同音切和不同意义都列举进去，可供使用者检阅。多音多义字力求读音与释义统一。除了僻字僻义以外，每字义下都举书证，且以"始见"书为标准。

《康熙字典》作为我国古代字书的集大成者，具有以下特点：收字多，字之别体、俗写均录，字体似而音义异者编为"疑似"，另列"备考"、"补正”；注音最全面，搜罗字音完备，凡是韵书所载依序排列；释义求古，义例多为原始出处。该字典被清训诂大家王引之誉为“体例精密，考证赅洽，诚字学之源薮，艺苑之津梁”。

6.《中华大字典》

欧阳溥存等编，1915年由中华书局出版。该字典以《康熙字典》为底本进行增删，收字较《康熙字典》多，共收字48000余个，匡正了《康熙字典》中的诸多错误。字典按部首编排，分214部。部首沿用《康熙字典》，只是次序稍有变动。书前有笔画检字表，每字头注一个反切，以《集韵》为主，《集韵》未收的，再另外采录《广韵》等书。释字特点是字义分条列举，标明序号，大致先列本义，次及引申、假借，条理清晰。

7.《经籍纂诂》

是一部汇集古籍训释编排而成的著作。乾隆六十年，阮元任浙江学政，因素好训诂之学，到任后便组织人力，集数十名文人学士分工收集资料，“分籍纂训，依韵归字”，搜集小学专书及汉唐旧注中的旧训分纂成册，清臧镛堂、臧礼堂等总编，嘉庆三年刊行。

全书按照《佩文韵府》体例分韵编字，依平水韵106部，一韵为一卷，共106卷，《佩文韵府》中没有的字就根据《广韵》或《集韵》增补。凡一字数体，“通作”、“或作”之类，依《集韵》置于一处。一字数读的，依韵分入各部。每字只讲字义，不注音切。释义一般先列本义，次列引申义，再列辗转相训与名物数象。全书所辑录的文字训释都是唐以前的经传子史的注释和唐以前的训诂书、字书、韵书、音义书中所有的，采用古书达100多种，引用材料比较丰富全面。清王引之赞叹：“展一韵而众字毕备，检一字而诸训皆存，寻一训而原书可识。”该书反映了清代乾嘉学者的学术成就。

8.《故训汇纂》

汇辑先秦至晚清古籍文献中故训资料的大型语文工具书。商务印书馆2007年出版。由武汉大学古籍所编写，主编为宗福邦、陈世饶、萧海波。该书全面汇辑了从先秦至晚清的古籍文献中的注释材料。全文共收字头近2万个，引据的训诂资料50万条，篇幅达1300万字。此书是清代著名工具书《经籍纂诂》的继承和发展，具有内容更丰富、资料更精确、编排更合理、检索更方便的特点。关于《经籍纂诂》的不足之处，早在20世纪之初黄季刚先生说："清世阮元有《经籍纂诂》，为小学家常用之书。惜其以《佩文》韵分编，又载字先后毫无意义，至其搜揖亦有不备者。今若能通校一过暂用字典编制法编之，次为补其遗阙，此业若成，则材料几于全备矣。"《故训汇纂》引用典籍的时代比《经籍纂诂》多出千余年，范围除10部小学专书、经史子集故训之外，扩充到近代笔记和佛经注释。全文改用《康熙字典》的214部排列。它收录了大量的复音词，包括先秦典籍的复音词。

9. 《辞通》

近人朱起凤编的一部专收双音词的词典，原名《新读书通》，成书于民国十九年，1934年由开明书店出版，改名《辞通》，编为24卷，约300多万字。

朱起凤（1875～1948年）字丹九，浙江海宁人。该书把音同或音近通假、义同通用或形近而讹的异形双音词排列在一起，举例证加以说明，所有词语都取第一个词语的下一个字且按《佩文韵府》的106韵的韵次排列，分为平上去入四声。凡见于经史子集中的词语都以最习见的写法为纲，其下所列的种种异文别体，则按经史子集的次序排列。资料丰富，体例严谨。关于《辞通》的编写，朱起凤在自序中记载："前清光绪季年，归自秣陵，腼主讲席。月以策论课士。卷中有征用'首施两端'者。以为笔误，辄代更正之。合院大哗，贻书谩骂。乃知事出范史，并以知前此之读书为太疎略也。嗣是用古人札记法，目有所见，辄随手写録。阅时既久，积帙遂多。"朱起凤知不足而发愤，潜心于训诂学的研究，历时30余载，终于完成传世之作。

10. 《联绵字典》

符定一编，是一部专收双音词的词典，1943年出版，1946年中华书局重印，附有索引。全书36卷，依《康熙字典》例，按部首分213部，附33部。收词以双声、叠韵词和叠音词为主，兼收一般的双音复词。每词先音后义。注音以《说文解字》大徐本的反切为主，《说文》没有的字选《广韵》、《集韵》的反切。一词多义的，分项注释，辑录上起三代、下至六朝古书的所有解释，对于旧注未详的问题，撰者间附按语以作说明。对于古今文字、语音变化，同一个联绵字衍化出许多不同的写法，作者一一罗列，分别辨析，一般用"一作"、"俗作"、"转为"详为注明，以便读者寻检。

11. 《辞源》

《辞源》编纂始于1908年，1915年出版。1958年开始修订《辞源》的工作，根据国家统一规划，将它修订为阅读古籍所用的工具书，目的是解决古书中一般语词、典故和文物典章制度等方面的问题，删去原书中现代社会科学等内容，适当增加古汉语语词，1979 年由商务印书馆出版第一版《辞源》（修订本）。经过修订的《辞源》共收单字 12890 个，复词 84134 条，合计 97024 条，依然采用部首排列法编排，但部首有所改革，改为 250 部。书前有部首目录，书后附四角号码索引、汉语拼音排字法、笔画排字法。

12.《汉语大字典》

徐中舒主编，以解释汉字的形、音、义为目的的大型汉语专用工具书。全书共 8 卷，收录单字 54678 个，是当今世界上收录汉字最多的一部字典。该字典以部首编排，分为 200 个部首。编排的原则是在楷书的单字条目下，收录了能够反映形体演变关系的、有代表性的甲骨文、金文、小篆和隶书形体，并简要说明其结构的演变。对收录的楷书单字尽可能地注出了现代读音，并收列了中古的反切。释义既收列常用字的常用义，而且兼顾生僻义和生僻字的义项。

13.《汉语大词典》

罗竹风主编，是一部大型的、历史性的汉语语文词典。1986 至 1993 年由上海辞书出版社陆续出版。全书十二卷，另有检索表和附录一卷。收词 370000 多条，其中单字 23000 多条，复词 347426 条，涉及先秦至当代汉语发展过程中的词汇材料，包括古今词语、俗语、成语、典故及古籍著作中进入一般语词范围和比较常见的百科词语等。词典采用以字带词的编排方法，单字采用部首编排法，其他检字法如音序、笔画等一概列为附录。释义着重从词义演变过程加以阐述，义项完备，源流并重。该书资料丰富实用，查检十分方便，是迄今为止世界上收录汉语词汇数量最多、最权威的一部大型历史性语文词典。

（四）解决虚词问题

1.《助字辨略》

《助字辨略》，清刘淇著，是一部专门研究虚词的字典。初刻于清康熙五十年（1711 年）。全书收虚字 476 个，按平水韵编排，分重言、省文、助语、断辞、疑辞、咏叹辞、急辞、缓辞 、发语辞、语已辞、设辞、别异之辞、继事之辞、或然之辞、原起之辞、终竟之辞、顿挫之辞、承上、转下、语辞、通用、专辞、仅辞、叹辞、几辞、极辞、总括之辞、方言、倒文、实字虚用等30类，在我国虚词研究史上，第一次完成了对虚词的完整分类。训释方式有正训、反训、通训、借训、互训、转训六种方法。本书取材广泛，从经史到诗词杂说，无不搜集，以方言俗语释古义成为此书的一大特点。刘淇对虚词意义的解释常常有自己的创见，其《助字辨略·自序》说："构文之道，不过实字虚字两端，实字其体骨，而虚字其性情也。盖文以代言，取肖神理，抗坠之际，轩轾异情，虚字一乖，判于燕越。"杨树达《助字辨略·跋》说："此书与王氏《释词》相较自有逊色。然亦有精审过于王氏之处。"

2.《经传释词》

清王引之所著虚词字典，书成于嘉庆三年（1798年），共收虚字167个，按三十六字母排列。该书虽以单音虚词为主，但有同义虚词连用的，也偶然随文论及。对所收各字先说用法，然后再引经传本文和注文以及周秦诸子书中的材料加以考证，追溯原始，明其演变。其论证之法大致是用古注推衍、互文同训、异文互证、同文比例、据文揣意这样几条。凡可解者解之，其不可解者谓之"语助"。书中注明"家大人曰"之处，是王引之记述其父王念孙的说法。在解释虚字的特殊用法上，超越前人，有很多精辟的见解。补充该书者有清孙经世的《经传释词补》、《经传释词再补》。

3.《词诠》

《词诠》是近人杨树达编著的虚词字典，1928年出版。该书收录古书中常用虚字约530个，仿照《经传释词》的体例，按注音字母顺序排列。"首别其词类，次说明其义训，终举例以明之"。

4.《古书虚字集释》

裴学海著，是汇集前人研究成果而成的虚词字典。全书收录周秦两汉书中前人阐释不完备的虚字290个，以《经传释词》为依据，吸收了刘淇《助字辨略》、俞樾《古书疑义举例》、杨树达《词诠》、章炳麟《新方言》等书的有关资料，补充前面诸家关于虚字研究的遗漏、不足和纠正错误。引证都注明出处。对于虚词字义的解说，作者采取"聊以意"的方法释引申之义，采取"通以声"的方法释假借之义，有一定参考价值。排列方法以唐守温的三十六字母为序。新中国成立后重印时，没有增编辅助检字法，对一般不明古韵的读者来说，查找颇为不便。

（五）解决中医药专业词语问题

1.《中医大辞典》

李经纬等主编，人民卫生出版社出版。现代中医大型综合性辞书，共收载辞目 36908 条，内容涵盖中医医史、文献、基础、中药、方剂、内科、外科、妇科、儿科、骨伤科、眼科、五官科、针灸、推拿、养生、气功等，是一部全面反映中医学术，供医疗、教学、科研工作应用的大型工具书。辞典选词面广，释义定义准确，阐释得当，言简意明，通俗易懂；各类辞目均注明出处，出处确切，便于查考。该书真实全面地反映了中国医药学体系的内涵及其发展的历史继承性，准确地反映了当代中医药的面貌及中西医结合的状况，较好地统一了辞书的稳定性与时代的先进性。本词典使用范围广，可供中医药科研、教学、临床多方面、多层次读者应用。

2.《中国医学大辞典》

谢观编纂，成书于 1921 年。作者任上海中医学校校长时，组织学校师生收集中医古籍所载的人体生理、病名、证候，以及治疗之法、方药之名，旁逮医书之内容、医家之事迹，经六七年时间，搜罗医书至 3000 余种，编写 7 万余条目、300 余万字。所搜罗名词，以中国原有医书所载者为限，所辑名词分为病名、药名、方名、身体、医家、医书、医学七大类。成书以来，颇受中国医药界人士之欢迎，多次翻印。通行本为 1921 年商务印书馆铅印本，中华人民共和国成立后有多种排印本出版。

3.《简明中医词典》

中医辞典编纂委员会编，人民卫生出版社出版的《简明中医词典》是一部适合中医药大中专院校学生及广大初中级中医药专业人员使用的综合性辞书，共收中医基础理论、临床各科、针灸、中药、方剂、医学人物和文献等方面最基本、最常用、最重要的词目 13400 条（包括附见条）。选词力求全面、系统反映中国医药学内容，同时也选收了少量现代中医学发展过程中出现的新词和中西医结合的词目。每条词目均注明出处以便核查。书末附历代度量衡折算表以供参考。

4.《中药大辞典》（第 2 版）

南京中医药大学主编。《中药大辞典》第 1 版 1977 年出版，收载药物 5767 味。2006 年修订本出版。修订版对原书的内容进行了修订，增加了药物条目，调整了部分药物品种来源，增补了近30年来有关栽培（饲养）技术、药材鉴定、化学成分、药理作用、炮制、现代临床研究等方面的中药研究成果，反映了当代中药学的研究水准。全书分上、下、附编三册，上、下册为正文，收载药物6008味，每一味药物下设异名、基原、原植（动、矿）物、栽培（饲养）、采收加工（或制法）、药材、成分、药理、炮制、药性、功用主治、用法用量、选方、临床报道、各家论述等内容。附编为索引和参考文献，是检索查阅《中药大辞典》的向导，另行出版。该书是中医药或相关领域工作者和中医药爱好者的重要工具书。

5. 《中国药学大辞典》

陈存仁等编纂，1935年商务印书馆出版。该书收集药学、医学、植物学、矿物学、动物学及化学中有关中药学的材料并加以整理，分条纂述。首先说明命名的意义，其次阐述处方的名称，并列古籍别名、外文名称。还标明了药物的产地、形态、种植、性质、功能、成分、主治、用量及历代各家记述考证。

6. 《中国医学人名志》

陈邦贤、严菱舟合编，1956年人民卫生出版社出版。该书以姓氏笔画为序，收录并简介民国以前历代医家约2600人。其中有些资料注明了出处，便于读者检索。

7. 《内经词典》

张登本、武长春主编，1990年人民卫生出版社出版，是第一部《内经》专书词典。它利用计算机数据库对《内经》所用的全部2286个汉字，5580个词（包括少数短语）进行了全面的统计处理，对字词的含义进行了全面深入地研究和简明扼要的解释，是研究《黄帝内经》重要的参考书之一，也是利用现代科技优势对中医文献进行研究的一次有益尝试。

其他如在阅读中要解决年代、地名、人名等问题，可以使用专门的工具书。查年代可以利用历史纪年表，如陈垣的《中西回史日历》，《中国历史纪年表》、《中国近代史历表》、《公元干支推算表》等。查历史大事可以利用《中外历史年表》、《世界大事年表》、《中国大事年表》等。查地名可以查历代正史中的《地理志》，以及记载版图疆域的专书和地图集，还可以借助工具书，如《中国古今地名大辞典》等。查人名可以利用《中国人名大辞典》。

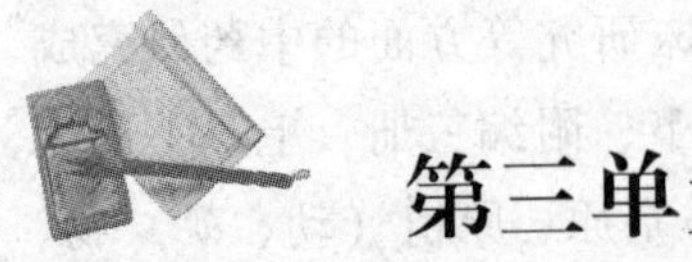

第三单元

一一、天寿

素问

本文节选自《黄帝内经素问·上古天真论》，标题为编者所加。其阐述了人的肾气生长发育与生殖功能，以及益寿种种境界，体现了天人合一之道。

帝曰：人年老而无子者，材力尽邪？将天数然也[1]？岐伯曰：女子七岁肾气盛，齿更发长。二七而天癸至[2]，任脉通，太冲脉盛，月事以时下，故有子。三七肾气平均，故真牙生而长极[3]。四七筋骨坚，发长极，身体盛壮。五七阳明脉衰，面始焦，发始堕。六七三阳脉衰于上，面皆焦，发始白。七七任脉虚，太冲脉衰少，天癸竭，地道不通，故形坏而无子也[4]。丈夫八岁肾气实，发长齿更。二八肾气盛，天癸至，精气溢泻，阴阳和，故能有子。三八肾气平均，筋骨劲强，故真牙生而长极。四八筋骨隆盛，肌肉满壮。五八肾气衰，发堕齿槁。六八阳气衰竭于上，面焦，发鬓颁白[5]。七八肝气衰，筋不能动。天癸竭，精少，肾脏衰，形体皆极[6]。八八则齿发去。肾者主水，受五脏六腑之精而藏之，故五脏盛，乃能泻。今五脏皆衰，筋骨解堕[7]，天癸尽矣，故发鬓白，身体重，行步不正，而无子耳。

[1] 材力：此指肾精。将：选择关系连词，……，还是……。天数：天赋之运数。

［2］天癸：指男女之肾精，生殖之精。

［3］真牙：智齿。

［4］地道：言足少阴的脉道不通，经水枯竭。形坏：身体衰弱。

［5］颁白：斑白，花白。

［6］“天癸竭”四句：按丹波元简说，此四句当在“八八”下。

［7］解堕：指松懈无力的样子。解，同“懈”。“堕”，通“惰”。

帝曰：有其年已老而有子者，何也？岐伯曰：此其天寿过度[1]，气脉常通，而肾气有余也。此虽有子，男子不过尽八八，女子不过尽七七，而天地之精气皆竭矣[2]。帝曰：夫道者年皆百数，能有子乎？岐伯曰：夫道者能却老而全形身[3]，年虽寿能生子也。

［1］天寿：先天赋予的寿命。过度：超常，超过常度。

［2］天地：此指男女。《吕氏春秋·有始》高诱注：“天阳也，地阴也。”“阴阳者，血气之男女也。”

［3］却老：延缓衰老。

黄帝曰：余闻上古有真人者[1]，提挈天地[2]，把握阴阳[3]，呼吸精气，独立守神[4]，肌肉若一，故能寿敝天地[5]，无有终时。此其道生。中古之时，有至人者[6]，淳德全道[7]，和于阴阳，调于四时，去世离俗，积精全神，游行天地之间，视听八远之外[8]，此盖益其寿命而强者也，亦归于真人。其次有圣人者，处天地之和，从八风之理[9]，适嗜欲于世俗之间[10]，无恚嗔之心，行不欲离于世，被服章[11]。举不欲观于俗[12]，外不劳形于事，内无思想之患，以恬愉为务，以自得为功，形体不敝[13]，精神不散，亦可以百数。其次有贤人者，法则天地[14]，象似日月[15]，辨列星辰，逆从阴阳，分别四时，将从上古合同于道，亦可使益寿而有极时[16]。

［1］真人：精神至真之人。

［2］提挈天地：指能高度掌握天地的变化规律。

［3］把握阴阳：即掌握阴阳的消长变化。

［4］独立：不受任何影响而改变自我，能主宰自我。《老子》："独立而不改。"

［5］敝：尽。

［6］至人：不离于真而仅次于真人。

［7］淳德：道德淳厚。

［8］八远：八荒之远。言空间距离遥远。或作"八达"。

［9］八风：八方之风。言自然气候变化。

［10］适：安。

［11］被服章：衍文。林亿新校正云："被服章三字，疑衍。"

［12］举：举止行动。

［13］敝：衰敝。

［14］法则：取法，仿效。

［15］象似：模仿，效法，

［16］极时：犹言尽数。享尽天年。

☞阅读实践

寇宗奭云洛阳一女子年四十六七耽饮无度多食鱼蟹畜毒在脏日夜二三十泻大便与脓血杂下大肠连肛门痛不堪忍医以止血痢药不效又以肠风药则益甚盖肠风则有血无脓如此半年气血渐弱食减肌瘦服热药则腹愈痛血愈下服冷药则注泄食减服温平药则病不知如此期年垂命待尽或人教服人参散一服知二服减三服脓血皆定遂常服之而愈(《神农本草经疏》卷十四)

要求：

1. 标点文章。

2. 思考：这名女子先后采用了哪些方法治疗？最后哪种方法治愈的？

一二、四气调神

素问

本文节选自《黄帝内经素问·四气调神大论》，标题为编者所加。其主要讨论根据四时阴阳的消长规律来调摄人体内部阴阳之气，以达到健身防病的目的。据1956年人民卫生出版社影印明代顾从德翻刻宋本排印。

春三月，此为发陈[1]。天地俱生[2]，万物以荣。夜卧早起，广步于庭，被发缓形[3]，以使志生[4]。生而勿杀，予而勿夺，赏而勿罚[5]。此春气之应，养生之道也[6]。逆之则伤肝，夏为寒变[7]，奉长者少[8]。

夏三月，此为蕃秀[9]。天地气交，万物华实[10]。夜卧早起，无厌于日[11]，使志勿怒，使华英成秀[12]，使气得泄，若所爱在外[13]。此夏气之应，养长之道也。逆之则伤心，秋为痎疟[14]，奉收者少，冬至重病[15]。

[1] 发陈：万物生发，敷陈于世。发，生发。陈，敷陈。

[2] 天地俱生：自然界生发之气发动。

[3] 被发缓形：打开束发，松缓衣带，让形体舒展。被，同“披”。

[4] 以使志生：使志意顺应春天生发之气而活动。

[5]“生而勿杀”三句：生、予、赏，指神志活动要顺应春阳生发之气；杀、夺、罚，指神志活动逆伤春阳生发之气。

[6] 养生：保养春生之气。下文“养长”，即保养夏长之气。余以类推。

[7] 夏为寒变：夏宜热，由于春不能养其生发之机，则木衰无以生火，故至夏季不热反寒。

[8] 奉长者少：春气未能生发，不能奉养夏长之气。奉，供奉，奉养。

[9] 蕃秀：自然界万物繁盛。蕃，茂盛。秀，植物吐穗开花曰秀。

[10] 天地气交：夏至前阳气长，阴气降；夏至后阴气上，阳气降，天地阴阳之气相交，各种植物开花结果，长势旺盛。华，同“花”。实，果实。

[11] 无厌于日：不要厌恶夏天的日长天热。

[12] 华英成秀：华英，均指花；成秀：指繁茂。借长夏之气，使万物繁茂，喻人的神气旺盛充实之义。

[13] “使气得泄”二句：使体内阳气宣发于外，好像是“所爱在外”，以与夏季阳盛的环境相适应。

[14] 痎（jiē 接）疟：疟疾的总称。

[15] 冬至重病：丹波元简说：“据前后文例，四字恐剩文。”

秋三月，此谓容平[1]。天气以急，地气以明[2]。早卧早起，与鸡俱兴，使志安宁，以缓秋刑[3]，收敛神气，使秋气平，无外其志，使肺气清[4]。此秋气之应，养收之道也。逆之则伤肺，冬为飧泄[5]，奉藏者少。

冬三月，此为闭藏[6]。水冰地坼[7]，勿扰乎阳。早卧晚起，必待日光，使志若伏若匿，若有私意，若已有得[8]，去寒就温，无泄皮肤，使气亟夺[9]。此冬气之应，养藏之道也。逆之则伤肾，春为痿厥[10]，奉生者少。

[1] 容平：自然界植物至秋大多结实收获。容，盛受；平，丰年，丰收。《汉书·食货志上》：“再登曰平，余六年食。”

[2] “天气以急”二句：秋天天气清凉劲急，大地万物变色，出现凋零肃杀之象。

[3] “使志安宁”二句：使神志安宁，顺应秋天以减缓肃杀之气对人体的伤害。

[4] “收敛神气”四句：意为收敛神气而勿外露，从而使肺气清肃。“收敛神气”与“无外其志”义近；“使秋气平”与“使肺气清”义近。

[5] 飧（sūn 孙）泄：完谷不化的泄泻。

[6] 闭藏：指阳气潜藏。

[7] 冰：结冰。名词用作动词。坼（chè）：裂开。

[8] “使志若伏若匿”三句：精神内守伏藏而不外露，好像怀有隐私而不外泄，保持若有所得的心态。

[9]“无泄皮肤”二句：不要使皮肤过度出汗，导致阳气频频耗伤。亟，频繁。夺，失。

[10]痿厥：偏义复词，义偏于痿，指手足软无力。

天气，清净光明者也[1]。藏德不止[2]，故不下也。天明则日月不明[3]，邪害空窍[4]。阳气者闭塞，地气者冒明[5]，云雾不精[6]，则上应白露不下[7]。交通不表[8]，万物命故不施[9]，不施则名木多死[10]。恶气不发[11]，风雨不节，白露不下，则菀槀不荣[12]。贼风数至，暴雨数起，天地四时不相保[13]，与道相失，则未央绝灭[14]。

唯圣人从之，故身无奇病[15]，万物不失，生气不竭[16]。逆春气则少阳不生，肝气内变。逆夏气则太阳不长，心气内洞[17]。逆秋气则太阴不收，肺气焦满[18]。逆冬气则少阴不藏，肾气独沈。

[1]净：《太素》作“静”。

[2]藏德不止：指天藏有推动自然万物运动不息的力量，运行不息，故称藏德不止。

[3]天明：天空阴晦昏暗。明，通“暝”，昏暗。

[4]邪害空窍：邪气充斥天地之间。空窍，孔窍。此指天地间的广大空间。

[5]冒明：即“冒暝”，荫蔽不清。

[6]云雾不精：指云雾弥漫，日光不清明。精，清楚。

[7]白露：泛指雨露。

[8]交通不表：交通，指天地之气的升降交通；不表，不彰著，不显现。

[9]万物命故不施：万物的生命不能延续。

[10]名木：高大的树木。

[11]恶气不发：有害于生物的气候发作。恶气，害气，即上文邪害空窍，闭塞冒明之气。《太素》无“不”字，当从。

[12]菀（yù 玉）槀：偏指“槀”即枯槁。槀，同“槁”。

[13]天地四时不相保：四时阴阳紊乱，不能循守着一定的规律。

[14]“与道相失”二句：违背四时调神养生之道，则寿命未至半就要

死亡。

[15] 奇病：奇，当为“苛”，形近而误。苛病，同义词复用，指疾病。

[16] 生气，生机。

[17] 心气内洞：指逆夏长之气，则太阳之令不能盛长而心气内虚为病。

[18] 肺气焦满：肺气焦躁烦懑。逆秋收之气，则少阴之令不能收敛，而肺气不利为病。

夫四时阴阳者，万物之根本也。所以圣人春夏养阳，秋冬养阴[1]，以从其根，故与万物沉浮于生长之门[2]。逆其根则伐其本，坏其真矣。故阴阳四时者，万物之终始也，死生之本也。逆之则灾害生，从之则苛疾不起[3]，是谓得道[4]。道者，圣人行之，愚者佩之[5]。从阴阳则生，逆之则死；从之则治，逆之则乱。反顺为逆，是谓内格[6]。是故圣人不治已病治未病，不治已乱治未乱，此之谓也。夫病已成而后药之[7]，乱已成而后治之，譬犹渴而穿井，斗而铸锥[8]，不亦晚乎？

[1]“春夏养阳”二句：春夏养阳，即养生、养长；秋冬养阴，即养收、养藏。

[2] 与万物沉浮于生长之门：圣人能同自然界其他生物一样，在生命的道路上运动不息。沉浮：降升，指运动。

[3] 苛疾：疾病。苛，通“疴”，病也。

[4] 得道：符合养生的法则。

[5] “圣人行之”二句：圣人奉行养生之道，愚者却违背它。佩，通“倍”，违背。

[6] 内格：人体内的功能活动，与外界环境的阴阳变化格拒。

[7] 药：名词活用作动词，治疗。

[8] 铸锥：铸造兵器。

☞**阅读实践**

张意田乙酉岁治一人忽患泄泻数次僵仆不省神昏目瞪而口噤状若中风脉之沉弦而缓手足不冷身强无汗鼻色青两颐红此肝郁之复也用童便慈葱热服稍醒继以羌活防风柴胡钩藤香附栀子之属次用天麻白术汤加归芍丹栀而愈或问肝郁之复其故云何曰运气不和则体虚人得之本年阳明燥金司天金运临酉为不及草木反荣因去冬晴阳无雪冬不潜藏初春乘其未藏而草木反得早荣矣燥金主肃杀木欲达而金胜之故近日梅未标而吐华密霰凄风交乱其木气郁极则必思复经所谓偃木飞沙筋骨掉眩风热之气陡然上逆是为清厥今其脉沉弦而缓乃风木之热象因审量天时用童便慈葱使之速降浊阴透转清阳则神气自清用羌防等以舒风木香附栀子解汗而清郁火再用天麻白术汤加归芍丹栀培土清火畅肝木以成春虽不能斡旋造化亦庶几不背天时也已（《续名医类案》）

要求：

1. 标点文章。
2. 语译画线的片断。
3. 思考：张意田采用什么方法治疗病人的，为什么？

一三、生气通天

素问

本文节选自《黄帝内经素问·生气通天论》，标题为编者所加。其阐述了生气通天的概念，指出人与自然的密切关系。以太阳比喻阳气，讨论人体阳气的生理功能，阳气失常的病变、预后以及保养阳气的原则，即“苍天之气清净，则志意治，顺之则阳气固”，强调了阳气的重要性。

黄帝曰：夫自古通天者生之本，本于阴阳。天地之间，六合之内[1]，其气九州九窍、五脏、十二节，皆通乎天气[2]。其生五，其气三[3]，数犯此者，则邪气伤人，此寿命之本也。苍天之气[4]，清净则志意治，顺之则阳气固，虽有贼邪，弗能害也，此因时之序。故圣人传精神[5]，服天气而通神明。失之则内闭九窍，外壅肌肉，卫气散解，此谓自伤，气之削也[6]。

[1] 六合：指四方上下。

[2] 九州：指冀、兖、青、徐、扬、荆、豫、梁、雍。王冰注云：“外布九州而内应九窍，故云九州九窍也。”

[3] “其生五”二句：据沈祖绵注，“春木肝，夏火心，秋金肺，冬水肾，皆由中五所生，故曰其生五。”其气三，据森立之注，指天气、地气、冲和之气。

[4] 苍天之气：天色深玄，故曰苍天。治，正常，平和。

[5] 传：通“专”。言圣人精神专一不旁骛也。

[6] 削：削弱，损伤。

阳气者，若天与日，失其所则折寿而不彰，故天运当以日光明。是故阳因而上[1]，卫外者也。因于寒，欲如运枢，起居如惊，神气乃浮。因于暑，汗，烦则喘喝[2]，静则多言，体若燔炭，汗出而散。因于湿，首如裹，湿热不攘[3]，大筋緛短[4]，小筋弛长，緛短为拘[5]，弛长为痿[6]。因于气，为肿[7]，四维相代[8]，阳气乃竭。

阳气者，烦劳则张[9]，精绝，辟积于夏[10]，使人煎厥[11]。目盲不可以视，耳闭不可以听，溃溃乎若坏都[12]，汩汩乎不可止[13]。阳气者，大怒则形气绝，而血菀于上[14]，使人薄厥[15]。有伤于筋，纵，其若不容，汗出偏沮[16]，使人偏枯。汗出见湿，乃生痤疿[17]。高梁之变，足生大丁[18]，受如持虚。劳汗当风，寒薄为皶[19]，郁乃痤。

阳气者，精则养神，柔则养筋。开阖不得，寒气从之，乃生大偻[20]。陷脉为瘘[21]。留连肉腠，俞气化薄[22]，传为善畏[23]，及为惊骇。营气不从，逆于肉理，乃生痈肿。魄汗未尽[24]，形弱而气烁，穴俞以闭，发为风疟。

［1］因：凭借，依靠。

［2］喘喝：指气喘有声。

［3］攘：排除。

［4］緛（ruǎn 软）短：缩短。緛，缩也。

［5］拘：拘急。

［6］痿：痿弱。

［7］“因于气”二句：此气指热气。《阴阳应象大论》：“热胜则肿。”

［8］四维：四肢。一说指上述四种邪气。

［9］烦劳则张：张字上疑脱“筋”字（依俞樾、沈祖绵说）。

［10］夏：“下”的假借。与下文“血菀于上”对文。

［11］煎厥：古病名。指烦劳伤阴，阴虚阳亢，逢夏季之盛阳，以至煎熬阴精而昏厥之危重病证。明吴昆注：“烦扰乎阳，则阳气张大而劳火炎矣。火炎则水干，故令精绝。是以迁延辟积，至于夏月。内外皆热，则火益炽盛而精益亏，孤阳厥逆，如煎如熬故曰厥逆。”

［12］溃溃乎：水堤决溃的样子。都：此指水中高地。

［13］汩汩乎：水疾流不止的样子。

［14］菀（yù 玉）：积聚。

[15] 薄厥：古病名。由于大怒气血上冲，脏腑经脉之气阻绝不通，而导致的昏厥证。明张介宾注："相迫曰薄，气逆曰厥，气血俱乱，故为薄厥。"

[16] 沮：湿。偏枯，半身不遂。

[17] 痤（cuó 错阳平）疿：痤疮和痱子。疿，同"痱"。

[18] "高梁之变"二句：膏粱味厚，多食易生疔毒。高梁，通"膏粱"。

[19] 皶（zhā 楂）：粉刺。

[20] 大偻：偻俯的意思。《脉要精微》："膝者，筋之府，屈伸不能，行则偻俯，筋将惫矣。"

[21] 瘘：《说文》："颈肿也。"

[22] 俞：通"腧"。

[23] 传为善畏：寒气侵入背腧，变化内薄于脏腑而善畏。传，疑为衍文。

[24] 魄汗未尽：王冰注云："汗出未止。"

故风者，百病之始也，清静则肉腠闭拒，虽有大风苛毒，弗之能害，此因时之序也。

故病久则传化，上下不并[1]，良医弗为。故阳蓄积病死，而阳气当隔[2]，隔者当写[3]，不亟正治，粗乃败之。

故阳气者，一日而主外[4]，平旦人气生，日中而阳气隆[5]，日西而阳气已虚，气门乃闭。是故暮而收拒，无扰筋骨，无见雾露，反此三时，形乃困薄[6]。

[1] 上下不并：指水火不相济，阴阳相离。并，合并。

[2] 当隔：阻塞不通。当，阻挡。同"挡"。隔，塞。

[3] 写：同"泻"。

[4] 一日而主外：俞樾注："阳气者，一日而生死。生与主、外与死，并形近而误。"

[5] 隆：高也，盛也。

[6] 薄：迫。困薄，危迫之义。

☞阅读实践

孙东宿治潘见所患白浊精淫淫下三年不愈脉来两寸短弱两关滑曰疾易瘳第必明年春仲一剂可痊问故<u>曰素问云必先岁气毋伐天和今所患为湿痰下流证也而脉洪大见于尺部为阳乘于阴法当从阴引阳今冬令为闭藏之候冬之闭藏实为来春发生根本天人一理若强升提之是逆天时而泄元气也</u>后医者接踵迄无效至春分迎孙以白螺蛳壳火煅四两为君牡蛎二两为臣半夏葛根柴胡苦参各一两为佐黄柏一两为使面糊为丸名端本丸令早晚服之不终剂而愈（王学权《重庆堂随笔》卷上）

要求：

1. 标点文章。
2. 语译画线的片断。
3. 思考：为什么孙东宿认为该病要到“明年春仲一剂可愈”？

一四、阴平阳秘

素问

本文节选自《黄帝内经素问·生气通天论》，标题为编者所加。本文阐述了阴阳之间的关系，指出阴为阳之根，阳为阴之用，阴阳互根互用，相反相成。强调在阴阳关系中，阳为主导，阴阳协调的关键在于阳气致密于外，这样阴气才能固守于内，进而论述了阴阳不能固密引起的四时病变。最后论述了人体的阴精来源于饮食五味，强调遵循“谨和五味”的养生法则。

岐伯曰：阴者，藏精而起亟也[1]；阳者，卫外而为固也。阴不胜其阳，则脉流薄疾[2]，并乃狂[3]。阳不胜其阴，则五脏气争，九窍不通。是以圣人陈阴阳，筋脉和同，骨髓坚固，气血皆从。如是则内外调和，邪不能害，耳目聪明，气立如故[4]。

[1] 起亟（qì 气）：不断地扶持和支援。起，扶持。《国语·晋语》：“世相起也。”韦注：“起，扶持也。”亟，频繁。王冰注：“亟，数也。”

[2] 脉流薄疾：脉之往来急速有力。薄，迫也。疾，急速。

[3] 并乃狂：阳盛而又感受阳邪，则为两阳相重，就会出现狂病。并，合并；加重。

[4] 气立如故：气行如常。立，行。

风客淫气[1]，精乃亡[2]，邪伤肝也[3]。因而饱食，筋脉横解[4]，肠澼为痔[5]。因而大饮，则气逆。因而强力[6]，肾气乃伤，高骨乃坏[7]。凡阴阳之要，阳密乃固[8]。两者不和[9]，若春无秋，若冬无夏。因而和之，是谓圣度[10]。故阳强不能密，阴气乃绝。阴平阳秘，精神乃治；阴阳离决，精气乃绝。因于露风[11]，乃生寒热。是以春伤于风，邪气留连，乃为洞泄[12]。夏伤于暑，秋为痎疟[13]。秋伤于湿，上逆而咳，发为痿厥[14]。冬伤于寒，春必温病。

四时之气，更伤五脏[15]。

［1］客：邪从外侵入。淫：浸淫，渐渐侵害。

［2］亡：损耗，耗竭。

［3］邪伤肝：风气通于肝，故风邪可损伤肝脏。

［4］横解：弛缓不收。横，放纵。解，后作“懈”。弛缓。

［5］肠澼（pì 僻）：痢疾。

［6］强力：勉强用力。如强力入房等。

［7］高骨：腰间脊骨。

［8］阳密乃固：阳气致密，才能保护阴精，使阴精固守于内。密，固密，不宣泄。

［9］和：平衡协调。

［10］圣度：圣人调养阴阳的法度，即最好的养生保健方法。

［11］露风：泛指外邪。

［12］洞泄：水谷不化、下利无度的重度泄泻。

［13］痎（jiē 接）疟：疟疾的总称。

［14］痿厥：病名。即痿证，指肢体痿弱不用的病证。厥，逆。

［15］更：交替。

阴之所生[1]，本在五味[2]；阴之五宫[3]，伤在五味。是故味过于酸，肝气以津[4]，脾气乃绝。味过于咸，大骨气劳[5]，短肌[6]，心气抑[7]。味过于甘，心气喘满[8]，色黑，肾气不衡。味过于苦，脾气不濡[9]，胃气乃厚[10]。味过于辛，筋脉沮弛[11]，精神乃央[12]。是故谨和五味，骨正筋柔，气血以流，腠理以密，如是则骨气以精[13]。谨道如法[14]，长有天命[15]。

［1］阴：阴精。

［2］五味：酸、苦、甘、辛、咸五种味道的饮食物或药物。

［3］五宫：五脏。

［4］津：浸润。

［5］大骨：泛指全身骨骼。

［6］短肌：肌肉短缩痿弱。

［7］抑：抑郁不舒畅。

［8］满：通“懑”。烦闷。

［9］濡：湿润。

［10］厚：壅滞胀满。

［11］沮：败坏。

［12］央：“殃”的通假字。损害，伤害。

［13］骨气：代指上文骨、筋、气、血、腠理等。精：精壮，强盛。

［14］谨道如法：严格按照谨和五味等养生法则。道，行。

［15］天命：自然寿命。

☞阅读实践

常仲明病寒热往来时咳一二声面黄无力懒思饮食夜多寝汗日渐瘦削诸医作虚损治之用二十四味烧肝散鹿茸牛膝补养二年口中痰出下部转虚戴人断之曰上实也先以涌剂吐痰二三升次以柴胡饮子降火益水不月余复旧此症名何乃内经中曰二阳病也<u>二阳之病发心脾不得隐曲心受之则血不流故女子不月脾受之则味不化故男子少精此二证名异而实同仲明之病味不化也</u>（张从正《儒门事亲》卷六）

要求：

1. 标点文章。
2. 语译画线的片断。
3. 思考：为什么张戴人用吐法治疗该病？

一五、阴阳应象

素问

本文节选自《黄帝内经素问·阴阳应象大论》，标题为编者所加。本文论述了自然界天地四时、人之脏腑形身莫不合乎阴阳之道，治病必求于阴阳之本。

黄帝曰：阴阳者，天地之道也[1]，万物之纲纪[2]，变化之父母[3]，生杀之本始[4]，神明之府也[5]。

治病必求于本。故积阳为天，积阴为地。阴静阳燥[6]，阳生阴长，阳杀阴藏。阳化气，阴成形。寒极生热，热极生寒。寒气生浊，热气生清。清气在下，则生飧泄；浊气在上，则生䐜胀[7]。此阴阳反作，病之逆从也[8]。

［1］天地之道：自然界的规律。道，规律，道理。

［2］纲纪：用以归纳事物的纲领。

［3］父母：比喻万物变化产生的根源。

［4］生杀之本始：事物兴起与衰败的缘由。杀，衰败。

［5］神明：指能使事物发生运动变化的内在力量。府：藏聚之所。

［6］阴静阳躁：阴性柔，所以主静；阳性刚，所以主动。躁，动。

［7］䐜（chēn 嗔）胀：胀满。

［8］逆从：偏义复词，义偏于“逆”。吴昆注：“逆从，不顺也。”

故清阳为天，浊阴为地；地气上为云，天气下为雨；雨出地气，云出天气[1]。故清阳出上窍，浊阴出下窍[2]；清阳发腠理，浊阴走五脏[3]；清阳实四肢，浊阴归六腑[4]。水为阴，火为阳[5]；阳为气，阴为味[6]。味归形，形归气[7]，气归精，精归化[8]，精食气，形食味[9]，化生精，气生形[10]。味伤形，气伤精；精化为气，气伤于味。阴味出下窍，阳气出上窍。味厚者为阴，薄为阴之阳。气厚者为阳，薄为阳之阴。味厚则泄，薄则通。气薄则发泄[11]，厚则发热。壮火之气衰，少火之气壮[12]。壮火食气，气食少火。壮火散气，少火生气。气味，辛甘发散为阳，酸苦涌泻为阴[13]。阴胜则阳病[14]，阳胜则阴病。阳胜则热，阴胜则寒。重寒则热[15]，重热则寒。寒伤形，热伤气。气伤痛，形伤肿。故先痛而后肿者，气伤形也；先肿而后痛者，形伤气也。风胜则动[16]，热胜则肿，燥胜则干，寒胜则浮[17]，湿胜则濡泄。天有四时五行，以生长收藏，以生寒暑燥湿风。人有五脏化五气，以生喜怒悲忧恐。故喜怒伤气，寒暑伤形。暴怒伤阴，暴喜伤阳。厥气上行，满脉去形[18]。喜怒不节，寒暑过度，生乃不固。故重阴必阳，重阳必阴[19]。故曰：冬伤于寒，春必温病；春伤于风，夏生飧泄；夏伤于暑，秋必痎疟；秋伤于湿，冬生咳嗽。

[1]“地气”四句：地面的水气，因天空阳气的蒸发而上腾为云，故称云出天气。云在天气的作用下成为雨，但它还是地面水气上升之后进一步演变而来，所以说雨出地气。

[2]“清阳出上窍”二句：清阳之气出于人体的上窍，而有发声、视觉、听觉、嗅觉、味觉等功能，糟粕和废水由前后二阴排出。上窍，指耳、目、口、鼻。下窍，指前后二阴。

[3]“清阳发腠理”二句：清阳之气发布于腠理，而能温煦体表肌肉，浊厚的阴精则分别贮藏于五脏。

[4]“清阳实四肢”二句：清阳之气充实于四肢，饮食物则归入六腑。

[5]“水为阴”二句：张志聪《黄帝内经集注》：“水性润下，故为阴；火性炎上，故为阳。”

[6]“阳为气”二句：张景岳《类经》二卷第一注：“气无形而升，故为阳；味有质而降，故为阴。”

[7]“味归形”二句：饮食五味转化而滋生人的形体，形体得到滋养而能产生元气。归，转化，滋生。

[8]“气归精”二句：饮食中的气可以温养人的阴精，阴精又能转化为元气。

[9]“精食气”二句：与前文“气归精”、“味归形”义近。张景岳《类经》二卷第一注：“食，如子食母乳之义。气归精，故精食气；味归形，故形食味。”

［10］“化生精”二句：元气的气化功能促进了阴精的生成，同时也充养了形体。

［11］发泄：指发汗散表的作用。

［12］“壮火”二句：壮火：指亢烈的阳气。少火：指平和的阳气。

［13］涌泻：指呕吐。

［14］胜：偏亢。

［15］重：积累，引申为逐渐发展，达到极点。

［16］动：指肢体动摇震颤。

［17］浮：指虚胀。

［18］“厥气”二句：厥逆之气上行而经脉盛满，形气相失而阴阳不守。王冰注：“厥，气逆也，逆气上行，满于经络，则神气浮越，去离形骸矣。”

［19］“重阴”二句：阴极而生阳，阳极而生阴，阴阳在一定条件下可以互相转化。

☞阅读实践

赵明之米谷不消腹作雷鸣自五月至六月不愈诸医以为脾受大寒故并与圣散子豆蔻丸虽止一二日药力尽而复作诸医不知药之非反责明之不忌口戴人至而笑曰春伤于风夏必飧泄飧泄者米谷不化而直过下出也又曰米谷不化热气在下久风入中中者脾胃也风属甲乙脾胃属戊己甲乙能克戊己肠中有风故鸣经曰岁木太过风气流行脾土受邪民病飧泄诊其两手脉皆浮数为病在表也可汗之直断曰风随汗出以火二盆暗置床之下不令病人见火恐增其热给以入室使服涌剂以麻黄投之乃闭其户从外锁之汗出如洗待一时许开户减火一半须臾汗出泄亦止（张从正《儒门事亲》卷六风形）

要求：

1. 标点文章。
2. 语译画线的片断。
3. 思考：米谷不消的真正原因是什么？

◎专题三：怎样识汉字

要想熟练地阅读中医古籍，掌握一定的汉字知识，通过运用这些知识，准确辨识原文中的本字是十分必要的。因此了解汉字的历史、结构以及用法是准确辨识汉字的基础。

汉字是汉民族通用的文字，是记录汉语的符号，是我国人民交流思想、传播知识、进行书面交际的工具。它记录了祖国悠久的历史和光辉灿烂的文化，对中华民族的繁衍昌盛，团结统一，对社会的发展与进步作出了不朽的贡献，并对亚洲及其他地区民族文化的交融产生了深远的影响。

根据考古发掘，汉字的创制和使用已有五六千年的历史了。从甲骨文算起，有3300多年。甲骨文有4000多个单字，已经能够完整地记录当时的语言，是相当成熟的文字系统。因此，甲骨文不是汉字的最早源头，而是汉字发展中的一个阶段。那么，汉字从何起源呢？对于这个问题，学术界有不同的说法。

一、了解汉字演变和特点

（一）汉字的起源

关于汉字的起源，有结绳说、起“一”成文说、仓颉造字说、八卦说、河图洛书说、契刻说等。

1. 结绳说

《周易·系辞下》：“上古结绳而治，后世圣人易之以书契。”许慎《说文解字·叙》：“及神农结绳为治而统其事。”《庄子·胠箧》：“民结绳而用之，甘其食，美其服，乐其俗，安其居，邻国相望，鸡狗之音相闻，民至老死而不相往来。”从以上记载和其他一些材料来看，文字产生之前，确实存在过漫长的结绳记事时期。这个时期大约在神农氏时代。

古人如何结绳记事？唐·孔颖达在《周易正义》中引用东汉学者郑玄的话说：“结绳为约。事大，大结其绳。事小，小结其绳。”这种方法被中国和世界上不少国家或地区的人使用过。结绳可以帮助记忆、储存和传递一定的有限信息。

2. 仓颉造字说

仓颉是传说中黄帝的史官。荀卿在《荀子·解蔽篇》中说："故好书者众矣，而仓颉独传者一也。"《吕氏春秋·审分览·君守》："奚仲作车，仓颉作书，后稷作稼，皋陶作刑，昆吾作陶，夏鲧作城。此六人者，所作当矣，然而非主道者。"《韩非子·五蠹》："古者仓颉之作书也，自环者谓之'厶'，背'厶'谓之'公'，公厶之相背也，乃仓颉固已知之矣。"李斯《仓颉篇》："仓颉作书，以教后嗣。"

仓颉造字其实也是一种传说。文字是社会成员共同的交际工具，不可能是由某一个人独自创造出来的，而是广大群众集体智能的结晶。仓颉只是在整理加工文字系统时，发挥了独特的历史作用。鲁迅先生在《门外文谈》中的说法很中肯："在社会里，仓颉也不止一个，有的在刀柄上刻一点图，有的在门户上画一些画，心心相印，口口相传，文字就多起来，史官一采集，便可以敷衍记事了。中国文字的由来，恐怕也逃不出这例子。"

3. 起"一"成文说

宋代的郑樵在《通志·六书略》中提出这种观点。他认为，所有的汉字都是由"一"演变而来的。其根据就是许慎的《说文解字》中 540 个部首，起于"一"，终于"亥"。"一"可以演绎出五种变化，用以概括汉字形体的各种结构。

郑樵的演化论是建立在道家思想"道生于一，一生二，二生三，三生万物"基础之上的。错误在于他所依据的资料是当时通行的楷书，以楷书的横折撇捺等几种笔画作为汉字起源的基础，联系到《说文解字》的部首排列，从而附会演绎。

关于汉字起源的问题，除上述几种传说以外，还有人主张汉字起源于八卦，《易·系辞》记载："伏羲仰观象于天，俯视法于地，观鸟兽之文与地之宜，近取诸身，远取诸物，于是始作八卦，以通神明之德，可类万物之情。"这是把"八卦"看作汉字起源的传说，认为八卦中的阳爻"—"演变为数字"一"，两个阳爻"⚌"演变为数字"二"，乾卦"☰"演变为数字"三"，坎卦"☵"演变为"水"，离卦"☲"演变为"火"。

有些人认为除有声语言之外，还有"手势语言"，汉字是由"手势语言"产生的等等，但是这些说法均过于牵强。

第三单元

（二）汉字的演变

汉字的演变经历了以下几个阶段：

1. 甲骨文

甲骨文指商朝刻在龟甲兽骨上的文字，内容都是商代王室贵族在祭祀、征伐、田猎、收成、疾病、气候、出入等方面进行占卜活动的记录。甲骨文也叫龟板文、龟甲文、甲骨卜辞、殷墟卜辞、殷墟书契、契文、书契等。

甲骨文已出土十六七万片，单字4000多个，现在认识的字有1600多个。

甲骨文有构形成熟、沿用图画写实手法、形体结构没有完全定型化、存在相当多的合文和笔画方折、线条瘦直等特点。

2. 金文

金文是商周时期铸刻在青铜器上的铭文。由于商周铜器以钟鼎为最多，又由于钟是主要乐器，鼎是主要礼器，所以又称金文为钟鼎文。金文是古文字中历时最长的一种文字，从商代中期到秦统一六国，约有1200多年。

与甲骨文相比，西周金文有着明显的特点：

（1）由于书写材料的不同，首先在笔势上金文表现出了与甲骨文明显的不同。金文一改甲骨文瘦削方折的特点，变得肥厚粗壮，圆浑丰润，庄重美观。

（2）新的形符不断出现，因而形声字大大增加。如“走”旁、“音”旁、“革”旁、“金”旁、“缶”旁、“邑”旁、“长”旁、“足”旁等形旁的字都是在金文中才有的。

（3）合文大为减少。从合文的数量来说，金文比甲骨文少多了；从排列方式来看，也不再那么随意了。

（4）异体字相对减少，结构渐趋定型。

（5）行款日趋固定。甲骨文的行款自由杂乱，以直写为主，方向或从右到左，或从左到右，也还有横写。到了西周铜器铭文，已基本固定为从右到左直书，奠定了后代汉字书写的典型款式。

（6）笔画逐渐线条化、简化，更便于书写。

3. 战国文字

战国文字是对战国时代周王室和各诸侯国所有文字的统称，可以分为两个派系：秦系文字和六国文字。

秦系文字由于秦国迁都于雍，受西周文化的影响而与西周金文一脉相承，除了书写风格渐趋规整匀称之外，结构上的变化并不明显。其代表字体是石鼓文。石鼓文原文有600多字，历经搬迁磨损，只剩300多字。字体风格结构端庄严谨，大小一致，笔形布局有法度，偏旁部首的写法和位置也都基本定型，笔道粗细均匀，已基本实现线条化，风格已与小篆接近。

六国文字又叫六国古文，是指战国时代流行于秦国以外的齐、楚、燕、赵、韩、魏六个诸侯国的文字，也叫东土文字。六国古文多为硬笔漆书，有的字上粗下细，形状像蝌蚪，所以又称为蝌蚪文。六国古文以孔子壁中古文为代表，还包括兵器、陶器、竹简、缯帛上的文字。

4. 秦系大篆和小篆

大篆有广义、狭义两种解释。广义大篆是指小篆以前所有的古文字，包括甲骨文、金文、籀文、六国古文等；狭义大篆是指东周时期通行于秦国的文字。这里指狭义的大篆，包括石鼓文、诅楚文、籀文。狭义大篆基本保留了金文的特点，笔画比金文方正，形体整齐匀称，笔画圆转，繁复重叠。

小篆也叫秦篆，是秦统一六国之后，由李斯等人根据大篆和六国古文整理而成的字体，它是汉字发展史上的第一次规范化运动的产物，是古文字向今文字过渡的桥梁。小篆具有如下特点：

（1）已经形成了一个相当严密的构形系统。

（2）比较全面地保存了汉字的构形理据。

（3）字形固定，异构异写字较少，大部分字的构件及其位置与笔画都已确定，不能随意变动。

（4）简化了大篆中的繁复部分，减少了图画意味，符号性增强，笔画彻底线条化。

（5）转笔和部分斜笔变成弧形，形体长圆，结构匀称整齐。

5. 隶书

隶书始创于秦，起初只在徒隶等下层人士中使用，故称秦隶；后通行于汉，又称汉隶。秦隶最早是小篆简省后的一种应急速写体，把小篆的圆转笔画改为方折，字形方正平直。结构渐趋工整，使汉字进一步符号化，基本摆脱了象形性，奠定了方块字的基础。隶书的出现，标志着今文字的开始，是汉字形体演变的一个新的阶段，也是汉字发展史上一次重大突破。汉字从篆书演化为隶书而产生的变化称为“隶变”。

隶书有古隶（又称秦隶）和今隶（又称汉隶）之分。

汉字通过隶变，彻底结束了古文字阶段，开创了今文字阶段，为汉字的发展揭开了新的一页。

6. 草书、楷书、行书

（1）草书：东汉时期，隶书成为正规文字，日常书写的草率隶书成为新的手写体，由此产生了草书和行书。草书分为章草、今草、狂草、行草四种。

①章草，一说出自汉元帝时黄门令史游所书《急就章》，一说出自东汉章帝。笔画带草意，有连笔，仍保留隶书的“波磔”。字字独立，不相连属，布局也较匀称。书写比隶书简便迅速得多。

②今草，相传是东汉张芝（后人称为“草圣”）从章草加以变化而成的。这种草书，体势连绵，一笔到底，一气呵成。虽偶有不连，而血脉不断，字字顾盼呼应，贯通一气。书写起来灵活流畅，简易快速，但是往往难以辨认。草书发展到“狂草”，书写诡奇疾速，极难辨认，很少有实用意义，却在书法艺术上有独特的风格。

（2）楷书：东汉末年，书法家钟繇把行草笔法融入隶书中，创造了楷书，也叫真书、正书。楷书流行于魏晋南北朝，完全成熟于隋唐，一直沿用至今。楷书完全摆脱了隶书的笔法，形成了标准的笔画，书写更为便利。

楷书是由隶书演变而来，所以也称楷书为今隶。“楷”是楷模、法式的意思，这说明楷书是供人学习和运用的正规书体。

（3）行书：行书是为了补救楷书的不便书写和草书的难于辨认而产生的一种字体。笔势不像草书那样潦草，也没有楷书那样端正，是一种介于草书、楷书之间的字体。

（三）汉字的特点

汉字的特点大致可概括如下：

（1）从性质上说，现行的汉字基本上属于表意文字；

（2）从形体上说，汉字是由一些定型的笔画组成的方块字；

（3）从形与音的关系上说，汉字是代表音节的，通常一个方块字是一个音节；

（4）从书写上说，汉字是以字为书写单位，而不是以词为单位；

（5）每一个汉字都是形、音、义的统一体。

二、通晓汉字的结构

汉字是表意体系的文字。关于汉字的形体结构，传统有“六书”之说。“六书”的名称，最早见于战国时代的《周礼·地官·保氏》。其云：“保氏掌谏王恶，而养国子以道。乃教之六艺：一曰五礼，二曰六乐，三曰五射，四曰五驭，五曰六书，六曰九数。”“六艺”是周代贵族子弟学习的六种基本科目。“六书”则是分析汉字结构的六种条例，具体名称最早见于汉代的班固、郑众、许慎三家的说明。

班固《汉书·艺文志》云：象形、象事、象意、象声、转注、假借。

郑众《周礼·地官·保氏》注：象形、会意、转注、处事、假借、谐声。

许慎《说文解字·叙》云：指事、象形、形声、会意、转注、假借。

三家的说明基本出自汉代的大经学家刘歆。之所以有所不同，反映了他们对汉字产生的先后次序有不同的见解。班固、郑众对“六书”的内容未作任何解释。许慎不仅说明了六书的名称，而且还给每一书下了定义，并列举了例字，影响最大。清代以后，人们通常采用许慎的名称和班固的次序：即象形、指事、会意、形声、转注、假借。

清代的戴震认为，“六书”之中真正与汉字结构形体有关的只有象形、指事、会意、形声四书，是造字之法。转注、假借只是用字之法，即通常所说的“四体二用”。

(一) 象形

许慎《说文解字·叙》云：“象形者，画成其物，随体诘诎，‘日’、‘月’是也。”全句的意思是：象形就是随着事物的轮廓，用相应的线条，把事物的轮廓或具有特征的部分描画出来的造字法。象形造字法有两种：

1. 独体象形

独体象形指描画事物轮廓或特征而形成的，形体不能再分析。全部线条笔画都是描绘所指事物本体形状的。如：

人　目　牛　犬　止　首　自　齿　山　水

2. 合体象形

除取像事物的轮廓或特征而成字体外，还需要其他有关事物的衬托。字体中的线条笔画，一部分是用来描绘所指事物的本体形状，另一部分是用来描绘相关事物形状的。如：

（眉）甲骨文作，本体是眉毛，下面的目是衬托物。《说文解字》："眉，目上毛也。"

（须）甲骨文作，本体是胡须，右边的页是衬托物。《说文解字》："须，面毛也。"

（瓜）金文作，本体是瓜实，外边的瓜蔓是衬托物。《说文解字》："瓜也，象形。"

（血）甲骨文作，本体是血液凝结物，器皿是衬托物。《说文解字》："祭所荐牲血也。"

用象形造字法造的字，形象、直观，很好记认。象形造字法是造字的基础，为指事、会意、形声字的构成奠定了基础。

（二）指事

许慎《说文解字·叙》云："指事者，视而可识，察而见意，'上''下'是也。"即：指事字就是见到这个字就能认识它的大体，但是需要仔细观察，才能发现它所表示的意义所在。指事字是用指示性的符号来表示较抽象概念的造字法。指事字的结构，是由象征性的符号或在象形字的基础上添加一些指示性的符号组成。

指事字可以分为三小类，第一类是纯粹指事字，第二类是合体指事字，第三类是改造的指事字。

（1）纯粹指事字，如：

上　下

二　四　围　纠　缀　私

（2）合体指事字，如：

（刃）：刀锋。在"刀"字上加一点，指明刀锋所在位置。

（末）：树梢。在"木"字上加一横，指明树梢所在位置。

（亦）：腋。在"大"（即正面的人形）字左右各加一点，指明腋下所在位置。

（甘）：味美。口中增加一短横，指明口中所含之食物。

（曰）：像口中加一横或一曲画之形，指明从口里发出声音，即说话之义。

（3）改造的指事字，如：

木－片《说文解字》："判木也。从半木。"由"木"的右半构成。

可－叵《说文解字》："不可也，从反'可'。"由反写"可"字造出来的，意义与"可"相反。

月－夕《说文解字》："莫也。从月半现（由月字现出一半来表意）。"徐锴《系传》："月字之半也。月初生则暮见西方，故半月为夕。"

后－司《说文解字》："臣司事于外者。从反后。"司的字形像人侧面站着，手前举，张口发令。本义为主持、掌管。与"后"之"主持掌管"义通。"司"甲骨文金文通"后"。

（三）会意

许慎《说文解字·叙》："会意者，比类合谊，以见指㧑，'武'、'信'是也。"合并两个或两个以上独体字的意义，以显示所指向的某个新字的意义。"会"，说明这类字的造字法，一是会合，即比类合谊。是把两个或两个以上的字放在一起，组成一个新字。二是体会，即"以见指㧑"。

会意字一般分为两类：一类是同体会意字，由两个或者多个相同形体的字组合而成。第二类是异体会意字，由不同形体的字组合而成。分析会意字的表述法，通常按照《说文解字》的术语，称为"从某，从某"。

1. 同体会意字

（比）《说文解字》："密也。二人为从，反从为比。"本义是并列、挨着。

（北）《说文解字》："乖也。从二人相背。""北"，是"背"的本字。本义为乖违、相背。

（步）《说文解字》："步，行也。"两脚一前一后，表示行走。

（炎）《说文解字》："炎，火光上也。"二火相叠，本义是火焰。

（晶）《说文解字》："晶，精光也。从三日。"本义为光亮。

（磊）《说文解字》："磊，众石也。从三石。"本义是众多的石头。

2. 异体会意字

（旦）《说文解字》："明也。从日见一上。一，地也。"一横，表示地平线。本义是“天明”、“早晨”的意思。

(秉)《说文解字》:“禾束也。从又持禾。”表示用手执持、拿着之义。

(采)《说文解字》:“捋取也。从木从爪。”本义为摘取。

(兵)《说文解字》:“械也。从廾持斤。”本义为武器。

(陟)《说文解字》:“登也。从阜从步。”本义为登山、登高。

(四) 形声字

许慎《说文解字》:“形声者,以事为名,取譬相成,‘江’、‘河’是也。”段玉裁《说文解字注》:“‘以事为名’,谓半事也;‘取譬相成’,谓半声也。‘江’、‘河’之字,以水为名,譬其声如‘工’、‘可’成其名。”意思是:取某个表示事物意义的字作为新字的形符,取代表事物声音的某个字作为新字的声符,形符、声符合在一起,就是形声字。形声字中的形符表示字义类属,形声字中的声符表明字的读音。分析形声字的表述法,通常采用《说文解字》的术语:“从某,某声。”

汉字中的形声字在《说文解字》中占82%,到了现代已经占90%以上。形声字的产生使汉字的性质发生了重大变化,汉字由表意文字过渡到表意兼表音的文字了。

1. 形声字的一般结构形式

(1) 左形右声:城 晴 呼 跨 睬 昭

(2) 左声右形:飘 鸠 战 郊 雅 切

(3) 上形下声:空 箕 罟 草 室 雾

(4) 上声下形:背 斧 裘 鸳 恭 驾

(5) 内形外声:闻 嬴 粥 随 哀 莽

(6) 内声外形:围 阁 匪 衙 衷 戚

(7) 形占一角:疆 栽 颖 腾 赖 题

(8) 声占一角:超 徒 房 病 旗 寐

2. 省形和省声

(1) 省形:有些形声字的形符被省略了一部分,叫做省形。

如乔-从高省,夭声。屦-从履省,娄声。星-从晶省,生声。

(2) 省声:有些形声字的声符被省略了一部分,叫做省声。

如恬－从心，甜省声。疫－从疒，役省声。梓－从木，宰省声。

3. 右文说

右文说是关于通过形声字的声符推求词义的一种主张。右文，指形声字的声符，因形声字多为左右结构，其声符大都居右，故名。宋人王圣美是最早研究“右文”的学者。

“王圣美治字学，演其义为右文。古之字，皆从左文，凡字其类在左，其义在右。如木类，其左皆从木。所谓右文者，如戋（jiàn），小也。水之小者曰浅，金之小者曰钱，歹（è）之小者曰残，贝之小者曰贱，如此之类，皆以戋为义也。”（沈括《梦溪笔谈》）

宋人举出了很多材料来论证“右文说”。如：从戋得声之浅、钱、残、贱，从青得声之晴、清、精等。因“戋”有小义，则从戋之字既有戋声亦有小义；青有精明之义，从青之字既有青声亦有精明之义。再如下列从“仑”之字：

仑　《集韵》：“叙也。”有秩序。

沦　《说文解字》：“水波也。”水的运动成纹理。

伦　《韵会》：“常也。”人与人之间一定的关系。

论　《说文解字》：“议也。”意见有条理。

轮　《说文解字》：“有辐曰轮。”辐的排列有一定次序。

抡　《说文解字》：“择也。”按次序选择。

因为“仑”有“有秩序”之义，所以，从仑之字既有仑声亦有“有秩序”之义。

“右文说”有一定的道理，但不完全科学，只能作为分析一组同源字（词）共同的核心意义的一种辅助手段。其贡献在于充分注意到了“义存乎声”的现象，对于探索音义关系有一定的启示。其不足也是显而易见的：一是陷入绝对化，其实有很多声符相同的字其义并无联系；二是局限于“形”，而未认识到“声”，所以不能解释字形不同而音近义通的字。

（五）转注

许慎《说文解字·叙》：“转注者，建类一首，同意相受，‘考’、‘老’是也。”由于许慎语焉未详，造成后人对转注的理解众说纷纭。对转注的理解，大致有“形转”、“音转”、“义转”三说。形转说代表人物是徐锴、江声。他们认为《说文解字》540部首中，同部而义近的字都是转注。音转说代表人物是章炳麟、黄侃，主张从字音方面解释转注。他们认为，同族词（即同源词）即转注。义转说代表人物是戴震、段玉裁。他们认为，凡可互相解释的同义词，都是转注。

（六）假借

许慎《说文解字·叙》："假借者，本无其字，依声托事，'令''长'是也。"也就是说，语言中有某个词，但是没有专门用来记录它的字（本无其字），便根据这个词的读音，找一个音同或者音近的字来寄托这个词的意义（依声托事）。例如：来，本义是麦子，后来借作动词"来"。北，本义是违背，后来借作方位词"北"。这种在意义上没有联系的只是同音假借，我们称为"声借"。而许慎举的例子，"令"的本义是发号施令，借作县令的"令"；"长"的本义是长久、年长，借作县长的"长"，实际是"引申"，有人把这种方法叫做"造字的假借"。其实，这种方法本身并没有直接造出新的书写符号来，但促进了很多新字的产生。例如：原本表示"簸箕"意义的"其"被借用来表示代词"其"之后，又产生了一个专门用来表示"簸箕"的本字"箕"。这样就间接造出新字来了。

三、辨别古今字、通假字、异体字、繁简字

（一）古今字

古今字是汉字在发展中所产生的古今异字的现象。随着社会的发展，语言为了满足交际的需要，原有的词会引申出新的词义，新的词也会不断地产生。这样必然要求记录词的汉字也相应地发展变化。开始的时候，新的词或新的词义，往往由原有的字兼任。随后，为了区别新旧词或新旧词义，同时也是为了减轻原有汉字的负担，就以原字的形体为基础，或增加偏旁，或改变偏旁，另造一个新字。这种先后产生的义同而形不同的几个字就叫古今字。

因此，我们所说的古今字，从形体结构上看，一般都有造字相承的关系。如："昏"在先秦兼有"黄昏"和"婚姻"等意义。后来为了加以区分，就另造一个有女旁的"婚"，来代表其中的"婚姻"之义。在"婚姻"这个意义上，"昏"和"婚"就是一对古今字。

古今字的产生，是为了解决一字"兼职"过多、不便识别的问题。另造

新字，包括两种情况：

1. 为古字本义造今字

莫　本义是傍晚，加形符“日”，形成形声字“暮”。如“莫吞十一丸，服药十日知小便数多，廿愈。”（《汉武威医简》）

要　本义是腰部，加形符“肉”，形成形声字“腰”。如“暮，要脊痛。”（《史记·仓公传》）

然　本义是燃烧，加形符“火”，形成形声字“燃”。如“脉至而不定，如火薪然。”（《对山医话》）

2. 为古字的引申义造今字

府　本义是放钱财的库，引申为脏腑。后加形符“肉”，为引申义另造“腑”。如：“藏鲜能安谷，府鲜能母气。”（《鉴药》）

支　本义是枝条，引申为四肢、肢体等义。后加形符“肉”，为引申义另造“肢”。如“太过则四支不举。”（《素问·玉机真藏记》）

（二）通假字

通假字又叫假借字，是指用读音相同或相近的字来代替本字使用的这种现象。应当写的字叫本字，借用的字叫通假字。本字与借字之间意义上没有联系，只是同音借写而已。由于约定俗成，于是便成为古籍中一种常见的用字现象。如：胎，《说文》：“妇孕三月也”，但古医书中常借作舌苔之“苔”。如“舌上白胎滑者难治”（《伤寒论》）。输，《说文》云：“委输也。”段注：“以车迁贿曰委输，亦单言曰输。”因此，“输”是运送义，但古书常借作腧穴的“腧”。如“因五脏之输”（《史记·史记·扁鹊仓公列传》）。又如：

早－蚤：《史记》：“旦日不可不蚤自来谢项王。”“蚤”，本义跳蚤，此通“早”。

畔－叛：《孟子·公孙丑下》：“寡助之至，亲戚畔之。”“畔”本义为田界，此通“叛”，表示背叛之义。

伎－技：《史记·扁鹊仓公列传》：“秦太医令李醯自知伎不如扁鹊也，使人刺杀之。”“伎”本指同伴，此借为“技”，指技艺。

佩－倍：《素问·调神大论》：“道者，圣人行之，愚者佩之。”胡澍《素问校义》：“佩读为倍。《说文解字》：‘倍，反也。’佩与倍，古同音而通用。”按，“倍”为“背”的通假字。

能－胎：《素问·阴阳应象大论》："阴阳者，万物之能始也。"孙诒让《札移》："能者，胎之借字。"《尔雅·释诂》："胎，始也。"

阙－缺：《黄帝内经素问序》："或脱简不书，而云世阙。""阙"通"缺"，缺失。

蒸－烝：《黄帝内经素问序》："咸日新其用，大济蒸人，华叶递荣，声实相副。""蒸"通"烝"，众多。

撰－选：《伤寒论序》："乃勤求古训，博采众方，撰用《素问》、《九卷》、《八十一难》、《阴阳大论》、《胎胪药录》，并平脉辨证，为《伤寒杂病论》，合十六卷。""撰"通"选"，选取。

通假字可分为三类：

1. 同音通假

同音通假是指借字和本字古音的声母和韵母完全相同。如：

衡一横　战国从衡，真伪纷争。(《汉书·艺文志·序》)

荒一肓　搦髓脑，揲荒爪幕。(《史记·史记·扁鹊仓公列传》)

故一固　若不得此药，故当死。(《三国志·华佗传》)

缪一谬　世本纰缪，篇目重叠。(《黄帝内经素问·序》)

谭一谈　津津然谭议也。(《本草纲目·原序》)

2. 双声通假

双声通假是指借字和本字古音声母相同，韵母相近。

亡一无　亡如世鲜知十之才士。(《温病条辨·叙》)

厉一癞　厉者造焉而美肥。(《鉴药》)

能一耐　能冬不能夏。(《素问·阴阳应象大论》)

厌一压　而愚民悬符厌之，亦可笑也。(《说疫气》)

3. 叠韵通假

叠韵通假是指借字和本字韵母相同，声母相近。

卒一猝　卒然遭邪风之气，婴非常之疾。(《伤寒论·序》)

从一纵　战国从衡，真伪纷争。(《汉书·艺文志·序》)

疹一疢　用毒以攻疹。(《鉴药》)

锡一赐　后世有子云其悯余劳而锡之斤正焉。(《类经·序》)

哉一才　政乏良哉，明惭则哲，求诸刑措，安可得乎？(《陈书·后主

纪》)

这里说的读音相同，指的是古音，而不是今音。由于古今音变，古时同音的字，现在有的不同音了。如“否”、“痞”，古代同音，古医籍中常借“否”为“痞”，但今天这两个字却不同音了。所以不能用今音去理解通假。

通假字的读音，可以读本字的音，古代称“破字”。如《楚辞·离骚》：“皇览揆余初度兮，肇锡余以嘉名。”锡，读成“赐”，这是便于理解文义。但早期的文献，对同一个借字所代替的本字会有不同的理解，这时读借字也是一种办法。

通假字给我们阅读古籍带来许多困难。如果能识别通假字而读以本字，就会文通意顺。依其声音线索探求词义，是破读通假字的重要方法。如“魄门”一词，在《素问·五脏别论》和《难经·四十四难》中，指“肛门”，各家注释亦为肛门。但为什么肛门称魄门，却按“魄”字牵强曲解。王冰注云：“谓肛之门也。内通于肺，故曰魄门。”杨玄操《难经》注云：“肺气上通喉咙，下通于肛门，是肺气之所出也。肺藏魄，故曰魄门焉。”直至丹波元简《素问识》才指出“魄通粕”，是食物消化后的糟粕，魄门即粕门。所以清人把识通假作为读经的首要工作。

（三）异体字

异体字是指读音和意义完全相同而形体不同的字，即一字多形。其中通行的或法定规范的字叫“正体”，其余的称为“异体”，又称“重文”、“或体”、“俗体”。如：脉－脈－衇；针－箴－鍼。

异体字为阅读古籍带来了困难，因此了解异体字的结构方式，对于识别异体字是很必要的。

异体字的构成方式：

（1）造字方法不同。如：

泪（会意）　涙（形声）　奸（形声）　姦（会意）

草（形声）　艸（象形）　岳（会意）　嶽（形声）

（2）改换意义相通的形符。如：

狸（貍）　堤（隄）　膀（髈）　险（嶮）

（3）改换读音相近的声符。如：

臆（肊）　痹（痺）　踪（蹤）　照（炤）　汹（洶）

（4）变动形符与声符的位置。如：

胸（胷） 群（羣） 够（夠） 期（朞） 和（咊）

（5）采用形符与声符的变体。如：

惭（慙） 煮（煑） 裙（裠） 瘤（癅） 撑（撐）

（6）形符与声符都改变。如：

腿（骽） 葫（瓠） 视（眡）

不是所有偏旁易位的字都是异体字。如“杲”与“杳”，皆从日从木，上下互换，不是异体字，而是会意字。再如“纹”与“紊”，“杏”与“呆”，“悱”与“悲”都不是异体字。

通假字、古今字、异体字的区别见表3－1。

表3－1　　通假字、古今字、异体字的区别

	通 假 字	古 今 字	异 体 字
性 质	同音替代	在古字基础上另加形符	一字多形
形 体	无共同之处	古字作今字的声符	无共同之处
读 音	相同或相近	相同或相近	相同
意 义	无联系	部分相同	完全相同

（四）繁简字

繁简字是繁体字与简体字的合称。同一个字笔画多的叫做繁体字，经过简化笔画少的叫做简体字。简化汉字古已有之。新中国成立后，国家对汉字进行了几次系统的简化。1956年1月31日国务院公布了《汉字简化方案》，1964年3月文化部、教育部、文字改革委员会又公布了《关于简化字的联合通知》，对第一次的方案作了补充规定和局部调整。1977年12月20日又公布了《第二次汉字简化方案（草案）》，有853个简化字（这次公布的简化字后来被宣布停止使用）。先后几次调整，最终公布的简化字共计2235个，代替了2264个繁体字。

1. 汉字的简化方式

汉字的简化方式总的原则是采用同音替代，其中又可以分为不同的若干情况。也有些仅仅是因为形体相同或者相近而采用某一个形体。

（1）采用音同的笔画简单的古字、异体字或俗体字。如：

捨－舍（古字），採－采（古字）

燈－灯（古俗体字），稱－称（古俗体字）

棄－弃（古异体字），趕－赶（古异体字）

（2）合并几个同音字，取其简者或另外采用一个简化了的形体。如：

余、餘－余　丑、醜－丑　獲、穫－获　后、後－后　斗、鬥－斗

干、乾、幹－干　歷、曆－历　饑、飢－饥

（3）采用与原字同音却完全不同形体的字。如：

衛－卫　頭－头　護－护　驚－惊

（4）草书楷化。如：

韋－韦　東－东　門－门　書－书

（5）采用原字的一部分或轮廓。如：

醫－医　習－习　術－术　開－开　奮－奋　頁－页

（6）采用简单的符号代替繁难部分。如：

歡－欢　區－区　學－学　巒－峦

（7）新造形声字。如：

遠－远　態－态　認－认　補－补　竊－窃

（8）新造会意字。如：

滅－灭　實－宝　塵－尘

2. 学习繁简字应该注意的问题

繁简字一般是一对一的关系，但是也有几个繁体字共用一个简化字的情况，因此学习时要注意区别各自的原有意义。如：

发－髮（头髮）、發（發射）

里－里（里程，鄉里）、裏（裏外）

余－余（第一人称代词）、餘（多餘）

几－几（几案）、幾（幾何）

丑－丑（地支名）、醜（醜陋）

历－歷（经歷）、曆（曆法）

复－復（反復）、複（複杂）

干－干（干戈）、幹（才幹）、榦（樹榦）、乾（乾湿）

台－台（yí，我）、臺（楼臺）、檯（檯子）、颱（颱风）

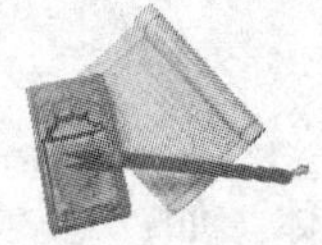

第四单元

一六、九针

灵枢

本文选自《灵枢·九针十二原》，标题为编者所加，据1956年人民卫生出版社影印明代赵府居敬堂刊本排印，论述了九种针具及其用途、针刺手法和补泻作用。

凡用针者，虚则实之，满则泄之，宛陈则除之[1]，邪胜则虚之[2]。大要曰：徐而疾则实[3]，疾而徐则虚。言实与虚，若有若无[4]。察后与先，若存若亡。为虚与实，若得若失[5]。

[1] 宛（yù玉）陈：病证名。指血气郁滞。宛，通“郁（鬱）”，积也。

[2] 虚之：张介宾曰：“虚之，泄其邪。”

[3] 徐而疾则实：指缓慢地出针，并迅速按住穴位，这是补法。《素问·针解篇》：“徐而疾则实者，徐出针而疾按之。”下句文义相反，是泻法。

[4] 若有若无：张介宾曰：“实之与虚，在有气无气耳。气本无形，故若有若无。善察之者，神悟于有无之间也。”

[5] 若得若失：马莳曰：“泻之而虚，恍然若有所失；补之而实，似然若有所得。亦以虚实本于一气，似在得失之间耳。”

虚实之要，九针最妙。补泻之时，以针为之。泻曰必持内之[1]，放而出之，排阳得针[2]，邪气得泄。按而引针[3]，是谓内温[4]，血不得散，气不得出也。补曰随之。随之，意若妄之[5]。若行若按[6]，如蚊虻止。如留如还，去如弦绝。令左属右[7]，其气故止。外门已闭，中气乃实。必无留血，急取诛之[8]。

［1］持内之：指务必把针拿紧拿稳，以便准确地刺中血络。

［2］排：推。指拍打推挤。

［3］引针：出针。

［4］温：通“蕴”。积聚。此言泻法出针不应按闭针孔，否则邪气就会蕴积于内而不得泻。

［5］妄：通“忘”。张介宾曰：“意若忘之，谓意会于有无之间也。”

［6］按：停止。《尔雅·释诂》：“按，止也。”

［7］属（zhǔ 主）：接续。杨上善曰：“左手按穴，右手行针，内气已补，右手出针，左手闭门，使气相续不灭也。属，续也。”

［8］此句言邪血留者，应速刺除。诛：除去。《国语·晋语》韦昭注：“诛，除也。”

持针之道[1]，坚者为宝[2]。正指直刺，无针左右。神在秋毫[3]，属意病者[4]。审视血脉者，刺之无殆[5]。方刺之时，必在悬阳及与两卫[6]。神属勿去[7]，知病存亡。血脉者在俞横居[8]，视之独澄[9]，切之独坚[10]。

［1］持针：泛指针刺治病。

［2］坚：紧也。杨上善曰：“持针不坚，则气散不从针。”

［3］秋毫：鸟兽在秋天新长出来的细毛，后用以喻细微之物。杨上善曰：“秋毫谓秋时兔新生毫毛，其端锐微也。谓怡神在针端调气，故曰神在秋毫也。”

［4］属（zhǔ 主）意：注意，留心。

［5］殆：危险。

［6］在：观察。《尔雅·释诂》：“在，察也。”卫：覆刻《太素》卷二十一“卫”作“衡”，当从。杨上善曰：“悬阳，鼻也。鼻为明堂，五脏六腑气色皆见明堂及与眉上两衡之中，故将针者，先观气色，知死生之候，然后刺之。”

［7］《素问·针解篇》：“静志观病人，无左右视。”属（zhǔ 主）：聚也。

［8］俞（shù 树）：通“腧”。腧穴。

[9] 澄：清晰。

[10] 坚：指饱满。《骨度》："视其经脉之在身也，其见浮而坚，其见明而大者，多血，细而沉者，多气也。"

九针之名，各不同形。一曰镵针[1]，长一寸六分；二曰员针[2]，长一寸六分；三曰鍉针[3]，长三寸半；四曰锋针，长一寸六分；五曰铍针[4]，长四寸，广二分半；六曰员利针，长一寸六分；七曰毫针，长三寸六分；八曰长针，长七寸；九曰大针，长四寸。镵针者，头大末锐，去泻阳气；员针者，针如卵形，揩摩分间[5]，不得伤肌肉者，以泻分气；鍉针者，锋如黍粟之锐，主按脉勿陷，以致其气；锋针者，刃三隅以发痼疾[6]，铍针者，末如剑锋，以取大脓；员利针者，大如氂[7]，且员且锐，中身微大，以取暴气；毫针者，尖如蚊虻喙，静以徐往，微以久留之而养，以取痛痹；长针者，锋利身薄，可以取远痹；大针者，尖如梃[8]，其锋微员，以泻机关之水也[10]。九针毕矣。

[1] 镵（chán 蝉）：尖锐锋利。《广雅·释诂四》："镵，锐也。"

[2] 员：通"圆"。圆形。杨上善曰："员针，员其末如鸡卵也。"

[3] 鍉（dī 滴）针：下文："鍉针者，锋如黍粟之锐。"

[4] 铍（pī 批）：长针。《说文·金部》："铍，大针也。"段玉裁注引玄应曰："医家用以破痈。"

[5] 揩摩：同义复词，谓摩擦。

[6] 三隅：指三棱。痼疾：谓积久难治之病。

[7] 氂（máo 毛）：毛。

[8] 梃（tǐng 挺）：植物的干、茎。

[9] 机关：指人体的关节。

☞阅读实践

甲戌夏员外熊可山公患痢兼吐血不止身热咳嗽绕脐一块痛至死脉气将绝众医云不可治矣工部正郎隗月潭公素善迎予视其脉虽危绝而胸尚暖脐中一块高起如拳大是日不宜针刺不得已急刺气海更灸之五十壮而苏其块即散痛即止后治痢痢愈治嗽血以次调理得痊次年升职方公问其故予曰病有标本治有缓急若拘于日忌而不针气海则块何由而散块既消散则气得以疏通而痛止脉复矣正所谓急则治标之意也公体虽安饮食后不可多怒气以保和其本否则正气乖而肝气盛致脾土受克可计日而复矣（《针灸大成·医案》）

要求：

1. 标点文章。
2. 语译画线的片段。
3. 思考：本案中“予”不“拘于日忌”而“针气海”的道理何在？

第四单元

一七、邪之中人

灵枢

本文选自《灵枢·邪气脏腑病形篇》，标题为编者所加。其论述了邪气中人的原因、部位和察色、按脉、问病、诊尺肤等诊法以及五脏病变的缓、急、大、小、滑、涩六脉。

黄帝曰：邪之中人藏奈何？岐伯曰：愁忧恐惧则伤心。形寒寒饮则伤肺[1]，以其两寒相感，中外皆伤[2]，故气逆而上行[3]。有所堕坠，恶血留内，若有所大怒[4]，气上而不下，积于胁下，则伤肝。有所击仆，若醉入房，汗出当风，则伤脾。有所用力举重，若入房过度，汗出浴水，则伤肾。黄帝曰：五脏之中风奈何？岐伯曰：阴阳俱感，邪乃得往[5]。黄帝曰：善哉！

[1] 寒饮：吃寒冷的食物。

[2] 中外：内外，即表里。

[3] 气逆：脏腑之气上逆。《素问·宣明五气篇》："胃为气逆，为哕为恐。"

[4] 若：或。选择连词。《经传释词》："若，犹'或'也。"

[5] "阴阳"二句：意为只有在内外俱伤的情况下，风邪才能侵入内脏。

黄帝问于岐伯曰：首面与身形也，属骨连筋[1]，同血合于气耳[2]。天寒则裂地凌冰[3]，其卒寒[4]，或手足懈惰，然而其面不衣[5]，何也？岐伯答曰：十二经脉，三百六十五络，其血气皆上于面而走空窍[6]。其精阳气上走于目而为睛；其别气走于耳而为听[7]；其宗气上出于鼻而为臭[8]；其浊气出于胃[9]，走唇舌而为味。其气之津液皆上熏于面[10]，而皮又厚，其肉坚，故天气甚寒，不能胜之也。

［1］属（zhǔ 主）：连缀。

［2］同：跟……相同。

［3］裂：使动用法，使……裂开。

［4］其：如果。假设连词。《经传释词》："其，犹'若'也。"卒：同"猝"。

［5］衣：用作动词，穿衣。指覆盖。

［6］走：流注。空窍：泛指体表的孔窍。空，通"孔"。

［7］别气：旁行的经气。听：听觉。

［8］宗气：饮食水谷所化生的营卫之气和吸入的大气相结合而积于胸中的气。臭（xiù 秀）：同"嗅"。嗅觉。

［9］浊气：指水谷之气。

［10］熏：熏蒸。

黄帝曰：邪之中人，其病形何如[1]？岐伯曰：虚邪之中身也[2]，洒淅动形[3]。正邪之中人也微，先见于色，不知于身[4]，若有若无，若亡若存，有形无形，莫知其情。黄帝曰：善哉！

黄帝问于岐伯曰：余闻之，见其色，知其病，命曰明；按其脉，知其病，命曰神；问其病，知其处，命曰工。余愿闻见而知之，按而得之，问而极之[5]，为之奈何？岐伯答曰：夫色脉与尺之相应也[6]，如桴鼓影响之相应也[7]，不得相失也。此亦本末根叶之出候也，故根死则叶枯矣。色脉形肉不得相失也，故知一则为工，知二则为神，知三则神且明矣。

［1］病形：病态。

［2］虚邪：指四时反常的邪风，即虚邪贼风。

［3］洒淅：寒冷的样子。

［4］知：知觉，感觉。

［5］极：尽，穷尽。

［6］色脉：气色和脉象。

［7］桴鼓：用鼓槌击鼓。桴，鼓槌。影响：影子和回声。这里比喻事物

相应。

黄帝曰：愿卒闻之[1]。岐伯答曰：色青者，其脉弦也[2]；赤者，其脉钩也[3]；黄者，其脉代也[4]；白者，其脉毛[5]；黑者，其脉石[6]。见其色而不得其脉，反得其相胜之脉[7]，则死矣；得其相生之脉[8]，则病已矣。

[1] 卒：尽，详尽。

[2] 弦：弦脉端直以长，如张弓弦，为肝脉。

[3] 钩：钩脉来盛去衰，为心脉。

[4] 代：脉来缓弱而有规则的间歇。

[5] 毛：毛脉轻虚而浮，为肺脉。

[6] 石：石脉沉濡而滑，为肾脉。

[7] 相胜：相克。如肝病见肺之毛脉，是金克木，这就是相胜之脉。

[8] 相生之脉：如肝病见肾之石脉，是水生木，即为相生之脉。

黄帝曰：愿闻六腑之病。岐伯答曰：面热者，足阳明病；鱼络血者[1]，手阳明病；两跗之上脉竖陷者[2]，足阳明病，此胃脉也。

大肠病者，肠中切痛而鸣濯濯[3]。冬日重感于寒即泄[4]，当脐而痛[5]，不能久立。与胃同候，取巨虚上廉[6]。

胃病者，腹䐜胀，胃脘当心而痛，上支两胁[7]，膈咽不通，食饮不下，取之三里也。

[1]“鱼络”句：是说大鱼际的络脉有瘀血斑点。

[2] 跗：足背。脉：指趺阳脉。竖：竖起，指脉盛实。陷：陷下，指脉气下陷。

[3] 濯濯（zhuó 拙）：水流动声。指肠鸣的声音。

[4] 重：再，又。于：被。

[5] 当：在。下文“当心”，“当耳前”的“当”均同此。

[6] 巨虚上廉：即上巨虚穴。手阳明大肠经的合穴。

[7] 支：支撑，涉及。

小肠病者，小腹痛，腰脊控睾而痛[1]，时窘之后[2]，當耳前热，若寒甚[3]，若独肩上热甚，及手小指次指之间热，若脉陷者，此其候也。手太陽病也，取之巨虚下廉[4]。

三焦病者，腹气满，小腹尤坚[5]，不得小便，窘急，溢则水，留即为胀。候在足太阳之外大络，大络在太阳、少阳之间，亦见于脉，取委阳。

膀胱病者，小腹偏肿而痛[6]，以手按之，即欲小便而不得，肩上热，若脉陷，及足小趾外廉及胫踝后皆热[7]。若脉陷，取委中央。

胆病者，善太息，口苦，呕宿汁[8]，心下澹澹[9]，恐人将捕之，嗌中吤吤然[10]，数唾。在足少阳之本末，亦视其脉之陷下者，灸之；其寒热者，取阳陵泉。

[1] 控：牵引。

[2] 之后：去小便。之，往、去。

[3] 若：或。

[4] 巨虚下廉：即下巨虚穴。手太阳小肠经的合穴。

[5] 坚：坚实，坚硬。

[6] “小腹”句：意为偏于小腹肿痛。

[7] 外廉：外侧。

[8] 宿汁：指胆汁，苦水。

[9] 澹澹：水摇动的样子。此指心下跳动不安。

[10] 吤吤（jiē 阶）：象声词。

黄帝曰：刺之有道乎？岐伯答曰：刺此者，必中气穴[1]，无中肉节。中气穴则针游于巷[2]；中肉节即皮肤痛；补泻反则病益笃[3]。中筋则筋缓，邪气不出，与其真相搏[4]，乱而不去[5]，反还内着[6]。用针不审，以顺为逆也。

[1] 气穴：经气所注的腧穴，因它与脏腑经络之气相通，故通称为气穴。

[2] 巷：街巷，此指经气的通道。

[3] 反：违反，违背。

[4] 真：真气，正气。搏：搏斗。

[5]“乱而”句：指邪气扰乱人体而不离开。

[6]“反还”句：指反而恢复原来的状态附在体内。反，同“返”。

☞阅读实践

<u>开元中有名医纪明者吴人也尝授秘诀于隐士周广观人颜色谈笑便知疾深浅言之精详不待诊候上闻其名征至京师令于掖庭中召有疾者俾周验焉</u>有宫人每日炅则笑歌啼号若中狂疾而又足不能及地周视之曰此必因食且饱而大促力顷复仆于地而然也周乃饮以云母汤既已令熟寐寐觉乃失所苦问之乃言尝因大华公主载诞三日宫中大陈歌吹某乃主讴者惧其声不能清且长食狆蹄美遂饱而当筵歌数曲曲罢觉胸中甚热戏于砌台乘高而下未及其半复为后来者所激因仆于地久而方苏而病狂因兹足不能及地也（《太平广记》卷二百一十九）

要求：

1. 标点文章。

2. 语译画线的片段。

3. 思考：文中宫人因何而“每日炅则笑歌啼号若中狂疾而又足不能及地”？

一八、本神

灵枢

本文选自《灵枢·本神》。论述神与五脏的关系以及神失常后病变等，说明掌握神的得失是辨治疾病的关键。

黄帝问于岐伯曰：凡刺之法，先必本于神[1]。血、脉、营、气、精、神，此五脏之所藏也。至其淫泆离脏则精失[2]，魂魄飞扬，志意恍乱[3]，智虑去身者，何因而然乎？天之罪与？人之过乎？何谓德、气、生、精、神、魂、魄、心、意、志、思、智、虑？请问其故。

岐伯答曰：天之在我者德也，地之在我者气也，德流气薄而生者也[4]。故生之来谓之精，两精相搏谓之神[5]，随神往来者谓之魂，并精而出入者谓之魄，所以任物者谓之心[6]，心有所忆谓之意，意之所存谓之志，因志而存变谓之思，因思而远慕谓之虑[7]，因虑而处物谓之智。故智者之养生也，必顺四时而适寒暑，和喜怒而安居处，节阴阳而调刚柔。如是，则僻邪不至[8]，长生久视。

[1] 本：推求。神：此指精神意识思维活动。

[2] 淫泆（yì逸）：放任。

[3] 恍乱：散乱。

[4] 德流气薄：谓德气的相互运动。薄，逼近。

[5] 两精：即德和气。搏，“抟”讹。

[6] 任物：认知事物。

[7] 慕：心有所向往。

[8] 僻：不寻常的。

是故怵惕思虑者则伤神，神伤则恐惧，流淫而不止[1]。因悲哀

第四单元

动中者，竭绝而失生[2]；喜乐者，神惮散而不藏[3]；愁忧者，气闭塞而不行；盛怒者，迷惑而不治；恐惧者，神荡惮而不收。

心，怵惕思虑则伤神，神伤则恐惧自失[4]。破䐃脱肉[5]，毛悴色夭[6]，死于冬。脾，愁忧而不解则伤意，意伤则悗乱[7]，四肢不举，毛悴色夭，死于春。肝，悲哀动中则伤魂，魂伤则狂忘不精，不精则不正，当人阴缩而挛筋[8]，两胁骨不举，毛悴色夭，死于秋。肺，喜乐无极则伤魄，魄伤则狂，狂者意不存人，皮革焦，毛悴色夭，死于夏。肾，盛怒而不止则伤志，志伤则喜忘其前言，腰脊不可以俛仰屈伸[9]，毛悴色夭，死于季夏。恐惧而不解则伤精，精伤则骨酸痿厥[10]，精时自下。是故五脏主藏精者也，不可伤，伤则失守而阴虚[11]，阴虚则无气，无气则死矣。是故用针者，察观病人之态，以知精、神、魂、魄之存亡、得失之意，五者以伤[12]，针不可以治之也。

［1］流淫：邪气流散。淫，邪气。

［2］生：指精。即“生之来谓之精”。

［3］惮：畏惧。

［4］自失：即丧失自我。

［5］破䐃（jiǒng 窘）脱肉：谓消瘦。䐃：肉之标。

［6］色夭：颜色衰败。夭，不壮。

［7］悗（mán 瞒）：迷惑。

［8］当人：所伤之人。缩：紧蹙不伸展。

［9］俛：同“俯”。

［10］厥：气逆，气短。

［11］守：此指精的守护。阴虚：血亏。

［12］五者：即五脏。

肝藏血，血舍魂[1]，肝气虚则恐，实则怒。脾藏营，营舍意，脾气虚则四肢不用，五脏不安，实则腹胀，经溲不利[2]。心藏脉，脉舍神，心气虚则悲，实则笑不休。肺藏气，气舍魄，肺气虚则鼻塞不利，少气，实则喘喝[3]，胸盈仰息[4]。肾藏精，精舍志，肾气虚则厥，实则胀。五脏不安，必审五脏之病形[5]，以知其气之虚实，谨而调之也[6]。

[1] 舍：居。

[2] 经溲：谓经血和二便。

[3] 喝：声音嘶哑。

[4] 胸盈：胸满。仰息：抬头呼吸。

[5] 审：全面审察。

[6] 谨：悉心。

☞阅读实践

卫生宝鉴云至元乙亥廉台王千户四十余驻兵涟水卑湿之地劳役过度饮食失节至秋深疟痢并作月余不愈饮食全减形容羸瘦乘马轿以归时已仲冬求治于予具陈其由诊得脉弦细而微如蛛丝身体沉重手足寒逆时复麻痹皮肤痂疥如厉风之状无力以动腹痞满呕逆不止皆寒湿为病久淹真气衰弱形气不足病气亦不足阴阳皆不足针经曰阴阳皆虚针所不为灸之所宜内经曰损者益之劳者湿之十剂云补可去弱以理中丸加附子温养脾胃散寒湿涩可去脱服养脏汤加附子固肠胃止痢仍灸诸穴以并除之经曰府会太仓即中腕也先灸五十壮以温养胃气进美饮食次灸气海百壮生发元气滋荣百脉充实肌肉复灸足三里胃之合穴三十壮引阳气下交阴分亦助气复灸阳辅穴二七壮接续阳气令足胫温煖散清温之邪迨之月余后病气皆去渐至平复精神不减壮年（《普济方》卷四百二十三）

要求：

1. 标点文章。
2. 语译画线的片断。
3. 思考：罗谦甫用什么方法治疗王千户的病，为什么这么治疗？

第四单元

一九、营卫之气

灵枢

本文节选自《灵枢·营卫生会》，论述营卫的生成、交会与运行规律，也论及三焦的部位和功能。

黄帝问于岐伯曰：人焉受气？阴阳焉会[1]？何气为营？何气为卫？营安从生？卫于焉会？老壮不同气，阴阳异位[2]，愿闻其会。岐伯答曰：人受气于谷，谷入于胃，以传与肺，五脏六腑皆以受气。其清者为营，浊者为卫，营在脉中，卫在脉外，营周不休[3]，五十而复大会[4]。阴阳相贯，如环无端[5]。卫气行于阴二十五度，行于阳二十五度，分为昼夜，故气至阳而起，至阴而止[6]。故曰：日中而阳陇为重阳[7]，夜半而阴陇为重阴。故太阴主内，太阳主外，各行二十五度，分为昼夜。夜半为阴陇，夜半后而为阴衰，平旦阴尽而阳受气矣。日中为阳陇，日西而阳衰，日入阳尽而阴受气矣[8]。夜半而大会，万民皆卧[9]，命曰合阴。平旦阴尽而阳受气，如是无已，与天地同纪[10]。

[1] 阴阳焉会：会，会合。指阴阳之气在哪里会合。

[2] 阴阳异位：阴阳运行的部位有差异。

[3] 营周不休：营，绕。周，循环。此指营气和卫气循行不止。

[4] 五十而复大会：五十，指五十度，五十周次。大会，指夜半营气与卫气会合于阴。

[5] 阴阳相贯，如环无端：指卫气昼行于阳，夜入于阴与营气会合，营气夜行于阴，昼则出交于卫，往来贯注，并行不悖，循行如环。

[6] 气至阳而起，至阴而止：起，醒。止，睡眠。指气至阳则醒寤而目张，至阴则休止而目瞑。

[7] 日中而阳陇：日中，古代时辰名称，相当于现在 11～13 点。陇，隆

盛。正午则阳气盛。

[8] 夜半、平旦、日西、日入等皆为古代时辰名，夜半相当于现在半夜23～1点。平旦相当于现在早晨3～5点，日西又称日迭，相当下午1～3点，日入相当下午5～7点。

[9] 夜半而大会，万民皆卧：指夜半营卫二气会合于阴，人人都要入睡。

[10] 与天地同纪：纪，道也。指营卫循行与日月运行一样有规律。

黄帝曰：老人之不夜瞑者[1]，何气使然？少壮之人不昼瞑者[2]，何气使然？岐伯答曰：壮者之气血盛，其肌肉滑，气道通，营卫之行，不失其常，故昼精而夜瞑[3]。老者之气血衰，其肌肉枯，气道涩，五脏之气相搏[4]，其营气衰少而卫气内伐[5]，故昼不精，夜不瞑。

[1] 不夜瞑：晚上难入眠。“瞑”同“眠”，睡眠。

[2] 不昼瞑：据《甲乙》卷一第十一及《难经·四十六难》，为“不夜寤”，指熟睡难醒。

[3] 昼精：白天精力充沛。

[4] 搏：通“薄”，迫也。指五脏之气相迫而不协调。

[5] 伐：扰也。指营气衰少，则阴虚神短，故昼不精；卫气内伐，则阳亢而气扰，故夜不寐。

黄帝曰：愿闻营卫之所行，皆何道从来？岐伯答曰：营出中焦，卫出下焦[1]。黄帝曰：愿闻三焦之所出[2]。岐伯答曰：上焦出于胃上口，并咽以上贯膈而布胸中[3]，走腋，循太阴之分而行[4]，还至手阳明，上至舌[5]，下足阳明，常与营俱行于阳二十五度，行于阴亦二十五度一周也。故五十度而复大会于手太阴矣。

[1] 下焦：据《千金方》卷二十四及《太素·营卫气别》，当为“上焦”，符合上下文意。

[2] 三焦：当为“上焦”。

[3] 咽：指食道。

［4］循太阴之分而行：分，部位，范围。此句指上焦之气沿手太阴肺经下行至手阳明大肠经。

［5］舌：疑为“鼻”之误。

黄帝曰：人有热，饮食下胃，其气未定[1]，汗则出，或出于面，或出于背，或出于身半，其不循卫气之道而出，何也？岐伯曰：此外伤于风，内开腠理[2]，毛蒸理泄[3]。卫气走之，固不得循其道。此气慓悍滑疾[4]，见开而出，故不得从其道[5]，故命曰漏泄。

［1］其气未定：气，指食气。未定，尚未腐熟化成精微之气。

［2］内开腠理：致使腠理开泄。

［3］毛蒸理泄：毛蒸，皮毛被风热之邪所蒸。理，腠理。

［4］慓悍：慓，急也。悍，勇也。

［5］不得从其道：指腠理开泄不能固护，卫气勇急滑利，行至肌表疏松之处，则不循其道，汗从毛窍而出。

黄帝曰：愿闻中焦之所出。岐伯答曰：中焦亦并胃中，出上焦之后，此所受气者[1]，泌糟粕，蒸津液，化其精微，上注于肺脉，乃化而为血，以奉生身莫贵于此[2]，故独得行于经隧[3]，命曰营气。

［1］所受气者：指受谷食之气。

［2］以奉生身：奉，奉养。生身，身体。

［3］经隧：经脉之道。

☞阅读实践

余之仲儿生于乙卯五月于本年初秋忽尔感寒发热脉微紧然素知其脏气属阴不敢清解遂与芎苏羌芷细辛生姜之属冀散其寒一剂下咽不唯热不退而反大泻作连二日泻不止而喘继之愈泻则愈喘<u>斯时也将谓其寒气盛耶何以用温药而反泻将谓其火刑金耶岂以清泻连日而尚</u>

堪寒凉将谓表邪之未除耶则何以不利于苏散束手无策疑惧已甚且见其表里俱剧大喘垂危又岂浅易之剂所能挽回因沉思良久渐有所得乃用人参二钱生姜五片煎汁半盏然未敢骤进恐再加喘必致不救因用茶匙挑与二三匙即怀之而旋走室中徐察其呼吸之进退然喘虽未减而亦不见其增甚乃又与三四匙少顷则觉其鼻息似乎少舒遂放胆与小钟更觉有应自午及酉完此一剂适一医至急呼曰误矣误矣焉有大喘如此而尚可用参者速宜以抱龙丸解之余诺之而不听乃复以人参二钱五分如前煎汤自酉至子尽其剂剂完而气息遂平齁齁大睡泻亦止而热亦退矣此所以知其然者观其因泻反喘岂非中虚设有实邪自当喘随泻减是可辨也向使误听彼医易以清利中气一脱即当置之死地必仍咎余之误用参也孰是孰非何从辨哉余因纪此以见温中散寒之功其妙有如此者(《景岳全书·小儿则》)

要求：

1. 标点文章。
2. 语译画线的片断。
3. 思考：为什么发热、大喘、大泻的患儿却用温补之剂？

二〇、师传

灵枢

本文选自《灵枢》。指出医生在治疗上要“临病人问所便”，以及在望诊上“脏居于中，形见于外”的意义。

黄帝曰：余闻先师有所心藏，弗著于方[1]。余愿闻而藏之，则而行之。上以治民，下以治身，使百姓无病，上下和亲，德泽下流[2]，子孙无忧，传于后世，无有终时，可得闻乎？岐伯曰：远乎哉问也。夫治民与自治[3]，治彼与治此，治小与治大，治国与治家，未有逆而能治之也[4]，夫唯顺而已矣[5]。顺者，非独阴阳脉论气之逆顺也[6]，百姓人民皆欲顺其志也[7]。

黄帝曰：顺之奈何？岐伯曰：入国问俗，入家问讳，上堂问礼，临病人问所便[8]。黄帝曰：便病人奈何？岐伯曰：夫中热消瘅则便寒[9]，寒中之属则便热。胃中热则消谷，令人县心善饥[10]。脐以上皮热[11]，肠中热，则出黄如糜[12]；脐以下皮寒，胃中寒，则腹胀[13]，肠中寒则肠鸣，飧泄[14]。胃中寒，肠中热则胀而且泄；胃中热，肠中寒则疾饥[15]，小腹痛胀。

黄帝曰：胃欲寒饮，肠欲热饮，两者相逆，便之奈何？且夫王公大人，血食之君[16]，骄恣从欲[17]，轻人，而无能禁之，禁之则逆其志，顺之则加其病，便之奈何？治之何先？岐伯曰：人之情莫不恶死而乐生，告之以其败，语之以其善，导之以其所便，开之以其所苦，虽有无道之人，恶有不听者乎？

[1] 方：古代书写文字用的木板。

[2] 下流：向民间流传。

[3] 自治：《太素》卷二《顺养》做“治自”。

[4] 之：《太素》卷二《顺养》、《甲乙》卷六第二并做“者”。

［5］“夫唯顺”句：杨上善曰：“人之与已、彼此、大小、国家八者，守之取全，循之取类，须顺道德阴阳物理。故顺之者吉，逆之者逆，斯乃天之道。”

［6］“非独阴阳”句：“论”字疑衍。《太素》杨上善注：“非独阴阳之道、十二经脉、营卫之气有逆有顺。”

［7］志：意愿。

［8］“临病人”句：杨上善曰：“便，宜也。谓问病人寒热等病，量其所宜，随顺调之，故问所便者也。”张介宾曰：“有居处之宜否，有动静之宜否，有阴阳之宜否，有情形之宜否，有味气之宜否，临病人而失其宜，施治必相左矣。故必问病人之所便，是皆取顺之道也。”

［9］“夫中热”句：杨上善曰：“中，肠胃中也。肠胃中热，多消饮食，即消瘅病也。瘅，热也。热中宜以寒调。”

［10］县心：心似悬挂。县，同“悬”。张介宾曰：“悬心者，胃火上炎，心血被烁而悬悬不宁也。”

［11］“脐以上”句：脐以上皮肤有热感。

［12］出黄如糜：指排出的粪便如稀粥一样。张介宾曰：“出黄如糜者，以胃中湿热之气，传于小肠所致也。”《释名·释饮食》：“糜，煮米便糜烂也。”

［13］“胃中寒”两句：疑衍。上句“脐以上皮热；肠中热则出黄如糜，脐以下皮寒”，与下句“脐以下皮寒，肠中寒则肠鸣，飧泄”对文，而以“胃中寒，则腹胀”穿插其中，显得混乱。

［14］飧泄：大便清稀，并有不消化食物的残渣。杨上善曰：飧谓食不消，下泄如水和饭也。飧，汤水泡的饭。

［15］疾饥：饿得快。疾，速。善饥，多饥，常有饿感。

［16］血食：鱼肉之类的荤腥食物，引申为肉食。

［17］从：同“纵”。

黄帝曰：治之奈何？岐伯曰：春夏先治其标，后治其本；秋冬先治其本，后治其标。黄帝曰：便其相逆者奈何？岐伯曰：便此者，食饮衣服，亦欲适寒温，寒无凄怆[1]，暑无出汗。食饮者，热无灼灼，寒无沧沧[2]。寒温中适，故气将持[3]，乃不致邪僻也[4]。

黄帝曰：本脏以身形肢节䐃肉，候五脏六腑之大小焉。今夫王公大人，临朝即位之君，而问焉，谁可扪循之而后答乎[5]？岐伯曰：身形肢节者，脏腑之盖也，非面部之阅也。黄帝曰：五脏之气，阅于面者，余已知之矣，以肢节知而阅之，奈何？岐伯曰：五脏六腑者，肺为之盖，巨肩陷咽，候见其外。黄帝曰：善。岐伯曰：五脏六腑，心为之主，缺盆为之道，𩩲骨有余[6]，以候髑骬[7]。黄帝曰：善。岐伯曰：肝者主为将，使之候外，欲知坚固，视目小大[8]。黄帝曰：善。岐伯曰：脾者主为卫[9]，使之迎粮[10]，视唇舌好恶，以知吉凶。黄帝曰：善。岐伯曰：肾者主为外，使之远听，视耳好恶，以知其性。黄帝曰：善。愿闻六腑之候。岐伯曰：六腑者，胃为之海，广骸[11]，大颈[12]，张胸，五谷乃容。鼻隧以长[13]，以候大肠。唇厚，人中长，以候小肠。目下果大，其胆乃横。鼻孔在外[14]，膀胱漏泄。鼻柱中央起，三焦乃约[15]，此所以候六腑者也。上下三等，脏安且良矣。

[1] 凄怆：寒冷。

[2] 沧沧：寒冷。沧，通“凔”。

[3] 将持：持守。将，扶持。

[4] 邪僻：偏离正道。

[5] 扪循：按摩。

[6] 𩩲（guā 瓜）骨：肩端骨。《释骨》曰：“𩩲骨乃缺盆骨两旁之端，即肩端骨也。”

[7] 髑（hé 合）骬（yú）：《玉篇》曰：“骬、髑骬，却盆骨。”

[8] 视目小大：观察眼睛的明暗。《易·系词》曰：“卦有小大。”韩注：“其道光明曰大。”

[9]“脾者”句：孔鼎宜曰：“《说文》：‘卫，宿卫也。’脾为脏腑行津液，若为主捍卫然。”

[10] 迎粮：脾受粮后有运化水谷精微之功能。

[11] 广骸：张介宾曰："骸，骸骨也。广骸者，言骨骼之大。"

[12] 大颈：颈围粗壮。

[13] 鼻隧：鼻道。

[14] 鼻孔在外：鼻孔掀露。

[15] 约：张介宾曰："约，固密也。"

☞阅读实践

罗先生治一病僧黄瘦倦怠罗公询其病因乃蜀人出家时其母在堂及游浙右经七年忽一日念母之心不可遏欲归无腰缠尔朝夕西望而泣以是得病时僧二十五岁罗令其隔壁泊宿每日以牛肉猪肚甘肥等煮糜烂与之凡经半月余且时以慰谕之言劳之又曰我与钞十锭作路费我不望报但欲救汝之死命尔察其形稍苏与桃仁承气一日三帖下之皆是血块痰积方止次日只与熟菜稀粥将息又半月其人遂如故又半月余与钞十锭遂行（朱震亨《格致余论》）

要求：

1. 标点文章。
2. 语译画线的片断。
3. 思考：僧人黄瘦倦怠的原因是什么？罗先生用什么方法治疗的？

◎专题四：怎样辨词义

词义，就是语言中词所表示的意义，是客观事物在人们头脑中的概括反映。词义通常是概念的体现，但词义并不等同于概念。词义是具有民族特点的语言范畴，而概念一般说来是各民族共通的逻辑范畴。

一、注意古今词义的异同

（一）古今词义的变化

语言的发展变化，不仅表现在词的数量增减和形式上，而且还表现在词义的发展变化上。古今词义既有相同的地方，又有不同的地方；既有继承的一面，更有发展的一面。古今词义的异同，概括起来主要有三种情况：

1. 古代词义已经消亡的词（古用今废词）

这类词在汉语历史上被淘汰，已经失去了交际作用，随着旧事物的消亡而消失。如：

（1）区分牲畜种类的词：羜，五月生羔；羳，黄肚羊；犕：两岁的牛；犙，3 岁牛；牭，4 岁牛。

（2）古代祭祀的词：祠，春祭；礿，夏祭；禅，祭天；社，祭地。

2. 古今词义基本未变的词（古今通用词）

基本词汇及一些一般词汇。以名词为例：

（1）表示自然现象：风、雨、雷、电、霜、雪……

（2）表示家畜：牛、羊、马、鸡……

（3）表示季节时令：春、夏、秋、冬、年、月、日……

（4）表示方位：东、南、西、北、上、下……

古今词义基本未变的词汇保证了汉语的稳定性、继承性，是语言的“基本词汇”，但是这类词在汉语词汇中只占少数。

3. 古今异义的词

（1）古今词义完全不同

①绸：古义指缠绕。《尔雅·释天》：“素锦绸杠。”郭璞注：“以白地锦韬（缠绕、套住）旗之杆。”《九歌·湘君》：“薜荔柏兮蕙绸。”王逸注：

"绸，缚束也。"今义为丝织品的名称。

②该：古代常用义为完备。《楚辞·招魂》："招具该备，永啸呼些。"王逸注："该，亦备也。言撰设甘美招魂之具，靡不毕备，故长啸大呼以招君也。"《方言》卷十二："备、该，咸也。"今常用意义为"应当"。

③再：古义指两次。"三年再会"是指三年中会面两次，不是"三年之后再会"。"再拜"是指拜了两拜。今义的"再"相当于古代的"复"，指动作重复一次，"又"的意思。

④行李：古指外交使节，指人不指物。《左传·僖公三十年》："若舍郑以为东道主，行李之往来，共其乏困。"今指出行时携带的东西，指物不指人。

（2）古今词义同中有异

①给：古常用义为供给。《战国策·齐策》："孟尝君使人给其食用，无使乏。"今常用义为"给予"。

②勤：古常用义为"辛劳、辛苦"，与"逸"相对。《论语·微子》："四体不勤，五谷不分，孰为夫子?"今常用义为"勤劳、勤快"。

③劝：古常用义为"鼓励、劝勉"，《国语·越语》："果行，国人皆劝。父勉其子，兄勉其弟，妇勉其夫。"今义为"劝说"。

④访：古义为"询问、咨询"。《左传·僖公三十二年》："穆公访诸蹇叔。"今义为"探访、访问"。

由此可见，古今词义的异同，重点不在于"迥别"，而在于有同有异，特别在于"微殊"。对于"迥别"的词，如果不懂，就会去查检工具书。而对古今词义"微殊"的，如果不留神，可能就会出笑话。这类词古今意义之间，既有联系，又有发展；既有某些相同之处，又有各种不同之处。而这种差异有时很容易被忽略过去，因此，我们就要特别注意。所以在"异同"问题上，难处不在于"同"，而在于"异"，不在完全相异，而在于同中有异。

（二）古今词义的差异

古今词义的差异表现在两个方面：词义范围的差异和词义感情色彩的差异。

1. 词义范围的差异

词义范围的差异有三种情况：

（1）词义扩大：词义从古义发展到今义，所反映的客观事物的范围随之扩大，即由部分到整体，由个别到一般，由狭窄到宽泛，使古义成为今义外延的一个组成部分，这种演变称为词义范围扩大。例如：

①菜：古义专指蔬菜。《说文·艸部》："菜，草之可食者。"《礼记·学记》："大学始教，皮弁祭菜。"注："菜，谓芹藻之属。"到了宋代，菜仍不含肉、蛋等副食。罗大经在《鹤林玉露》记载：仇泰然对一幕僚说："某为太守，居常不敢食肉，只是吃菜；公为小官，乃敢食肉，定非廉士。"这里"菜"与"肉"所指不同。到了清代吴敬梓《儒林外史》时，菜已经由专指蔬菜而兼指肉、蛋等副食了。

②睡：古义指打盹。《说文·目部》："坐寐也。"《史记·商君列传》："孝公既见卫鞅，语事良久，孝公时时睡，弗听。"《史记·苏秦列传》："读书欲睡，引锥自刺其股，血流至足。"以上例中"睡"均为"坐寐"义。后来"睡"由"坐寐"发展到各种方式的睡觉。苏轼《海棠诗》："只恐夜深花睡去，故烧高烛照红妆。"

③粮：古义指外出时随身携带的干粮。《庄子·逍遥游》云："适莽苍者，三餐而反，腹犹果然；适百里者，宿舂粮；适千里者，三月聚粮。"唐陆德明《经典释文》注："居家为食，行道曰粮。"后来泛指各种粮食。如《后汉书·和帝纪》："诏贷被灾诸郡民种粮。"这里的"粮"泛指所有粮食。

④皮：古专指兽皮。《说文》："剥取兽革者谓之皮。兽皮治去其毛曰革。"《周礼·天官·掌皮》："掌秋敛皮，冬敛革。"《左传·僖公十四年》："皮之不存，毛将安附？"《左传·襄公二十一年》："譬于禽兽，臣食其肉而寝处其皮矣。"《礼记·坊记》郑玄注："古者杀牲，食其肉，坐其皮。"今泛指多种事物的表面部分以及皮一样的东西。

⑤羹：古义指用肉调和五味做的有浓汁的食物。《左传·隐公元年》："小人有母，皆尝小人之食矣，未尝君之羹。"亦指带汤煮熟的蔬菜。《韩非子·五蠹》："粝粢之食，藜藿之羹。"今指汤类的食品，如牛肉羹、粟米羹、莲子羹等。

词义扩大是词义发展的重要途径，古汉语中许多词的意义在发展中由特指变为泛指，由专名变为通名。例如：

⑥江：古专指长江。《水经注·江水》："江水又东，径巫峡。"今为江河的通称。

⑦河：古专指黄河。《山海经·海外北经》："饮于河渭，河渭不足，北饮大泽。"今为江河的通称。

⑧雄、雌：原只限于表示鸟的性别，今适用于兽类乃至所有生物。

⑨牙、齿：古代槽牙为牙，门牙为齿，成语"唇亡齿寒"中"齿"即为门牙。今泛指所有牙。

⑩洗：古代专指洗足。洗头曰沐，洗手曰盥。今用水清洗皆可称"洗"。

（2）词义缩小：词义从古义过渡到今义，所反映的客观事物的范围随之缩小，即由整体到部分，由一般到个别，由宽泛到狭窄，采取了全面收敛的方式，使今义成为古义的一个组成部分，这种演变称为词义范围缩小。

①宫：古代所有人居住的房子都称"宫"。《说文·宀部》："宫，室也。"《周易·困卦》："入于其宫，不见其妻，凶。"《墨子·节用中》："古者人之始生，未有宫室之时，因陵丘掘穴而处焉。"《经典释文·尔雅音义》："宫，古者贵贱同称宫，秦汉以来，唯王者所居为宫也。"先秦无论贵贱所住的地方皆称宫，自秦始皇始专指皇帝所住的地方。今指人民群众开展文化活动或娱乐用的房屋、场所的名称，如"文化宫"、"少年宫"、"科技宫"等。

②禽：古义为飞禽走兽的总称。《白虎通》："禽者何？鸟兽之总名。"《周礼·天官·庖人》："有六禽。"郑玄注："宜为羔、豚、犊、麛、雉、雁。"《三国志·魏书·方技传·华佗传》："吾有一术，名五禽之戏。一曰虎，二曰鹿，三曰熊，四曰猿，五曰鸟。"今专指鸟类。如《尔雅·释鸟》："二足而羽者谓之禽，四足而毛者谓之兽。"

③虫：古代对动物的总称。《尔雅·释虫》："有足谓之虫，无足谓之豸。"《大戴礼记·易本命》："有羽之虫三百六十，而凤凰为之长；有毛之虫三百六十，而麒麟为之长；有甲之虫三百六十，而神龟为之长；有鳞之虫三百六十，而蛟龙为之长；倮之虫三百六十，而圣人为之长。"今专指昆虫。今方言中仍有作动物之通名的用法，如称麻雀为小虫，称蛇为长虫，称虎为大虫等。

④瓦：古义指陶器的总名。《说文·瓦部》："土器已烧之总名。"今专指一种建筑材料。

⑤金：古义指金属的总称。《说文·金部》："银，白金也。铅，青金也。铜，赤金也。铁，黑金也。金，五色金也。黄为之长。"段玉裁注："凡有五

色，皆谓之金也。”《左传·僖公十八年》“郑伯始朝楚，楚子赐之金，既而悔之，与之盟，曰：‘无以铸兵。’故以铸三钟。”楚王赐给郑国的“金”显然是指铜，那时，铸兵器、铸钟鼎都用铜。今专指黄金。

⑥坟：本指大的土堆、河堤。《楚辞·九章·哀郢》：“登大坟以远望兮。”《诗经·周南·汝坟》：“遵彼汝坟。”汝坟：汝水的大堤。在远古，人死了，埋起来，并不堆土，后来在墓穴上堆土，堆成一个大堆。所以《礼记》上说“古者墓而不坟”，是说在墓穴上不堆土。后来，“坟”由土堆转指坟墓。

（3）词义转移：词义在发展演变过程中，今义古义之间不存在类属关系，只是具有一定的联系。词义范围由某一事类转移到另一事类，由甲范围变为了乙范围。

①涕：古义指眼泪。《庄子·大宗师》：“孟孙才其母死，哭泣无涕，中心不戚。”上古鼻涕用“泗、洟”来表示。《诗经·陈风·泽陂》：“涕泗滂沱。”毛亨传：“自目曰涕，自鼻曰泗。”汉代才有“泪”。王褒《僮约》：“目泪下落，鼻涕长一尺。”从此泪、涕分工，涕主要表示鼻涕。但汉以后仍有用“涕”表示眼泪者，如《出师表》：“临表涕零。”

②寺：古义指官署。《说文》“寺，廷也，有法度者也。”寺，原为专指外廷职官的舍所，如：大理寺、太常寺。《后汉书·刘般传》：“官显职闲，而府寺宽敞。”东汉明帝年间，印度高僧迦叶摩腾、竺法兰应邀来洛阳，起先就住在鸿胪寺。不久，在洛阳西门外另建精舍，供其居住与安置经传，并以驮运经卷的白马命名，又袭用当时官署之称，名曰“白马寺”。随着弘法活动的展开，寺院逐渐成为僧众供佛和聚居修行场所的专称，而其官署之义反而隐没不见了。今义指寺院。

③汤：本义指热水。《说文》“汤，热水也。”《孟子》：“冬日则饮汤，夏日则饮水。”《史记·廉颇蔺相如列传》：“臣知欺大王之罪当诛，臣请就汤镬。”镬：大锅。汤镬：开水锅。《素问·逆调论》：“人有身寒，汤火不能热，厚衣不能温。”现代的“汤”已经不是热水了，而是指食物煮后所得的汁水，如“菜汤”、“羊汤”、“肉汤”等。但在成语“赴汤蹈火”、“扬汤止沸”及方言中仍用其本义“热水”。

④脚：古义指小腿。《说文》：“脚，胫也。”段玉裁注：“股与脚以膝为

中。膝下踝上曰胫。”《墨子·明鬼》：“羊起而触之，折其脚。”司马迁《报任安书》：“孙子膑脚，兵法修列。”膑脚即砍去小腿上端的膝盖骨。《素问·水热穴论》：“三阴之所交结于脚也。”脚所指为胫。中古以后，“脚”义转移为指踝关节以下着地的部分，即“足”，并一直延续到现在。

⑤荤：古义指葱蒜等有辛辣刺激气味的蔬菜。《说文·艸部》：“荤，辛菜也。”《管子·立政》：“瓜瓠荤菜，百果具备。”后指鱼肉等肉类食品，《旧唐书·王维传》：“居常蔬食，不茹荤血。”舒梦兰《游山日记》：“公已绝荤久矣，亦尚思肉味否？”

词义扩大、词义缩小、词义转移的辨别：词义扩大的特点是今义大于古义，古义包括在今义之中；词义缩小的特点是今义小于古义，今义是古义的一部分；词义转移的特点是新义产生之后，旧义就不存在了，新旧义之间又有一定的联系。

2. 词义感情色彩的差异

词的感情色彩可分为褒义、贬义、中性三类。词在发展过程中，大多数词的感情色彩没有变化，但有少数词的感情色彩发生了变化，表现在词义褒贬意义的不同和词义轻重的不同两个方面。

（1）褒贬意义的不同

①由褒义变为贬义

爪牙：古义指勇猛的干将、得力的助手。《诗经·小雅·祈父》云：“祈父，予王之爪牙。”《国语·越语》云：“然谋臣与爪牙之士，不可不养而择也。”《汉书·李广传》云：“将军者，国之爪牙。”直到唐代，“爪牙”仍是褒义词，如韩愈《与凤翔邢尚书书》云：“今阁下为王爪牙，为国藩垣。”但当时已开始引申为亲信、党羽、供人驱使的人。后来它排斥前义，进一步发展为贬义词，比喻坏人的帮凶。

复辟：古义指恢复君位。《明史·王骥传》云：“石亨、徐有贞等奉英宗复辟。”感情色彩为褒义。今义指反动势力卷土重来，用作贬义。

“心腹（也作腹心）”、“走狗”在古义中也多用为褒义。

②由贬义变为褒义

锻炼：古义有玩弄法律诬陷人的意思。《汉书·路温舒传》云：“则锻炼而周纳之。”《后汉书·韦彪传》云：“锻炼之吏，持心近薄。”注：“锻炼犹成熟也。言深文之吏，入人之罪，犹工冶铸陶，锻炼使之成熟也。”用为贬义。今则用为褒义，如“劳动锻炼”、“思想锻炼”、“锻炼身体”等。

③由中性变为褒义

祥：古义指吉凶的征兆、预兆。《左传·僖公十六年》云：“是何祥也？吉凶安在？”表示预兆时为中性词，后指吉祥。《韩非子·内储说上》云：“主欲治而不听之，不祥。”为褒义。

④由中性变为贬义

谤：古义指背后议论人。《左传·襄公十四年》云：“士传言，庶人谤。”杜预注：“庶人不与政，闻君过则诽谤。”《史记·夏本纪》云：“女无面谀，退而谤予。”《战国策·齐策》云：“能谤讥于市朝，闻寡人之耳者，受下赏。”今义则指诽谤、诬陷人，为贬义。《史记·屈原贾生列传》：“信而见疑，忠而被谤。”

（2）词义轻重的不同

①古义轻今义重

诛：古义为责备。《说文·言部》：“诛，责也。”今成语有“口诛笔伐”。《论语·公冶长》：“朽木不可雕也，粪土之墙不可圬也，于予与何诛？”后来词义变重，成为“杀”的意思。《史记·项羽本纪》：“沛公至军，立诛杀曹无伤。”成语有“天诛地灭”。

恨：古义指遗憾。《史记·淮阴侯列传》：“大王失职入汉中，秦民无不恨者。”《洛阳伽蓝记》：“不恨我不见石崇，恨石崇不见我。”今义指痛恨，词义程度明显加重。李贺《老夫采玉歌》：“蓝溪之水厌生人，身死千年恨溪水。”

②古义重今义轻

怨：古义指痛恨。《史记·淮阴侯列传》：“秦父兄怨此三人，入于骨髓。”《史记·袁盎列传》：“梁王由是怨盎，曾使人刺盎。”《史记·秦本纪》：“缪公怨此三人，痛入骨髓。”后指埋怨。《陌上桑》：“来归相怨怒，但坐观罗敷。”

购：古义指重金购求、悬赏。《说文·贝部》：“购，以财有所求也。”《史记·项羽本纪》：“吾闻汉购吾头千金，邑万户。”今义指一般的购买。《清史稿·兵志》：“请令两广督臣续购大小洋炮。”

感激：古义指“愤激”。《异苑·卷五》：“正月十五日，感激而死。”韩愈《张中丞传后序》：“皆感激为云泣下”。今义则是“感谢”的意思。

古今词义的差异主要表现在以上几个方面，每一个方面又不是孤立的，一个词意义的变化往往贯穿着几个方面。需要注意的是，所谓的古今是一对相对的意义或时间概念。先秦为古，两汉则为今；两汉为古，则六朝是今。古与今不是一刀分开的。如币：（本义）丝织品→（先秦）礼物→（秦汉以后）货币。

二、探求词的本义的方法

（一）词的本义

1. 什么是词的本义

词的本义是指一个词的本来的意义，即有文字形体可考、有文献资料可证的最古的意义。一个词往往有几个意义，在这几个意义中，必然有一个是本义，其他的意义是由这一意义发展而来的。例如：

“向”，《辞源》前三个义项是：①北窗。②朝向，对着。③方向，趋向。从的字形看，“向”甲骨文作□，像墙上开有一个窗口。从文献资料看，《说文解字》：“向，北出牖也。”《诗经·豳风·七月》：“穹室熏鼠，塞向墐户。”字形与文献相参证，可以判断“北窗”是“向”的本义。因为窗子是朝着一定方向的，所以又推演出来“朝向”、“对着”、“方向”、“趋向”等意义，这些都是“向”的引申义。

“理”，《辞源》前五个义项是：①治玉。②治理。③治疗。④温习。⑤文理，条理。从“理”的文字结构看，从玉，里声，是个形声字。“玉”是形符，与本义有关。从文献资料看，《说文》云：“理，治玉也。”《韩非子·和氏》云：“王乃使玉人理其璞而得宝焉。”据字形与文献为推，可以判断“治玉”是“理”的本义。因为“治玉”是雕琢玉石，对玉进行加工，由此又引申出“治理”、“治疗”、“温习”、“文理”、“条理”等意义，这些意义都是“理”的引申义。

需要指出的是，词的本义并非一定是词的原始意义，这是因为汉语的产生远在汉字产生之前。汉语历史悠久，至今已有一万多年的历史，而记录汉语的汉字仅有几千年的历史。在汉字产生之前，一个词的本义究竟是什么，很难确切地考察清楚。我们现在所谈的只是有语言文字材料能证明的词的本义。

2. 探求词的本义的意义

一个词常常有许多意义，许多意义之间往往是互相联系着的，而且大都是环绕一个中心。探求词的本义，是分析词义内在联系的关键。具体地说，探求本义的意义有三：

第一，释词有据。本义是引申义发展的基础。探求词的本义，就能对词的引申义解释得确切而有根据。如"间（閒）"，《正字通》从门从月，是一个会意字，表示月光从门缝中照进来。本义是指间隙、隙缝。《史记·管晏列传》："晏子为齐相，出，其御之妻从门间而窥其夫。""门间"就是门缝，这是本义。《庄子·养生主》："彼节者有间。"就是牛的骨节有缝隙。《左传·庄公十年》："肉食者谋之，又何间焉？"这是引申义。

第二，能加深对词义的理解。探求本义有助于准确地理解词义。如"绥"的本义指车上的绳带。《论语·乡党》："升车，必正立，执绥"。"绥"是供人上车时作拉手用，以保持身体稳定的东西，所以引申出"安"、"安抚"的意思。《左传·僖公四年》："君若以德绥诸侯，谁敢不服？""以德绥诸侯"，就是"用恩德来安抚诸侯"。《三国志·蜀书·诸葛亮传》："思靖百姓，惧未能绥。""未能绥"就是"未能安抚"。现在的"绥宁"、"绥怀"、"绥远"等复音词的"绥"都是安、安抚的意思。

"固"，《说文》："四塞也。"是个形声字，本义是四面闭塞。《列子·汤问》："汝心之固，固不可彻，曾不若孀妻弱子。""固"指智叟思想固塞鄙陋。掌握"四面闭塞"是"固"的本义，对"固"的"坚固"、"稳固"、"固执"等其他意义，都会有深刻的理解。

第三，利用本义分析词义。掌握词的本义，可以从纷繁的词义中理出头绪，从而提纲挈领，以简驭繁，使词义条理清晰，脉络分明。如"果"，《中华大字典》列有 31 个义项，其中本义和引申义有 17 项：1. 木实也；2. 信也；3. 定也；4. 诚也；5. 成也；6. 能也；7. 克也；8. 终也；9. 美也；10. 决也；11. 勇决也；12. 必行也；13. 敢行其志也；14. 犹济也；15. 犹遂也；16. 犹竟也。

《说文解字》云："果，从木，象果形在木之上。"是一个合体象形字。字形本身表示"果实"，本义为"木实"。因为果实是由树木开花而长成的，开花结果是必然规律，所以引申出"信"、"定"、"诚"、"决"等义；由开花长成果，所以引申出"成"义；开花能长成果，所以引申出"能"、"克"义；结果是开花的终了，所以引申出"终了"义；果实味美，所以引申出"美"义；"果"有"坚决"义，所以又引申出"勇决"、"必行"、"敢行其志"等义；"果"与"济"、"遂"、"竟"等词都有终了、完成义，所以"果"在"终了"、"完成"义上，可作"济"、"遂"、"竟"用，尽管义项如此之多，只要利用本义进行分析，就能如网在纲。

3. 怎样寻求本义

具体方法是：根据字形探求，辅以文献证据。在字形上难以看出本义时，更需要文献证据的帮助。根据字形分析和利用文献证明，这两种手段常常是结合在一起的。

"元"、"本"、"牢"、"秉"的本义是什么？先看字形：

元　像一个人的脑袋。

本　表示树根。

牢　表示牲畜的圈。

秉　表示手里拿着的一把禾。

再求诸文献：

例 1. "狄人归其元。"（《左传·僖公三十三年》）

其元：晋将军先轸的头。

例 2. "禽之而乘其车，系桑本焉，以徇齐垒。"（《左传·成公二年》）

系桑木焉，以徇齐垒：把桑树根拖在车后面，在齐军的营垒前面驱车示威。

例 3. "亡羊而补牢，未为迟也。"（《战国策·楚策》）

例 4. "彼有遗秉，此有滞穗。"（《诗经·小雅·大田》）

遗秉：收割后剩在田里的禾把。

4. 根据字形分析本义应注意的问题

由以上说明可知，词的本义和字形密切相关，如果发现某个词的意义与字形无关，这个意义就不太可能是本义而且还要求得文献的验证。如果没有文献资料的印证，这个“本义”就不可靠，很容易流于主观臆测。当一个字的形体显示的意义与在文献语言中显示的词义相符时，这才是词的本义。

在探求词的本义过程中我们要注意以下几点：

第一，注意六书中的假借字。

六书假借中有一种“本无其字的假借”，对那些本无其字、借用别的字来表意的词，不能根据字形来探求本义。例如：

来：有“往来”、“招徕”、“将来”等义，其中来往的“来”是最基本的意义，应该说这个意义很早就产生了。但“来”这个汉字，却不是为这个意义造的。在甲骨文中，“来”作□。“小麦”是这个字的本义。《诗·周颂·思文》：“贻我来牟大麦”。来往的“来”是其假借义。

第二，不能根据为词的引申义造的字推求本义。

贯：《说文》：“钱贝之贯。从毌（guàn）贝。”可见，许慎认为“穿钱的绳子”是本义，这是从“贯”的字形分析出来的。实际上，“穿钱的绳子”只是一个引申义。《说文》中有“毌”，义为“穿物持之”。其实“贯”“毌”本为一词。“毌”的意义本来是“干戈”的“干”，被借用来表示“贯穿”的“贯”，作“毌”。由此引申出了“穿钱的绳子”的意义，“贯”就是为“毌”的这个引申义所造的字，所以从“贝”。后来“贯”行而“毌”废，先秦文献资料中已不见用“毌”的例证了。

“贯鱼。”（《易·剥》）

“京师之钱累巨万，贯朽而不可校。”（《史记·平准书》）

例中“贯鱼”的“贯”才是本义，但已不写作“毌”了，“贯朽”说的是穿钱的绳子朽烂了，用的是引申义。许慎正是通过为引申义造的字“贯”寻求本义的，所以不准确。

第三，要避免就讹变的字形来分析词的本义。

汉字在长期演变过程中，字形会产生不少变化，有些字发生了讹变，这些都会给分析字形以探求本义的工作造成障碍，因此不可根据讹变后的字形来分析词的本义。如：

为（為）：《说文》：“为，母猴也。其为禽也好爪，爪，母猴象也，下腹为母猴形。”

"母猴"就是马猴（猕猴），亦即大猴子，这是一种臆测，因为没有古文献资料可以印证。在甲骨文中，"为"作，像一只手牵一只象在劳动，即用手牵大象帮助人劳动，本义应是"做"，此义有大量文献证明。

"或出入风议，或靡事不为。"（《诗·小雅·北山》）

"见义不为，不为勇也。"（《论语·为政》）

臣：《说文》："牵也。事君也。象屈服之形。"意思是："臣"，受牵制者，侍奉君王者。（字形）模仿屈服的样子。《说文》中"牵"是"引前（牵引向前）"的意思。

根据这个解释，有人就联想到"牵"有捆绑的意义，于是认为"臣"像一个人被捆起来的样子。杨树达《积微居小学金石论丛·臣牵解》云："臣之所以受义于牵者，盖臣本俘虏之称。""囚俘人数不一，引之者必以绳索牵之，名其事则曰牵，名其所牵之人则曰臣矣。"

实际上，臣，甲骨文作。郭沫若《甲骨文字研究》："臣民均古之奴隶也。""（甲文'臣'）象一竖目之形。人首俯则目竖。所以'象屈服之形'者，殆以此也。"可见，"臣"之所以能为民、奴隶之称，都是因为"臣"形象地摹绘了这些人屈服的状貌：目竖。

我们可以从多方面证明"臣"为竖目之形。甲文、金文、篆文中的"望"都从"臣"，作，或作朢；"临（臨）""卧"都从"臣"。这些字中的"臣"都是"竖目"。"望"像一个人站在地面上远望或望月，"临"的本义是从高处往下看；"卧"的本义是休息，《说文》："休也。从人臣，取其伏也。"只要明白"臣"是竖目，休息必然与张目闭目这些眼睛的动作紧密相关。有人不明白"臣"是竖目之形，反而怀疑"卧"的字形弄错了。

三、掌握词义引申的规律

词的引申义是在本义的基础上发展、派生出来的意义。这种派生和发展，笼统地说就叫做引申。我们说某词义是某词的引申义，这个词一定是个多义词。如：

解：①分割动物肢体；②把系着的东西解开；③分解，融化；④和解，调解，排解；⑤消除；⑥解释；⑦理解，懂得；⑧懈怠，松弛。这些意义除

①是本义外，其余都是引申义。词义引申是词义发展变化的根本途径，也是多义词产生的重要原因。无论古代汉语还是现代汉语，多义词在词汇系统中占大多数，因此有必要弄清楚古汉语词义引申的方式、引申的一般规律和其他要注意的问题。

（一）词义引申的方式

1. 直接引申和间接引申

引申义是由本义发展衍化而来的，但是古代汉语中一个词往往有许多引申义，这些众多的引申义并不一定都与本义直接发生联系，从本义直接引申叫做直接引申，由引申义再引申叫做间接引申。

“月”的本义是“月亮”，由月亮明晦圆缺的特点引申为计时单位，如“一日不见，如三月兮”（《诗经·王风·采葛》），这是直接引申；由“计时单位”引申为“每月，月月”的意义，如“月攘一鸡，以待来年然后已。”（《孟子·滕文公下》）对本义来说，这就是间接引申（从语法看，是名词作状语）。

有些直接引申义，不仔细考察就不容易发现，如“朝代”的“朝 cháo”是“朝 zhāo”引申来的，语音发生了变化，不容易发现。“朝 zhāo”本义是早晨，古人把在早上拜见君主称“朝 cháo”，晚上拜见君主叫“夕”。《左传·成公十二年》：“百官承事，朝而不夕”（百官努力做事，早朝把事情做完，晚上无事就不拜见君主了）。“朝见→朝廷→朝代”，这样间接引申下去，意义越走越远，不仔细清理，其引申线索就不容易弄明白。

2. 辐射式引申和链锁式引申

（1）辐射式引申：直接从本义出发，向不同方向引申出新的意义，这种引申方式就是辐射式引申。这种方式由本义引申出甲义，又由本义引申出乙义、丙义，各种引申义环绕着本义这个中心词义向四周辐射，这些引申义与本义之间的关系都是直接的。每一个引申义的产生方式都是直接引申。

节：本义是竹节，《说文》云：“节，竹约也。”《史记·龟策列传》云：“竹，外有节理，中直空虚。”由这个本义引申出下列引申义：

①木节（用于树木）：“不遇盘根错节，何以别利器乎？”（《后汉书·虞诩传》）

②关节（用于动物）：“彼节者有间，而刀刃者无厚。”（《庄子·养生

主》)

③节气、节令、季节（用于时日）：“寒暑易节，始一反焉。”（《列子·汤问》)

④节奏、节拍（用于音乐）：“展诗兮会舞，应律兮合节。”（《楚辞·九歌·东君》)

⑤法度（用于社会制度）：“礼不逾节。”（《礼记·曲礼》)

⑥节操（用于道德方面）：“上壮其节，为流涕。”（《汉书·高帝纪下》)

⑦节约（用于行为）：“节用而爱人。”（《论语·学而》)

用图表示就是：

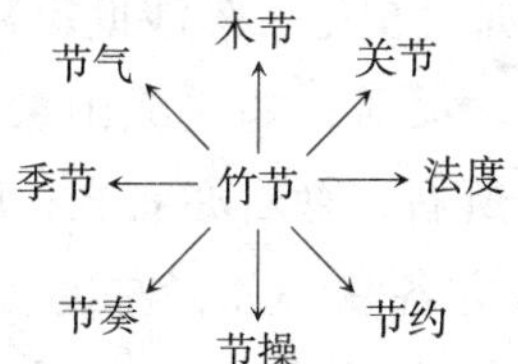

再如：

比：从形体看，象两人排列在一起。本义应是“排列、并列”。如：“比翼鸟”、“比目鱼”、“比肩接踵”、“比翼齐飞”中的“比”即用本义。从这个本义可以引申出：

①比较（把人或事物排列在一起，就可以看出差别）

“曹操比于袁绍，则名微而众寡。”（《三国志·诸葛亮传》)

②紧密（两人排列在一起，一个紧挨着一个）

“其崇如墉，其比如栉（粮垛的高像城墙，其密像木梳齿）。”（《诗·周颂·良耜》)

③相近（两人排列在一起，距离近）

“海内存知己，天涯若比邻。”（王勃《送杜少府之任蜀州》)

④勾结（两人挨在一起，靠得很紧，关系密切）

“君子周而不比，小人比而不周。”（周：团结。《论语·为政》)

⑤接连（两人排在一起，一个跟着一个）

“孝惠崩，高后用事，春秋高，听诸吕，擅废帝更立，又比杀三赵王。”（《史记·吕太后本纪》)

辐射引申的方式很灵活，同一本义，可以从各种不同的角度去联想，因而就有各种不同角度的引申。如“曲”的本义是弯曲，从一个角度看，曲与隅同义，偏于一隅就是局部、不全，如《商君书·更法》：“曲学多辩。”而从另一个角度看，曲有曲折义，曲折而无不到之处，因此就引申为全部、周全。《荀·非十二子》：“宗原应变，曲得其宜。”于是同一个词，就引申出了两个很不相同的意义。

左：像手形，手是帮助我们工作的重要器官，引申出“帮助”义，如《易·泰卦》：“辅相天地之宜，以左右民。”古人崇右贱左，认为左不好，官职下降叫左迁。古代居民区大门叫闾门，住在闾门右边的是富人，闾左是穷人，左右显示贫富的不同。如《史记·陈涉世家》：“发闾左”，引申为差的、卑下的。做动词，指不帮助、反对，如《战国策·魏策》：“右韩而左魏。”《左传·襄公十年》：“天子所右，寡君亦右之；所左，亦左之。”又指凭证，古代的券契分左右两半，双方各拿一片，左边一片叫左券，是债权人拿的，作为凭据，因此“左”发展出“证据、证人”义，如《汉书·张汤传》“使吏捕案汤左田信等。”

(2) 链锁式引申

指以本义为起点，向纵深发展，即由本义引申出甲义，又由甲义引申出乙义，再由乙义引申出丙义，这样一环套一环，形成一个词义系列。这些引申义与本义的关系，除了甲义是直接引申而来，其他都是间接引申。

要：“腰”的古字，本义“腰”，“昔楚灵王好士细要。”（《墨子·兼爱》）

引申义：

①中间：“是王之地一经两海，要绝天下也。”（《战国策·秦策四》）

②半路拦截：“吴人要而击之。”（《左传·襄公三年》）

③要挟：“虽曰不要君，吾不信也。”（《论语·宪问》）

④求得：“非所以要誉于乡党朋友也。”（《孟子·公孙丑上》）

⑤需要：“地不知寒人要暖，莫取人衣作地衣。”（白居易《红线毯》）

用图表示就是：

腰 → 中间 → 半路拦截 → 要挟 → 求得 → 需要

这种引申方式的特点是：其中一个意义只与它邻近的两个意义有直接联

系，而与其他意义相差较远。以“要”为例，“需要”是现代汉语中常用的意义，它和“腰”的意义，初看起来毫无关系，但只要我们找到它们之间的中间环节，就能清楚地看到其间词义引申发展的脉络。反过来说，有些词或字古今意义之间看不出任何联系，也可能是我们还没有找到中间环节的缘故。

再如：

责，“债”的本字，本义是债务。如：“谁习计会，能为文收责于薛者乎?”（《战国策·齐策》）

引申义：

①索取：“宋多责赂于郑。”（《左传·桓公三十年》）

②要求：“不教而责成功，虐也。”（《荀子·宥坐》）

③责备：“如君实责我以在位久。”（王安石《答司马谏议书》）

④责罚：“数加笞用鞭打责。”（《新五代史·梁家人传》）

用图表示就是：

责（债）→ 索取 → 要求 → 责备 → 责罚

当然，词义引申过程中，这两种方式并不是截然分开的，而是常常纠结在一起的。在一个词的词义引申系列中，既可以有辐射式引申，也可以有连锁式引申。如：

问，本义是问、询问。“晏子怪而问之。”（《史记·管晏列传》）

引申义：

1. 询问 → ① 追究 → ②干预

①追究：“昭王南征而不复，寡人是问。”（《左传·僖公四年》）

②干预、过问：“汉王以为然，乃出黄金四万斤，与陈平，恣所为，不问其出入。”（《史记·陈丞相世家》）

2. 询问 → ③ 打听、寻访 → ④考察

③打听、寻访：“入竟而问禁，入国而问俗，入门而问讳。”（《礼记·曲礼》）

④考察：“欲审知其德，问以行。”（王安石《上皇帝书》）

3. 询问 → ⑤音讯 → ⑥告诉

⑤音讯：“入据晋阳，始知坚死问。”（《晋书·苻丕载记》）

⑥告诉：“或以问孟尝君。”（《战国策·齐策》）

4. 询问 → ⑦审问 → ⑧判决

⑦审问："凡犯罪被问之官，虽遇赦，不得复职。"（《金史·世宗纪中》）

⑧判决："事发问斩。"（沈德符《万历野获编》）

5. 询问 → ⑨问候 → ⑩聘问

⑨问候："周游城中，家家致问。"（《三国志·吕蒙传》）

⑩聘问："小聘曰问。"（《仪礼·聘礼》）（聘：周诸侯国间互相访问的一种礼节）

6. 询问 → ⑪问候 → ⑫赠送 → ⑬赠礼（名词）

⑪问候："杂佩以问之，左右佩玉。"（《诗·郑·女曰鸡鸣》）

⑫赠送："王使工尹襄问之以弓。"（《国语·晋语六》）

⑬赠礼："若重问以召之，臣出晋君，君纳重耳，蔑不济矣。"（《左传·僖公十年》）

图示：

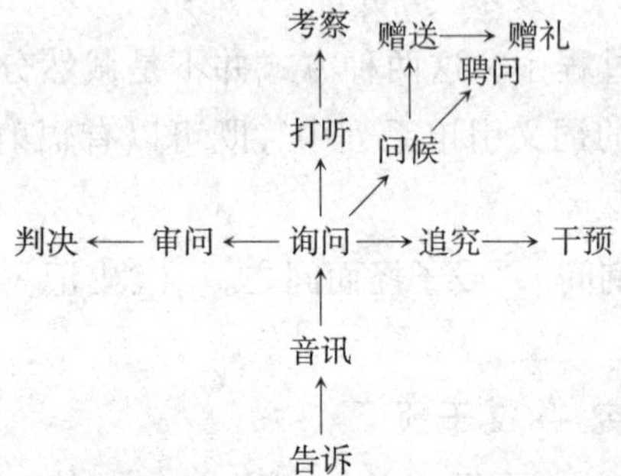

（二）词义引申的一般规律

词义的引申变化是一种有规律的运动，在古代汉语中，词义引申通常是从具体到抽象、从个别到一般、由实词到虚词。

1. 由具体到抽象

①业：本义是一种悬挂钟鼓的架子上作装饰用的木板，又指书册的夹板。古人学习时把学到的东西写在上面。从老师那里接过知识叫"受业"，老师给学生知识叫"授业"，从事学习叫"习业"，学习完成了叫"结业"、"毕业"。这些"业"是"学业"义，是从本义"学习用的大板子"引申而来。

②道：本义是"道路"，如《战国策·齐策》："民扶老携幼，迎君道

中。”引申为“途径、方法”，如《孟子·梁惠王上》：“交邻国有道乎？”又引申为“学说、道理”，如《论语·学而》：“先王之道，斯为美。”

③网（網）：本义是用绳编织成的捕鱼和鸟兽的工具，如《周易·系辞》：“做结绳而为网罟，以佃以鱼。”引申广泛地搜求，如《史记·太史公自序》：“网罗天下放失旧闻。”

2. 由个别到一般

①莫（暮）：本义是指日落草中，日暮的意思。这个具体的时段专用词，可引申到适应其他时间的“晚”义，于是，年底可以说“岁暮”；季节结束时也可以用“暮”，如“暮春”；一个人的晚年叫“暮年”。

②雌、雄：本来都是专就鸟类而言的，《诗·小雅·正月》：“谁知鸟之雌雄？”兽类一般称“牝（pìn）、牡”而不称“雌、雄”。后来，凡是动物都可以称雌雄。《木兰诗》：“两兔傍地走，安能辨我是雄雌？”

③匠：原指木匠，《庄子·徐无鬼》：“匠石运斤成风。”“匠石”是名叫石的木匠；其他工匠另有称呼：陶匠叫“陶”，铁匠叫“冶”，玉石匠叫“工”，后来所有手工业工人即可叫“匠”。《论衡·量知》：“能穿凿穴坎谓之土匠。”

④裁：本指剪裁衣服，如杜甫《白丝行》：“裁缝灭尽针线迹。”《孔雀东南飞》：“十三能织素，十四学裁衣。”后引申为裁剪、删减一切东西，如《文心雕龙·镕裁》：“剪截浮词谓之裁。”

3. 从实词到虚词

古汉语的连词和介词有不少是从实词虚化而来的，虚化的一个重要途径，就是词义的引申，如：

①被：本义是被子。《楚辞·招魂》：“翡翠珠被。”引申为“覆盖”。阮籍《咏怀诗》：“凝霜被野草。”又引申为“蒙受”。屈原《哀郢》：“被以不慈之伪名。”《汉书·赵充国传》：“身被二十余创。”又引申为介词，表示被动。《韩非子·五蠹》：“兄弟被侵而随仇。”这里的“被”还有一点“蒙受”意义，这正是由实词到虚词的痕迹。《史记·屈原列传》：“信而见疑，忠而被谤”则已经虚化了。

②和（盉）：本义是滋味调理适当。引申为“掺和”。杜甫《岁晏行》云：“今许铅铁和青铜。”引申为“连带”。杜荀鹤《山中寡妇》：“时挑野菜

和根煮。”成语有“和盘托出”、“和衣而睡”等；由“连带”引申为连词“同、与”，如岳飞《满江红》云：“八千里路云和月。”再引申为“连……都”。秦观《阮郎归·湘天风雨破寒初》：“衡阳犹有雁传书，郴阳和雁无。”

再如，动词“会（会合、会见）”虚化为介词“会（适逢）”。《陈涉世家》：“会天大雨，道不通。”动词“以”（任用、使用）虚化为介词“以”（用、凭借）。《韩非子·难一》：“以子之矛攻子之盾。”

以上三点只是词义引申发展的常见规律，在古代汉语中例外的现象也是存在的，如从抽象到具体、由一般到个别，但这种情况较少，只是一些变例，不能算作规律。

（三）掌握词的引申义应注意的问题

要注意词义引申与修辞手段的区别。

文学作品中修辞手法的运用常常影响词义的变化，如王安石《本末诗》：“缲成白雪桑重绿，割尽黄云稻正青。”这里的“黄云”、“白雪”是一种修辞手法，它们的意义也相对有了变化，具有临时的意义。“白雪”不再专门指雪，而是指像雪一样白的丝；“黄云”也不再专门指云，而是指像云一样多的金黄色的麦子。由于白雪、黄云离开了原诗，也就失去了它们的临时意义，不再有“丝”、“麦”的含义，所以它们还仅仅是修辞用法。如果一个词由于修辞而产生的临时意义用得很普遍，约定俗成而形成了固定性的词义，就应该把这个固定性的意义看做是引申义，虽然这个引申义的产生是来源于修辞。

比喻和借代是两种常见的修辞手段，在运用过程中也最容易产生新的词义。

1. 比喻

①崩：本义是山倒塌，古代的统治者把天子的死说成是犹如大山倒塌一样，所以后来“崩”就产生出“死（专指皇帝）”这个比喻义，如《战国策·赵策》：“周烈王崩，诸侯皆吊。”

②股肱：股，大腿；肱，手臂，胳膊由肘到肩的部分。比喻得力的大臣。如《左传·昭公九年》：“卿佐是谓股肱。”

2. 借代

①秋：《诗经·王风·采葛》：“一日不见，如三秋兮。”“秋”指年。这是以局部代全体。

②坚、锐：《史记·陈涉世家》：“将军身被坚执锐。”坚，铠甲；锐，兵器。这是以性状代事物。

③丝竹：刘禹锡《陋室铭》：“无丝竹之乱耳。”“丝竹”指音乐。这是以具体代抽象。

但是这些借代义不能都算词义引申，“坚”、“锐”，因为它们都是在一定的语言环境中临时产生的，并没有形成固定的词义。

四、怎样辨析同义词

（一）什么是同义词

一般认为，同义词是指具有某个相同义项，而在其他义项或感情色彩及用法上存在着细微差别的一组词。同义词的本质特性，就是有同有异、同中有异。意义的相同是确定同义词的依据，存在的差别是辨析同义词的重点。例如：“饥”和“饿”的基本意义都是肚子饿，但它们饥饿的程度却有不同。“饥”指吃不饱，只是一般的肚子饿，语义较轻。如晁错《论贵粟疏》：“人情一日不再食则饥。”“饿”在上古指完全没有食物吃，是威胁到生命的饥饿，语义较重。如《左传·宣公二年》：“初，宣子田于首山，舍于翳桑。见灵辄饿，问其病，曰：‘不食三日矣。’”“饥”与“饿”对举时，二者的不同更为明显。如《韩非子·饰邪》：“家有常业，虽饥不饿。”

学习研究古汉语同义词，既要明其“同”，更要辨其“异”。只有分清同义词之间的细微差异，才能准确地理解词义，提高阅读古书的能力。

古人很重视区分同义词，古代训诂学家常用的“统言无别，析言则分”的术语，主要就是用来分辨同义词的细微差别。“统言”（又称“浑言”）是笼统地、含混地说，是就同义词的“同”而言；“析言”是分别地、对比地说，是就同义词的“异”而言。

（二）怎样辨析同义词

古汉语同义词的差别是多方面的，辨析同义词的方法也很多。一般认为，辨析同义词可从词义的内涵、范围、程度轻重、使用对象、感情色彩和语法功能等几个方面入手。例如：

（1）有的同义词在词义的内涵上有差异。“完”与“备”都有完全的意思，但“完”着重在事物的完整、没有残缺，如《孟子·离娄上》：“城郭不完，兵甲不多。”《世说新语·言语》：“大人岂见覆巢之下复有完卵乎？”“备”着重在数量上齐全、没有遗漏，如《左传·僖公二十八年》：“险阻艰难，备尝之矣。”《孟子·滕文公上》：“且一人之身而百工之所为备。”

有的同义词的意义范围大小有差异。“官”与“吏”都有官员的意思，但它们表示的意义范围不同。“官”本指朝廷办事处、官府，如《礼记·玉藻》：“凡君召……在官不俟屦，在外不俟车。”郑玄注：“官，谓朝廷治事处也。”又可指官职，如《左传·成公二年》：“敢告不敏，摄官承乏。”还可指官员，如《周易·系辞》：“百官以治，万民以察。”“吏”最初是百官的通称。《说文》：“吏，治人者也。”如《左传·成公二年》：“王使委于三吏。”杜预注：“三吏，三公也。”汉代以后，“吏”一般指较低级的官员。

(2) 有的同义词在词义的程度轻重上有差异。“疾”与“病”都表示疾病，但在疾病的程度上有不同。《说文》释“疾”为“病也”，释“病”为“疾加也”。“疾”、“病”二字连用时有两种情况，一是同义搭配的双音词，二是“病”含有“病重”的意思。《左传·宣公十年》：“初，魏武子有嬖妾，无子。武子疾，命颗曰：‘必嫁是。’疾病，则曰：‘必以为殉。’及卒，颗嫁之，曰：‘疾病则乱，吾从其治也。’”前面“武子疾”时，头脑清楚；后来“疾病则乱”，说话糊涂。

(3) 有的同义词在词义的适用对象上有差异。“沐”、“浴”、“盥”、“洗”都有洗涤的意义，但涉及的对象不同。《说文》：“沐，濯发也。”“浴，洒身也。”“盥，澡手也。”“洗，洒足也。”“沐”指洗发，如《左传·僖公二十八年》：“叔武将沐，闻君至，捉发走出。”“浴”指洗身，如《左传·僖公二十三年》：“曹共公闻其（重耳）骈胁，欲观其裸。浴，薄而观之。”“盥”指洗手，如《周礼·夏官·小臣》：“大祭祀，朝觐，沃王盥。”贾公彦疏：“大祭祀……先盥手洗爵乃酌献，故小臣为王沃水盥手也。”“洗”指洗脚，如《汉书·黥布传》：“至，汉王方踞床洗，而召布入见。”

(4) 有的同义词的词义感情色彩有差异。“比”与“周”都表示与人亲近，但“比”指出与奸私勾结到一起，如《礼记·缁衣》：“大臣不治而迩臣比矣。”郑玄注：“比，私相亲也。”“周”指出于忠信密切相合，如《论语·为政》：“君子周而不比，小人比而不周。”“比”相当于现代汉语的“勾结”，是贬义词；“周”相当于现代汉语的“团结”，是褒义词。

（5）有的同义词在词义的语法功能上有差异。“畏”与“惧”都表示害怕、恐惧，但“畏”一般用作及物动词，可以带宾语。如《论语·季氏》：“君子有三畏：畏天命，畏大人，畏圣人之言。”“惧”通常用作不及物动词。如《史记·扁鹊仓公列传》：“简子疾，五日不知人，大夫皆惧。”“惧”有时也可以带宾语，但一般是使动用法。《老子》云：“民不畏死，奈何以死惧之?”“惧之”是“使之惧”，此例“畏”与“惧”的语法功能差异对比明显。

还需要说明一点，同义词之间的差异往往是多方面的。如“杀”、“弑”、“诛”，既有适用对象上的差异，又有感情色彩方面的差异。“杀”的使用范围较广，重在叙述事实，是中性词；“弑”只能用于下杀上，含有对杀人者的谴责，是贬义词；“诛”则用于上杀下、有道杀无道、处死有罪者，含有对被杀者的贬斥，是褒义词。《孟子·梁惠王下》云：“闻诛一夫纣矣，未闻弑君也。”句中“诛”与“弑”的适用对象、感情色彩明显不同。因此，辨析同义词只有做综合地、全面地分析比较，才能对它们的细微差别有深入的了解。

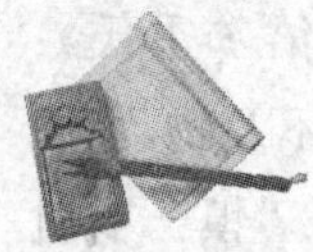

第五单元

二一、伤寒辨脉

张仲景

本文选自明代赵开美本《伤寒论·卷第一》。文中提出辨脉的总纲以判断疾病的预后，分析脉搏的病理机转和营气、卫气的关系。借实物形态比类取象，惟妙惟肖地描绘了多种多样的脉象，指出了它们各自不同的特点和所主病证，清晰区别不同脉象及其病机病理。

问曰：脉有阴阳者，何谓也？答曰：凡脉大、浮、数、动、滑[1]，此名阳也；脉沉、涩、弱、弦、微[2]，此名阴也。凡阴病见阳脉者生，阳病见阴脉者死。

问曰：脉有阳结、阴结者[3]，何以别之？答曰：其脉浮而数[4]，能食，不大便者，此为实，名曰阳结也，期十六日当剧。其脉沉而迟[5]，不能食，身体重，大便反硬，名曰阴结也。期十四日当剧。

问曰：病有洒淅恶寒而复发热者[6]，何？答曰：阴脉不足，阳往从之；阳脉不足，阴往乘之。曰：何谓阳不足？答曰：假令寸口脉微，名曰阳不足，阴气上入阳中，则洒淅恶寒也 。曰：何谓阴不足？答曰：假令尺脉弱，名曰阴不足，阳气下陷入阴中，则发热也。

阳脉浮（一作微）阴脉弱者，则血虚。血虚则筋急也。其脉沉者，荣气微也[7]。其脉浮而汗出如流珠者，卫气衰也[8]。荣气微者，加烧针[9]，则血流不行，更发热而躁烦也。

脉（一云秋脉）蔼蔼如车盖者[10]，名曰阳结也。脉（一云夏脉）累累如循长竿者[11]，名曰阴结也。脉瞥瞥如羹上肥者[12]，阳气微也。脉萦萦如蜘蛛丝者[13]，阳气（一云阴气）衰也。脉绵绵如泻漆之绝者[14]，亡其血也。脉来缓[15]，时一止复来者，名曰结。脉来数，时一止复来者，名曰促（一作纵）。脉，阳盛则促，阴盛则结，此皆病脉。

阴阳相搏[16]，名曰动。阳动则汗出[17]，阴动则发热[18]。形冷恶寒者，此三焦伤也。若数脉见于关上，上下无头尾，如豆大，厥厥动摇者[19]，名曰动也。阳脉浮大而濡[20]，阴脉浮大而濡，阴脉与阳脉同等者，名曰缓也[21]。脉浮而紧者，名曰弦也[22]。弦者，状如弓弦，按之不移也。脉紧者，如转索无常也。脉弦而大[23]，弦则为减，大则为芤[24]。减则为寒，芤则为虚。寒虚相搏，此名为革[25]。妇人则半产、漏下[26]，男子则亡血、失精。

［1］大、浮、数、动、滑：这五种脉，比之正常的平脉为有余，故名为阳脉。

［2］沉、涩、弱、弦、微：此五种脉，比之平脉不足，称之为阴脉。

［3］阳结：结，凝聚不散。此处指大便不通，由于腑气结而阳气亢盛，故称做阳结。阴结：由于脏气结而阴气独盛，阳气不足以化阴，阳虚阴凝而导致大便秘结，称之为阴结。

［4］浮而数：轻按即得为浮脉；一呼一吸之间，脉跳六次以上为数脉。

［5］沉而迟：轻按不见，重按始得，为沉脉；一呼一吸脉跳三次为迟脉。

［6］洒淅：寒栗貌。

［7］荣气：即营气。营气，与血共行于脉中之气。营与血关系密切，常营血并称。因营气富于营养，故称荣气。

［8］卫气：运行脉外之气，与营气相对而言，属于阳，又称为“卫阳”。

［9］烧针：即火针。麻油满盏，用灯草二七茎点之，将针频涂麻油，烧

令通赤，治风寒筋掣，挛引痹痛，瘫痪不遂，麻木不仁。

[10] 蔼蔼如车盖者：脉象多借实物性质来作比喻，此处指阳结浮数脉，形容浮数脉柔软摇荡，有拥上之象，因不能内归于阴，故曰阳结。蔼蔼，盛多貌。

[11] 累累如循长竿者：如循长竿之节，弦坚而涩，不能上达于阳，故名之为阴结。累累，强直而连连不断貌。

[12] 瞥瞥，虚浮貌。羹上肥，肉汤上漂浮的油脂，形容脉象浮泛于上，难以寻按，为阳气微。

[13] 萦萦，回旋缠绕的意思，如蜘蛛丝之细微，难以寻按，乃阳气极虚行将衰竭之象。

[14] 绵绵，连绵柔软。泻漆之绝，形容头大而末小之状，为大失血之后，阴血内耗，阳气外越，营气微弱之象。

[15] 脉来缓：脉的跳动缓慢。

[16] 阴阳相搏：指阴阳皆盛，在脉表现为动。搏，"抟"之讹字。抟，聚。《伤寒论》中"搏"字皆同。

[17] 阳动：指寸口部脉动。

[18] 阴动：指尺部脉动。

[19] 厥厥：动摇不定貌。

[20] 濡：细软无力，脉位表浅。

[21] 缓：这里指和缓的正常脉象，不同于阴气偏盛的脉来迟缓，也不同于浮大无力的虚脉。

[22] 弦：描述脉象如弓弦劲急，端直而长，此处应与紧脉相鉴别。成无已注：弦则为减，减则为虚，虚者阳气少也。

[23] 大：脉体阔大，称作大脉，大而有力者主邪盛，大而无力者主虚证。

[24] 芤：脉浮大而无力，按之中空，状如葱管，为芤脉。成无已注：大则为芤，芤则为虚，虚则为血少不足也。

[25] 革：浮而且大，革脉的形态，外急中空，好像鼓面的皮革一样，故名之为革脉。女子流产或崩漏下血、男子亡血失精多见此脉。

[26] 半产：怀孕三月以上，胎儿已成形而坠，也称"小产"。

☞**阅读实践**

邑人汪大尹年几七十形色苍白劳倦病疟疟止胸膈痞闷心恶痰多不思饮食懒倦口苦头痛夜梦纷纭两腿时痒予为诊之脉皆浮濡无力且过于缓医书云脉缓无力者气虚也又云劳则气耗又云劳倦伤脾脾伤不能运化精微以养其心故心神为之不安宜仿归脾汤例治之人参二钱麦门冬白术各一钱归身酸枣仁茯神各八分黄芩陈皮各六分枳实甘草各五分川芎七分煎服二帖夜卧颇安但药后觉嘈食则吞酸口淡减去枳实加山楂七分吴茱萸二分服之仍用参术归芎山枝山楂丸服而愈（《石山医案》卷上）

要求：

1. 标点文章。
2. 语译画线的片段。
3. 思考：汪大尹疟止后，为什么还有“浮濡无力且过于缓”的脉象？

二二、论肝胆

王叔和

本文选自《脉经·卷三·肝胆部第一》，据东洋医学善本丛书影宋版排印。标题为编者所加。作者王熙，字叔和，山东高平（今邹县西南郭里集一带）人，为魏晋时期著名医学家。其或师承于仲景，仕魏为太医令。王叔和撰次"仲景遗论"为《张仲景方》，集魏以前医学文献为《脉经》。《脉经》全书10卷，97篇，以"类例相从"的方法，对魏以前医学文献进行了一次全面而系统的总结。该书叙阴阳表里，辨三部九候，分人迎气口神门，条十二经、二十四气、奇经八脉，举五脏六腑、三焦四时之疴。林亿盛赞此书曰："若网在纲，有条而不紊，使人占外以知内，视死而别生，为至详悉，咸可按用。"本文集《四时经》、《素问》、《针经》、张仲景等论肝胆之文，以脉为纲，阐述了肝胆之生理特点与病理变化，体现了"天人相应"，"胃气为本"，"五行生克"的思想。

肝象木，与胆合为腑。其经足厥阴，与足少阳为表里。其脉纮[1]。其相冬三月[2]，王春三月[3]，废夏三月[4]，囚季夏六月[5]，死秋三月。其王日甲、乙，王时平旦[6]、日出，其困日戊、己，困时食时、日昳，其死日庚、辛，死时晡时、日入。其神魂，其主色，其养筋，其候目，其声呼，其色青，其臭臊，其液泣[7]，其味酸，其宜苦，其恶辛。肝俞在背第九椎，募在期门。胆俞在背第十椎，募在日月。上新撰。

[1] 纮："弦"的异体字。

[2] 相：辅佐，扶助。冬水旺，木相。

[3] 王：通"旺"。兴盛，旺盛。

[4] 废：衰败。夏火旺，木废。

[5] 囚：困也。季夏土旺，木囚。

[6] 平旦：十二时之一。古人根据天色把一昼夜分为十二个时段：夜半、

鸡鸣、平旦、日出、食时、隅中、日中、日昳、晡时、日入、黄昏、人定。

[7] 泣：泪。五液之一，为肝所主。

冬至之后得甲子，少阳起于夜半，肝家王。肝者，东方木。万物始生，其气来缨而弱[1]，宽而虚，故脉为弦。缨即不可发汗，弱即不可下。宽者开，开者通，通者利，故名曰宽而虚[2]。春以胃气为本，不可犯也[3]。上《四时经》。

[1] 冥：软。

[2] 缨即不可发汗……故名曰宽而虚：言少阳始起尚缨弱，人荣卫腠理开通，发即汗出不止；不可下，下之而泄利不禁，故言宽虚通利也。

[3] 犯：伤。

黄帝问曰：春脉如弦，何如而弦[1]？岐伯曰：春脉，肝也，东方木也，万物之所以始生也，故其气来濡弱轻虚而滑，端直以长[2]，故曰弦，反此者病。黄帝曰：何如而反？岐伯曰：其气来实而强，此谓太过，病在外；其气来不实而微，此谓不及，病在中。黄帝曰：春脉太过与不及，其病皆何如？岐伯曰：太过则令人善忘[3]，忽忽眩冒而癫疾[4]；不及则令人胸胁痛引背，下则两胁胠满[5]。黄帝曰：善。

[1] 何如：惯用词组，由动词"如"和疑问代词"何"组成的动宾词组。用于询问情状，可译作"什么"、"什么样的"、"怎么样"等。

[2] 以：连词，而。

[3] 忘：当作"怒"。

[4] 忽忽：迷惑，恍惚。眩冒：症状名。出《素问·玉机真藏论》。眩，眼前发黑；冒，头昏不清，甚至昏厥。

[5] 胠：腋下胁上的部位。

肝脉来濡弱，招招如揭竿末梢曰平[1]，春以胃气为本。肝脉来盈实而滑，如循长竿曰肝病。肝脉来急而益劲，如新张弓弦，曰肝死。

真肝脉至，中外急，如循刀刃责责然[2]，如按琴瑟弦。色青白不泽，毛折乃死。

春胃微弦曰平，弦多胃少曰肝病，但弦无胃曰死[3]。有胃而毛曰秋病，毛甚曰今病。

[1] 招招：犹“迢迢”，长貌。揭：高举。

[2] 责责然：锋然可畏的样子。形容肝的真脏脉弦细而硬，毫无柔和之象。

[3] 但：副词，只，仅仅。

肝藏血，血舍魂。悲哀动中则伤魂，魂伤则狂妄不精[1]，不敢正当人[2]，阴缩而筋挛，两胁骨不举[3]，毛悴色夭[4]，死于秋。

[1] 精：神志清晰。

[2] 当：对着，面对。

[3] 胁骨：肋骨。

[4] 悴：憔悴。

[5] 夭：晦暗，憔悴。王冰注：“夭，谓不明而恶。”

春肝木王，其脉弦细而长，名曰平脉也。反得浮濇而短者[1]，是肺之乘肝[2]，金之刻木[3]，为贼邪大逆，十死不治。反得洪大而散者，是心之乘肝，子之扶母，为实邪，虽病自愈。反得沉濡而滑者，是肾之乘肝，母之归子，为虚邪，虽病易治。反得大而缓者，是脾之乘肝，土之陵木[4]，为微邪，虽病即差[5]。肝脉来濯濯如倚竿[6]，如琴瑟之弦，再至曰平，三至曰离经病，四至脱精，五至死，六至命尽。足厥阴脉也，肝脉，急甚为恶言，微急为肥气[7]，在胁下，若覆杯；缓甚为善呕，微缓为水瘕痹；大甚为内痈，善呕衄，微大为肝痹[8]，缩，咳引少腹；小甚为多饮，微小为消瘅[9]；滑甚为㿗疝[10]，微滑为遗尿；濇甚为淡饮[11]，微濇为瘈疭挛筋[12]。

足厥阴气绝，则筋缩引卵与舌。厥阴者，肝脉也。肝者，筋之合也。筋者，聚于阴器而脉络于舌本，故脉弗营则筋缩急，筋缩急则引舌与卵，故唇青、舌卷、卵缩，则筋先死，庚笃辛死，金胜木也。

肝死脏，浮之脉弱，按之中如索不来，或曲如蛇行者，死。上《素问》、《针经》、张仲景。

［1］濇："涩"的异体字。

［2］乘：欺凌。张景岳注："乘者，以强凌弱。"

［3］刻：伤害，减损。

［4］陵：侵犯，欺侮。

［5］差：同"瘥"。

［6］濯濯：光秃貌。

［7］肥气：古病名。即肝积。见《灵枢·邪气脏腑病形》、《难经·五十四难》。

［8］肝痹：病证名。由筋痹发展而成。亦有称为筋痹者。见《素问·痹论》。

［9］消瘅：病名。出《灵枢·五变》。指消渴病或热中。

［10］㿗疝：病名。出《素问·阴阳别论》。指寒湿下传引起的阴囊肿大，或指妇女少腹肿，或妇女阴户突出的病证。

［11］淡饮：病名。痰饮的古称。指体内水湿不化而生饮酿痰。

［12］瘈疭（zhì zòng 至纵）：症状名。出《灵枢·邪气脏腑病形》。指手足伸缩交替，抽动不已。

☞阅读实践

吴又可治朱海畴年四十五岁患疫得下症四肢不举身卧如塑目闭口张舌上苔刺问其所苦不能答因问其子两三日所服何药云承气汤三剂每剂投大黄一钱许不效更无他策唯待日而已诊得脉尚有神下症悉具药浅病深也先投大黄一两五钱目有时而稍动再投舌刺无芒口渐开能言三剂舌苔稍去神思稍爽四日服柴胡清燥汤五日复生芒刺烦热又加再下之七日又投承气汤养荣汤肢体自能稍动计半月共服大黄十二两而愈又数日始进糜粥调理两月平复凡治千人所遇此等不过三四人而已姑存案以备参酌耳（《续名医类案·卷三》）

要求：

1. 标点文章。
2. 语译画线的片断。
3. 思考：吴又可治疗过程中使用了什么方药？

二三、四时病气

张仲景

本文选自《伤寒论·伤寒例》，据明代赵开美本排印。本文论述了伤寒发病的时间、不同时令发展变化及其机理，将伤寒与冬温、温病、时行寒疫等做了比较，申明了治则。

从霜降以后，至春分以前，凡有触冒霜露[1]，体中寒即病者[2]，谓之伤寒也。九月十月，寒气尚微，为病则轻。十一月十二月，寒冽已严[3]，为病则重。正月二月，寒渐将解，为病亦轻。此以冬时不调，适有伤寒之人[4]，即为病也。其冬有非节之暖者[5]，名曰冬温。冬温之毒与伤寒大异。冬温复有先后，更相重沓[6]。亦有轻重，为治不同，证如后章。

［1］触冒：感受。

［2］中（zhòng 仲）：感受。

［3］严：重，程度深。

［4］适：正巧。

［5］非节：不应时令，与时令不合。

［6］重沓（chóngtà 虫榻）：重杂。沓，交杂。

从立春节后，其中无暴大寒[1]，又不冰雪，而有人壮热为病者，此属春时阳气发于冬时，伏寒变为温病。从春分以后至秋分节前，天有暴寒者，皆为时行寒疫也[2]。三月四月，或有暴寒，其时阳气尚弱，为寒所折[3]，病热犹轻。五月六月，阳气已盛，为寒所折，病热则重。七月八月，阳气已衰，为寒所折，病热亦微。其病与温及暑病相似，但治有殊耳。

[1] 暴：突然。

[2] 时行：与时令不合的不正常气候。本篇："凡时行者，春时应暖而反大寒，夏时应热而反大凉，秋时应凉而反大热，冬时应寒而反大温，此非其时而有其气。"

[3] 折：侵袭，伤。

十五日得一气[1]，于四时之中，一时有六气，四六名为二十四气也[2]。然气候亦有应至而不至，或有未应至而至者，或有至而太过者，皆成病气也。但天地动静，阴阳鼓击者[3]，各正一气耳。是以彼春之暖，为夏之暑；彼秋之忿[4]，为冬之怒[5]。是故冬至之后，一阳爻升[6]，一阴爻降也。夏至之后，一阳气下，一阴气上也[7]。斯则冬夏二至[8]，阴阳合也；春秋二分[9]，阴阳离也。阴阳交易[10]，人变病焉。此君子春夏养阳，秋冬养阴，顺天地之刚柔也。小人触冒[11]，必婴暴疹[12]。须知毒烈之气，留在何经，而发何病，详而取之。是以春伤于风，夏必飧泄；夏伤于暑，秋必病疟；秋伤于湿，冬必咳嗽；冬伤于寒，春必病温。此必然之道，可不审明之。

[1] 气：节气。

[2] 四六：四乘以六。

[3] 鼓击：像用槌击鼓一样激荡推动。

[4] 忿：喻秋季的肃杀之气。

[5] 怒：喻冬季的严寒之气。

[6] "一阳爻升"二句：谓阳气始生而渐升，阴气始减而渐降。"爻"为卦象最基本的代表符号，共有阴爻和阳爻两个，阴爻为"- -"，阳爻为"—"。古人用以组成八卦，八卦再两两组合，共有六十四卦，作为工具，以认识并推论事物的变化与吉凶等。据此推论时令，秋后十月的卦象为"䷁"（坤卦），六爻皆阴。阴极则阳生，故到了阴之又阴的冬至以后，阳气始生而升，阴气始减而降。相应的，卦象上也就阴爻渐减而阳爻渐增。冬至所在十一月的卦象为"䷗"（复卦），就是这种情况的体现。

[7]“一阳气下”二句：谓阴气始生而渐升，阳气始减而渐降。根据卦象与时令的配合关系，春后四月的卦象为乾卦“☰”（乾卦），六爻皆阳。阳极则阴生，故到了阳之又阳的夏至以后，阴气始生而升，阳气始减而降。相应的，卦象上也就阳爻渐减而阴爻渐增，因而夏至所在的五月卦象即为“☴”（姤卦）。

[8] 冬夏二至：冬至、夏至。

[9] 春秋二分：春分、秋分。

[10] 阴阳交易：谓阴阳转换失常。交，交接，谓（阴阳的）转换。易，变，这里是“失常”的意思。

[11] 小人：指不懂养生还自以为是的人。

[12] 婴：患。暴瘆：大病，瘆，同“疢”。

伤寒之病，逐日浅深[1]，以施方治。今世人伤寒[2]，或始不早治，或治不对病，或日数久淹[3]，困乃告医[4]。医人又不依次第而治之，则不中病。皆宜临时消息制方[5]，无不效也。今搜采仲景旧论，录其证候、诊脉、声色，对病真方有神验者[6]，拟防世急也。

[1] 浅深：由浅入深，从轻到重。

[2] 伤寒：“伤于寒”之省，被寒邪所伤。

[3] 淹：久。

[4] 困：指病情严重。

[5] 消息：酌情。

[6] 有神验者：定语后置。

☞阅读实践

不肖体素丰多火善渴虽盛寒床头必置茗碗或一夕尽数瓯又时苦喘急质之先生为言此属郁火证常令服茱连丸无恙也丁巳之夏避暑檀州酷甚朝夕坐冰盘间或饮冷香薷汤自负清暑良剂孟秋痢大作初三昼夜下百许次红白相杂绝无渣滓腹胀闷绞痛不可言或谓宜下以大黄先生弗顾也竟用参术姜桂渐愈犹白积不止服感应丸而痊后少尝蟹螯复

第五单元

泻下委顿仍服八味汤及补剂中重加姜桂而愈夫一身历一岁间耳黄连苦茗曩不辍口而今病以纯热瘥向非先生或投大黄凉药下之不知竟作何状又病室孕时喘逆不眠用逍遥散立安又患便血不止服补中黑姜立断不再剂种种奇妙未易殚述<u>噫先生隔垣见人何必饮上池水哉闻之善赠人者以言其永矢勿谖者亦以言不肖侏儒未足为先生重窃以识明德云尔</u>四明弟子徐阳泰顿首书状（《医贯·痢疾论》）

要求：

1. 标点文章。
2. 语译画线的片断。
3. 思考：徐阳泰之疾是用什么方法治好的?

二四、伤寒服药

张仲景

本文选自《伤寒论·伤寒例第三》，标题为编者所加。本文论述了伤寒病早期治疗的意义、治则、规律和误治后果，阐明了辨别阴阳表里、寒热虚实的重要性，指出了伤寒给药法度及注意之点。

凡人有疾，不时即治，隐忍冀差[1]，以成痼疾[2]。小儿女子，益以滋甚[3]。时气不和[4]，便当早言，寻其邪由，及在腠理[5]，以时治之，罕有不愈者。患人忍之，数日乃说，邪气入脏，则难为制。此为家有患，备虑之要。凡作汤药，不可避晨夜，觉病须臾[6]，即宜便治，不等早晚，则易愈矣。如或差迟[7]，病即传变，虽欲除治，必难为力。

服药不如方法[8]，纵意违师[9]，不须治之。

［1］差：同“瘥”，病愈。

［2］痼疾：指久延不愈、顽固难治的疾病。

［3］滋：更加。

［4］时气不和：指感受时令不正之气而身体违和。和，指正常的生理状态。

［5］及：介词，趁着，乘。腠理：指皮肤、肌肉、脏腑的纹理，以及皮肤、肌肉交接处的组织。《金匮要略·脏腑经络先后病脉证》：“腠者，是三焦通会元真之处，为气血所注；理者，是皮肤脏腑之文理也。”

［6］须臾：片刻。表时间短暂。

［7］差迟：差错。

［8］如：依照。

［9］纵意：任意。

凡伤寒之病，多从风寒得之。始表中风寒，入里则不消矣。未有温覆而当[1]，不消散者。不在证治，拟欲攻之，犹当先解表，乃可下之。若表已解，而内不消，非大满[2]，犹生寒热，则病不除。若表已解，而内不消，大满大实坚有燥屎[3]，自可除下之。虽四五日，不能为祸也。若不宜下，而便攻之，内虚热入，协热遂利[4]，烦躁诸变，不可胜数，轻者困笃[5]，重者必死矣。

[1] 温覆：指服药后用温暖的衣被覆盖，使得周身出汗。当：适当。

[2] 满：胀。

[3] 燥屎：亦作“燥矢”，指燥结的粪便。多因胃肠实热内结、津液被耗所致。

[4] 协热遂利：指表证因误下而邪内陷，导致发生下利，称为协热利。协，挟同。

[5] 困笃：此指病势沉重。

夫阳盛阴虚[1]，汗之则死[2]，下之则愈；阳虚阴盛[3]，汗之则愈，下之则死。夫如是，则神丹安可以误发[4]？甘遂何可以妄攻[5]？虚盛之治，相背千里，吉凶之机，应若影响[6]，岂容易哉！况桂枝下咽[7]，阳盛即毙；承气入胃[8]，阴盛以亡。死生之要，在乎须臾，视身之尽，不暇计日。此阴阳虚实之交错，其候至微[9]；发汗吐下之相反，其祸至速。而医术浅狭，懵然不知病源[10]，为治乃误，使病者殒没[11]，自谓其分[12]。至今冤魂塞于冥路[13]，死尸盈于旷野。仁者鉴此，岂不痛欤！

[1] 阳盛阴虚：指热邪盛实、里阴被灼的证候。

[2] 汗：使……发汗。名词使动用法。下句“下”字用法同此。

[3] 阳虚阴盛：指寒邪盛实、表阳被遏的证候。

[4] 神丹：一种发汗药物。

[5] 甘遂：一种峻逐水邪药物。

[6] 应若影响：应和像如影随形、如回应声。

[7] 桂枝：即桂枝汤，发汗方剂名。

[8] 承气：即承气汤，泻下方剂名。

[9] 候：证候。

[10] 懵（méng 盟）然：无知貌。此指糊涂的样子。

[11] 殒没：此指死亡。没，同“殁”。

[12] 分：命运。

[13] 冥路：阴间路上。冥，迷信者称人死后所居之处。

凡两感病俱作，治有先后，发表攻里，本自不同。而执迷用意者[1]，乃云神丹、甘遂，合而饮之，且解其表，又除其里，言巧似是，其理实违。夫智者之举错也[2]，常审以慎[3]；愚者之动作也，必果而速。安危之变，岂可诡哉[4]！世上之士，但务彼翕习之荣[5]，而莫见此倾危之败，唯明者居然能护其本，近取诸身[6]，夫何远之有焉[7]？

凡发汗温暖汤药，其方虽言日三服，若病剧不解，当促其间[8]，可半日中尽三服。若与病相阻，即便有所觉。病重者，一日一夜当晬时观之[9]，如服一剂，病证犹在，故当复作本汤服之。至有不肯汗出，服三剂乃解；若汗不出者，死病也。

[1] 执迷用意：固执己见。

[2] 举错：同“举措”，措施。

[3] 审：周密。

[4] 诡：欺诈，此指隐瞒。

[5] 翕（xī 昔）习：威盛貌。

[6] 近取诸身：语出《易·系辞下》，从身边的事物中受到启发。

[7] 何远之有：有何远。宾语前置。

[8] 促其间：缩短服药的间隔时间。

[9] 晬（zuì 最）时：指一昼夜。

☞阅读实践

西台掾萧君瑞二月中病伤寒发热医以白虎汤投之病者面黑如墨本证不复见脉沉细小便不禁杲初不知用何药及诊之曰此立夏前误用白虎汤之过白虎汤大寒非行经之药止能寒腑脏不善用之则伤寒本病

隐曲于经络之间或更以大热之药救之以苦阴邪则他证必起非所以救白虎也有温药之升阳行经者吾用之有难者曰白虎大寒非大热何以救君之治奈何杲曰病隐于经络间阳不升则经不行经行而本证见矣本证又何难焉果如其言而愈（《元史》列传第九十）

要求：

1. 标点文章。
2. 语译画线的片段。
3. 思考：白虎汤应该如何应用？

二五、阴阳大要调神论

中藏经

本文选自清嘉庆十三年（1808 年）孙星衍校刻《平津馆丛书》本《中藏经》卷上。《中藏经》又名《华氏中藏经》，旧题华佗所作，具体成书年代不详。《中藏经》秉承了《内经》天人相应、顺应自然、以阴阳为总纲的思想，发展了阴阳学说，倡导重阳论，较早地将脏腑学说的理论系统化，提出了以形色脉证相结合、以脉证为中心分述五脏六腑寒热虚实的辨证方法，在中国医学史上占有重要地位。本篇论述了阴阳的类别、属性，揭示了阴阳变化的基本规律，指明了人们顺从阴阳、调养精神的大法。

天者，阳之宗[1]；地者，阴之属。阳者，生之本；阴者，死之基[2]。天地之间，阴阳辅佐者，人也。得其阳者生，得其阴者死。阳中之阳为高真[3]，阴中之阴为幽鬼[4]。故钟于阳者长[5]，钟于阴者短。

多热者，阳之主；多寒者，阴之根。阳务其上[6]，阴务其下；阳行也速，阴行也缓；阳之体轻[7]，阴之体重。阴阳平，则天地和而人气宁；阴阳逆，则天地否而人气厥[8]。故天地得其阳则炎炽，得其阴则寒凛。

阳始于子前，末于午后；阴始于午后，末于子前[9]。阴阳盛衰，各在其时，更始更末[10]，无有休息[11]，人能从之亦智也。《金匮》曰[12]：秋首养阳[13]，春首养阴[14]。阳勿外闭，阴勿外侵。火出于木[15]，水生于金。水火通济[16]，上下相寻[17]。人能循此，永不湮沈[18]。此之谓也。

［1］宗：本始。

［2］基：本始。

［3］高真：得道成仙之人。

［4］幽鬼：埋于地下的鬼魂。

［5］钟：凝聚。

［6］务：趋向。

［7］体：性质。

［8］否（pǐ 匹）：同“痞”。闭塞。厥：厥逆。

［9］“阳始于子前”四句：谓阳气始盛于仲冬之前，渐衰于仲夏之后；阴气始盛于仲夏（阴历5月）之后，衰微于仲冬（阴历11月）之前。子，指仲冬之月，即阴历11月。午，指仲夏之月，即阴历5月。末，衰微。

［10］更（gēng 耕）：交替，轮值。

［11］休息：休止。

［12］《金匮》：疑为古医经名，非今之《金匮要略》。

［13］秋首：阴历7月。

［14］春首：阴历正月。

［15］出：犹生。

［16］通济：互相协调。通，俱。

［17］上下相寻：谓水火既济，心肾交通。上下，此指心肾。相寻，相连接，此指相交通，互相调剂。

［18］湮（yān 烟）沈：湮没，死亡。沈，同“沉”。

呜呼！凡愚岂知是理？举止失宜，自致其罹[1]。外以风寒暑湿，内以饥饱劳役为败[2]，欺残正体[3]，消亡正神，缚绊其身[4]，死生告陈[5]。殊不知，脉有五死，气有五生[6]；阴家脉重，阳家脉轻[7]；阳病阴脉则不永，阴病阳脉则不成[8]；阳候多语，阴证无声；多语者易济，无声者难荣[9]；阳病则旦静，阴病则夜宁；阴阳运动，得时而行；阳虚则暮乱，阴虚则朝争，朝暮交错，其气厥横[10]。死生致理[11]，阴阳中明。阴气下而不上曰断络，阳气上而不下曰绝经[12]。阴中之邪曰浊，阳中之邪曰清。火来坎户，水到离扃[13]，阴阳相应，方乃和平。

[1] 罹（lí 离）：灾祸，病患。

[2] 败：伤害。

[3] 欺残：伤害。

[4] 缚绊其身：谓疾病缠身。

[5] 死生告陈：据本书《论脚弱状候不同》篇“故使愚俗束手受病，死无告陈”，当作“死无告陈”，谓死了也无处诉冤。陈，告。

[6] 脉有五死，气有五生：脉有五死，指死心脉来，前曲后居，如操带钩，曰心死；死肺脉来，如物之浮，如风吹毛，曰肺死；死肝脉来，急益劲，如新张弓弦，曰肝死；死脾脉来，锐坚如乌之喙，如鸟之距，如屋之漏，如水之流，曰脾死；死肾脉来，发如夺索，辟辟如弹石，曰肾死。气有五生，指春、夏、秋、冬、长夏皆以胃气为本，得胃之冲和滑利和缓之气则生。参见《素问·平人气象论篇》。

[7] 阴家脉重，阳家脉轻：谓患阴性病者脉沉，宜重取；患阳性病者脉浮，宜轻取。

[8] 阳病阴脉则不永，阴病阳脉则不成：谓阳病阴脉、阴病阳脉皆为逆症，难以长久。不永、不成，皆谓不能长寿。

[9] 荣：本指草木繁茂，此指健康。

[10] 厥横：逆乱。

[11] 致理：即至理，最高明的道理。致，通“至”。极。

[12] 阴气下而不上曰断络，阳气上而不下曰绝经：阳主络，阴主经。阳在上，阴在下，阴阳升降则经络畅通。阴气只下而不上则阳络阻绝，故曰断络；阳气只上而不下，则阴经阻绝，故曰绝经。

[13] 火来坎户，水到离扃：谓水火既济，阴阳和调。坎户，水之门户。坎，八卦之一，属水。离扃（jiǒng 炯），火之门户。离，八卦之一，属火。扃，门户。

阴不足，则济之以水母[1]；阳不足，则助之以火精[2]。阴阳济等[3]，各有攀陵[4]。上通三寸，曰阳之神路[5]；下通三寸，曰阴之鬼程[6]。阴常宜损，阳常宜盈。居之中者[7]，阴阳匀停。是以阳中

第五单元

之阳，天仙赐号[8]；阴中之阴，下鬼持名[9]。顺阴者，多消灭；顺阳者，多长生。逢斯妙趣，无所不灵。

[1] 水母：本指水神，此指滋阴之药。

[2] 火精：本指太阳，此指助阳之药。

[3] 济等：犹齐等，平衡。

[4] 攀陵：犹攀升。此指升降。

[5] 上通三寸，曰阳之神路：上通三寸，谓上炼上丹田。上三寸，指上丹田，亦称“泥丸”，位于脑之正中，眉心后去三寸处，气功家炼津之所。阳之神路，阳气往来之道。

[6] 下通三寸，曰阴之鬼程：下通三寸，谓下炼下丹田。下三寸，指下丹田，脐下三寸之处，为气功家炼津之所。阴之鬼程，阴精归聚之道。程，道路。

[7] 居之中：谓阴阳各得其半。

[8] 阳中之阳，天仙赐号：谓得阳中之阳，则能长生不老。

[9] 阴中之阴，下鬼持名：谓得阴中之阴，则得病早亡。

☞阅读实践

香岩先生云湖州沈赤文年甫冠读书明敏父母爱之如掌珠将毕姻合全鹿丸一料少年四人分服赤文于冬令服至春初忽患浑身作痛有如痛风渐至腹中作痛有形之块累累于肠饮食不进肌肉消瘦诸医治之乃父畏用消道清火之药唯以参术补方是从至秋初邀余诊视问曰小儿晚间去黑粪如拳大者一块目下遍身如火欲饮井水不知何故余按脉数大身体骨立验其所下之块黑而坚硬意为瘀血结成与酒蒸大黄丸二钱下黑块不计用水浸之胖如黑豆详询所以乃全鹿丸未化也始知为药所误不数日热极而死同服三少年一患喉痹而死一患肛门毒而死一患吐血咳嗽而死此皆无病而喜服温补之害也录此以劝世人不必好补而服药（清·王学权《重庆堂随笔》卷上）

要求：

1. 标点文章。
2. 语译画线的片断。
3. 思考：作者写这篇文章的目的是什么？

◎专题五：怎样读古注

阅读古籍需要参考古人的注释已经是人们的共识。这不仅因为注释者距离作品的时代比我们近，减少了文本在流传过程中出现的讹误，更接近古籍原貌；还在于古注内容丰富，除了解释字词音义外，凡是有关典章制度、山川地理、服饰车马、人物爵里，著作中提到而注者又认为有必要解释的内容，都是注释的对象。因此清人杭世骏在评价注释之难时曾说："作者不易，笺疏家尤难。何也？作者以才为主，而辅之以学。兴到笔随，第抽其平日之腹笥，而纵横蔓延以极其所至，不必沾沾獭祭也。为之笺与疏者，必语语核其指归，而意象乃明；必字字还其根据，而证佐乃确。才不必言，夫必有什倍于作者之卷轴，而后可以从事焉。"（《道古堂文集·卷八·李太白集辑注序》）

医籍注释则更需兼文理医理之长，即通过客观诠释文理，正确理解医理，又依据医理而核正文理，所以有成就的医籍注释佳作往往出于亦医亦儒大家之手。他们或补缺正误，或疏通文字，或抒发己见，或阐述医理，反映了注释者深刻的学术底蕴及对医理的发展创新、分析问题的巧妙思维和运用语言材料的能力。唐·王冰《黄帝内经素问注》序曾说："且将升岱岳，非径奚为？欲诣扶桑，无舟莫适。"古注正如同"舟"、"径"，是帮助我们到达阅读彼岸的工具与凭借。

古注如此重要，我们在阅读古医籍时应该怎样读古注，注意哪些问题呢？

一、查检目录是了解古籍注本的有效途径

阅读古注首先要选择好的注本。古医籍的注本非常繁富，以《黄帝内经》、《伤寒杂病论》、《难经》等经典著作为例，围绕这几部著作的注释作品多达百余部。面对如此众多的本子，要取得事半功倍的阅读效果，只有根据自己的阅读需求选择注本，才是执简驭繁的方法。这就要求我们：

1. 知晓必要的目录学著作

清代学者王鸣盛在《十七史商榷》中说："目录之学，学中第一要紧事。必从此问途，方能得其门而入。"要了解我国有哪些中医古籍及其注本，也必须借助于目录学著作。

我国最早的目录学著作可上溯到西汉末年刘向、刘歆父子的《别录》、《七略》，可惜原书早已亡佚。现在留传下来最早的是东汉班固的《汉书·艺文志》。此后，历代史书也撰有《艺文志》或《经籍志》，称之为史志目录。如《隋书·经籍志》、《宋史·艺文志》等等。另外，还有不少私家或官方修撰的目录学著作，如北宋官修书目《崇文总目》，南宋晁公武的《郡斋读书志》，清初钱曾的《读书敏求记》等。清代乾隆年间，永瑢、纪昀主编的《四库全书总目（提要)》是我国古代最大的一部目录学专著。

关于中医的目录著作，现存最早的是明末殷仲春（方叔）所编的《医藏目录》（又名《医藏书目》）。日本医家也编撰了不少有价值的医学书目，其中最著名的是丹波元胤撰于1826年的《中国医籍考》和之后冈西为人编撰的《宋以前医籍考》。

新中国成立后，我国出版了一大批中医目录学专著。其中著名的有《四部总录·医药编》、《中医图书联合书目》、《三百种医籍录》、《中国分省医籍考》、《中国医籍提要》、《中国医籍通考》、《全国中医图书联合目录》等。这些目录书旁搜远绍，按类编排，记述作者事迹、版本源流、内容提要、各家评述、卷数出处、考证资料及有关序跋等。至于内容丰富，查阅方便，则首选《全国中医图书联合目录》、《中医图书联合目录》等。

以《素问》为例，如果要了解其注本，选择薛清录主编的《全国中医图书联合目录》比较简捷方便。该书医经部分，在1.2《素问》一书之下的1.22注释本当中，为我们详细罗列了唐王冰注、宋林亿等校正《重广补注黄帝内经素问》从金到清的不同刻本以及朝鲜、日本的刻本；元·滑寿的《读素问抄》；明·丁瓒的《素问抄补正》；明·马莳的《黄帝内经素问注证发微》；明·吴昆的《黄帝内经素问吴注》；明·黄俅的《黄帝内经素问节文注释》；清·张志聪的《黄帝内经素问集注》；清·姚止庵的《素问经注节解》；清·高世栻的《黄帝素问直解》；日·丹波元简的《素问识》，清·张琦的《素问释义》；日·丹波元坚的《素问绍识》；日·喜多村直宽的《黄帝内经素问讲义》；清·田晋藩的《内经素问校正》等等，这些注本都是我们阅读研究《素问》不可或缺的著作。

根据著录，我们可以看出唐王冰注、宋林亿校本是《素问》现存最早最为完整的注本。如果想阅读这个注本，我们还可以进一步查检《中国医籍考》，因为该书不仅为我们提供了著作的卷数、出处、存佚，还收录了王冰的自序及林亿、赵希弁（《读书后志》）、陈振孙（《书录解题》）、刘完素（《原病式序》）、吕复、马莳、汪昂等一系列的考证评论，其中《四库全书总目提要》中关于王冰“排决隐奥，多所发明。其称大热而甚，寒之不寒，是无水也。大寒而甚，热之不热，是无火也。无火者，不必去水，宜益火之源，以消阴翳。无水者，不必去火，宜壮水之主，以镇阳光，遂开明代薛己诸人探本命门之一法，其亦深于医理者矣”的论述尤为精辟。

2. 根据需求选择古籍注本

要选择需要的注本还应了解著作的注释特点，才能满足阅读需求。仍以《黄帝内经》为例，从大的方面说，研究其著作分为四大类，即对其进行注释的著作，如唐·王冰的《黄帝内经素问注》；对其进行类编的著作，如杨上善的《黄帝内经太素》、张介宾的《类经》；对其进行摘编的著作，如明·李中梓的《内经知要》；对其进行医理发挥的著作，如清·黄元御的《素问悬解》、《灵枢悬解》等，旨意各有不同。就读古注而言，注释类与类编类的著作是我们阅读的首选，因为它们是对原著的全面解读，给我们的信息量是摘编著作远远不能比及的。从细的方面分，注释家注释的侧重面也各不相同。有医文兼顾，融释词串讲、文字校勘、医理阐发为一体的，如王冰的《黄帝内经素问注》、杨上善的《太素》；有偏及文字训诂校勘的，如清人胡澍的《素问校义》、俞樾的《读书余录·内经素问四十八条》、孙诒让的《札迻·素问十四条》；有侧重音义诠释的，如清·陆懋修的《内经难字音义》；有长于考据的，如日本·森立之的《素问考注》；有汇集同道及门第众人之见的，如清·张志聪的《黄帝内经素问集注》、《灵枢集注》；有长于医理的，如张介宾的《类经》等。

二、掌握体例术语是阅读古注的基础

1. 古医籍注释的惯用体例

古书注释的体例大同而小异。一般的体式为原文、传注、笺疏、释文等合刊的方式。医书的注释与之小异，格式更为简单，即只有对经文的解释，而没有对注文加以解释疏通的笺疏，因而简洁明了，紧扣原著，易于把握。例如：

“黄帝曰：治之奈何？岐伯曰：春夏先治其标，后治其本；秋冬先治其本，后治其标。本，谓根与本也。标，末也，方昭反，谓枝与叶也。春夏之时，万物之气上升，在标；秋冬之时，万物之气下流，在本。候病所在，以行疗法，故春夏取标，秋冬取本也。黄帝曰：便其相逆者奈何？谓适于口则害于身，违其心而利于体者，奈何？岐伯曰：便此者，食饮衣服，亦欲适寒温，寒无凄凄，暑无出汗，食饮者热毋灼灼，寒毋沧沧。沧沧，寒也，音仓。寒无凄等，谓调衣服也，热毋灼等，谓调食饮也，皆逆其所便也。寒温中适，故气将持，乃不致邪僻。五脏之中和适，则其真气内守，外邪不入，病无由生。”

以上是《太素·顺养》中的一段原文及杨上善的注释。该段文字的注释集释词、释音及医理的串讲于一体，很代表医籍注释的特色。词义训释中，杨上善使用了常见的“某，某也”的格式，如“标，末也”、“沧沧，寒也”。在释音方面使用了反切法，如“标，方昭反”，以及同音字注音法“沧沧，音仓”。其中术语“谓”用于以具体解释抽象，如“本，谓根与本也。标，谓枝与叶也。”“寒无凄等，谓调衣服也，热毋灼等，谓调饮食也。”“便其相逆者奈何”句下注文中的“谓”不属于这种用法，是串讲句意。注文“从春夏之时”至“秋冬取本也”是在阐述医理。原文“乃不致邪僻”下的注文与此相同。又如：

“上古之人，其知道者，法于阴阳，和于术数。上古，谓玄古也。知道，谓知修养之道也。夫阴阳者，天地之常道，术数者，保生之大伦，故修养者必谨先之。《老子》曰：万物负阴而抱阳，冲气以为和。《四气调神大论》曰：阴阳四时者，万物之终始，死生之本，逆之则灾害生，从之则苛疾不起，是谓得道。此之谓也。食饮有节，起居有常，不妄作劳，食饮者，充虚之滋味，起居者，动止之纲纪，故修养者谨而行之。《痹论》曰：饮食自倍，肠胃乃伤。《生气通天论》曰：起居如惊，神气乃浮。是恶妄动也。《广成子》曰：必静必清，无劳汝形，无摇汝精，乃可以长生。故圣人先之也（新校正云：按全元起注本云：饮食有常节，起居有常度，不妄不作。《太素》同。杨上善云：以理而取声色芳味，不妄视听也。循理而动，不为分外之事）。故能形与神俱，而尽终其天年，度百岁乃去。形与神俱、同臻寿分，谨于修养，以奉天真，故尽得终其天年。去，谓去离于形骸也。《灵枢经》曰：人百岁，五脏皆虚，神气皆去，形骸独居而终矣。以其知道，故能［守］长寿延年。度百岁，谓至一百二十岁也。《尚书·洪范》曰：一曰寿。百二十岁也。今时之人不然也，动之死地，离于道也。以酒为浆，溺于饮也。以妄为常，寡于信也。醉以入房，过于色也。以欲竭其精，以耗散其真，乐色曰欲，轻用曰耗。乐色不节则精竭，轻用不止则真散，是以圣人爱精重施，髓满骨坚。《老子》曰：弱其志，强其骨。河上公曰：有欲者亡身。《曲礼》曰：欲不可纵。（新校正：按《甲乙经》耗作好）不知持满，不时御神，言轻用而纵欲也。《老子》曰：持而盈之，不如其已。言爱精保神，如持盈满之器，不慎而动，则倾竭天真。《真诰》曰：常不能慎事，自致百痾，岂可怨咎于神明乎。此之谓也（新校正云：按别本时作解）。务快其心，逆于生乐。快于心欲之用，则逆养生之乐矣。《老子》曰：甚爱必大费。此之类欤。夫甚爱而不能救，议道而以为未然者，伐生之大患也。起居无节，故半百而衰也。亦耗散而致是也。夫道者不可斯须离，离［守］于道则寿不能终尽于天年矣。《老子》曰：物壮则老，谓之大道，不道早亡。此之谓离道也。"

以上是《素问·上古天真论》唐·王冰注及宋·林亿的新校正。王冰注释的特点是引用了大量的经书及医著来证明原文及自己释文的正确性。经书引用了《老子》、《广成子》、《尚书》、《曲礼》、《真诰》等。医著引用了《灵枢》及《素问》，可以看出王冰对该书之熟悉及把握的准确。王冰注释中用了术语"谓"，但用法不是一般常用的格式。如："上古，谓玄古也"的"谓"是用来解释词义的，这是《素问》王冰注特有的习惯用法；"知道，谓知修养之道也"的"谓"，是一般常用的格式，即以具体内容来解释抽象或比较宽泛内容时的术语。原文"不知持满，不时御神"注文所用的"言"，是用以揭示句子含义的术语。"轻用而纵欲也"是对原文要旨的最好概括。注文接着引用《老子》及《真诰》之语，使注释更具有说服力及可信性。两者相得益彰，浑然一体，可看出王冰注释医籍的深厚功底。

林亿的新校正也不容忽视。第一条校正说明全元起注本与王冰注本在该句上的不同，运用的是对校法，接着以"太素同"来佐证，运用的是他校法。引杨上善注，是为了说明全元起本的正确性。第二条"按《甲乙经》耗作好"是对原文"以耗散其真"的校勘。林亿虽未对该条校勘作其他说解或评论，但结合该句的上文"以欲竭其精"来看，作"以好散其真"更佳，这样"欲"与"好"（读第四声，嗜好之义），"竭"与"散"、"精"与"真"相对为文，两句对仗更为工整，校勘之义不言自明。第三条是对原文"不时御神"的"时"的校勘。"按别本时作解"，即其他本子作"不解御神"，两者皆可讲解通顺，我们读时就不必苛求孰是孰非了。

通过以上注释，我们可以看到古医注内容丰富，涉及面广；古人注释的方法灵活多样，随文而用；在注释术语的应用上，既遵循常法，又有个人的风格习惯。

2. 古医籍注释的常用术语

在读古注时，通过术语来分析注释内容是十分重要的环节。我们需要掌握的术语主要有：

（1）某，某也。主要用于同义相训，有时也用于音训。例如：

《太素·刺法》：“劲则气滑血清，刺此浅而疾之。”杨上善注：“劲，急也。”

注中杨上善以同义词“急”为被释词“劲”作注，属于“同义相训”。

《素问·生气通天论》：“高梁之变，足生大丁，受如持虚。”王冰注：“高，膏也。梁，粱也。”

此例虽然也是用术语“某，某也”，却与前例不同，是用于假借字的音训。说明原文“高”是“膏”的借字，“梁”是“粱”的借字，读注时要特别注意区别。

（2）谓之、曰、为。这三个术语，主要用于“确立义界”的训释。几项对举时，又有区别词义之间微细差异的作用。例如：

《难经·五十八难》：“伤寒有五：有中风，有伤寒，有湿温，有热病，有温病。其所苦各不同。”滑寿《难经本义》曰：“纪氏云：汗出恶风者谓之中风；无汗恶寒者谓之伤寒；一身尽疼，不可转侧者，谓之湿温；冬伤于寒，至夏而发者，谓之热病；非其时而有其气，一岁之中病多相似者，谓之温病。”

该注中术语“谓之”，分别划定了虽同属“伤寒”，又可细分为五的各自义界，同时提示了它们之间的区别或差异。

《太素·痈疽》：“阳气大发，消脑留项，名曰脑铄。其色不乐，项痛而刺以针，烦心者死不治。”杨上善注：“脑后曰项。”

杨注中术语“曰”为“项”作了界定。

《素问·气穴论》：“肉之大会为谷，小会为溪。”

这段经文本身就是注释材料。单独看，它用术语“为”，分别明确了“谷”与“溪”的词义界说；对举而言，又通过术语“为”揭示了“谷”与

“溪”之间的不同。

(3) 谓。通常用来以“形象”、“具体”解释“抽象”、“概括”；也常用于串讲文意等。例如：

《素问·腹中论》：“帝曰：善。何以知怀子之且生也？岐伯曰：身有病而无邪脉也。”王冰注：“病，谓经闭也。”

“病”一词有较高的概括性，是患有疾病的通用语。王冰注用术语“谓”，说明此处所说的“病”具体是指“经闭”。

《素问·藏气法时论》：“毒药攻邪，五谷为养，五果为助，五畜为益，五菜为充。”王冰注曰：“药谓金、玉、土、石、草、木、菜、果、虫、鱼、鸟、兽之类。”

术语“谓”，具体说明了“药”的内容。

《素问·平人气象论》：“尺涩脉滑，谓之多汗。”王冰注曰：“谓尺肤涩而尺脉滑也。”

该注通过“谓”对经文“尺涩脉滑”文意进行串讲。

(4) 貌。多用于表示人、事物或动作的性质、状态。例如：

《素问·风论》：“风者，善行而数变。腠理开则洒然寒，闭则热而闷。”王冰注：“洒然，寒貌。闷，不爽貌。”

《素问·离合真邪论》：“此邪新客，溶溶未有定处也。”高士宗《素问直解》：“溶溶，流动貌。”

(5) 犹。常用来说明词义之间有引申关系或声音关系。例如：

《素问·四气调神大论》：“唯圣人从之，故身无奇病，万物不失，生气不竭。”王冰注：“从，犹顺也，谓顺四时之令也。”

《素问·生气通天论》：“平旦人气生，日中而阳气隆。”王冰注：“隆，犹高也、盛也。”

以上两例都是说明词义之间有引申关系。

《素问·腹中论》：“此下则因阴，必下脓血”。高士宗《素问直解》：“因，犹依也。”

“因”、“依”音近义通。“犹”用于求语源以通其音义。

《类经·五脏平病死脉胃气为本》：“平肝脉来，缨弱招招如揭长竿末梢，曰肝平。”张介宾注：“招招，犹迢迢也。”

此例"犹"用于音训，说明"招招"与"迢迢"之间的音义关系。

（6）言。常用于串讲文意、说明中心思想；还用于提示某种语言结构或修辞手段及其所表达的意义。例如：

《素问·汤液醪醴论》："黄帝问曰：为五谷汤液及醪醴奈何？岐伯对曰：必以稻米，炊之稻薪。稻米者完，稻薪者坚。帝曰：何以然？"王冰注："言何以能完坚邪？"

王注用术语"言"串讲"何以然"一句的文义。

《素问·汤液醪醴论》云："岐伯曰：当今之世，必齐毒药攻其中，镵石针艾治其外也。"王冰注："言法殊于往古也。"

此处"言"用于说明原文的中心思想，即今世治病的方法与往古不同。

《素问·脉要精微论》："诸痈肿、筋挛、骨痛，此皆安生？"王冰注："安，何也。言何以生之。"

"安生"是一个容易引起不同理解的语言结构。王冰以"言何以生之"，提示了这一语言结构的性质，说明代词"安"在此处表示疑问，相当于"怎么"。

《素问·刺腰痛》："厥阴之脉令人腰痛，腰中如张弓弩弦。"王冰注："如张弦者，言强急之甚。"

注释中"言"揭示了经文以比喻修辞手段所要表达的意思。

（7）之言、之为言。这两个术语，一般用于声训。例如：

《难经·二十八难》："督脉者，起于下极之俞。"滑寿《难经本义》："督之为言都也。为阳脉之海，所以都纲乎阳脉也。"

滑寿认为，"督"、"都"音近义通，所以用了术语"之为言"。

《伤寒论·辨不可下病脉证并治》："凡服下药，用汤胜丸。"成无己注："汤之为言荡也，涤荡肠胃。"

该注通过声训，以"汤之为言荡也，涤荡肠胃"解释了"汤"剂的命名由来。

（8）读为、读曰。这两个术语一般用于"破通借"，即以本字解释通假字时使用。例如：

《素问·阴阳应象大论》："血实宜决之，气虚宜掣引之。"王冰注："掣读为导，导引则气行条畅。"

王冰注认为经文"掣"是"导"的假借字，"掣"与"导"古音声纽都属于舌音，是音近通假，故使用"读为"。清·段玉裁《周礼汉读考·序》说："读为、读曰者，易其字也。易之以音相近之字，故为变化之词。"

《素问·痹论》："经络时疏故不通。"于鬯《香草续校书·内经素问》："通即读为痛。痛、通并谐甬声，故得假借。《甲乙经·阴受病发痹》篇作痛，正字也。此作通，假字也。不省通为假字，则既言疏，又言不通，义反背矣。而或遂以通为误字，则不然。故不烦改通为痛。《素问》假字于此最显，注家多不明其例，盖医工能习六书者甚少也。"

于鬯认为此处的"通"并非误字，而是"痛"的假借字。所以不仅使用术语"读为"指明"通"是"痛"的假借字，还论述了两字通假的依据，并引用《甲乙经》说明"痛"是本字，还就医理分析了用"通"不确切的原因，注文最后感慨医生能医文兼备者甚少。

(9) 读若、读如。这两个术语有时用于单纯的注音，有时用于说明假借字。例如：

《难经·八十难》："经言有见如入，有见如出者，何谓也?"滑寿《难经本义》："如读若而。《孟子》书'望道而未之见'，而读若如。盖通用也。"

此例中的"读如"并非用于单纯注音，而且用于"破通借"，即说明原文"如"是"而"的假借字。"有见如入，有见如出者"应为"有见而入，有见而出者"。清人钱大昕在《潜研堂文集》中说："汉人言读若者，皆文字假借之例。不特寓其音，并可通其字。"

(10) 当为、当作。这两个术语通常用于校勘，改正错字。例如：

《太素·五脏痿》："肾热者，色黑而齿熇。"杨上善注："熇当为槁，色黑齿枯槁也。"

《素问·刺禁论》："无刺大醉，令人气乱。"林亿·新校正："按《灵枢经》气乱当作脉乱。"

以上十组术语都是阅读古医籍时经常遇到的，只有熟记胸中，读注时认真分析，反复体会，才能准确把握注释的内容。

三、了解方法特点是分析古注的必要手段

1. 古医籍注释的主要方法

医籍词语注释有比较固定的方法，了解一般的方法可以加强对术语的分析，进一步掌握古注的内容。其主要方法有：

（1）先校勘，后释义：通过校勘，找出本字，再依据本字进行正确释义，是古人常使用的方法之一，用此解决了不少疑难问题。

例 1.《素问·灵兰秘典论》：“至道在微，变化无穷，孰知其原！窘乎哉，消者瞿瞿，孰知其要！”《林亿新校正》：“按《太素》作：‘肖者濯濯。’”

林亿首先对“瞿瞿”作了校勘，认为本字应为“濯濯”。对此清人俞樾非常赞同，并以《内经》之用韵加以考证。

俞樾：“按《太素》是也。‘濯’与‘要’为韵。今作‘瞿’，失其韵矣。《气交变大论》亦有此文，‘濯’亦误作‘瞿’，而‘消’字正作‘肖’，足证古本与《太素》同也。”

为了使全句意思明畅，日本喜多村直宽同时对句中“消”字作了校勘，认为当作“肖”：“《太素》‘消’作‘肖’。《气交变大论》同。宽按：肖，宵同。江淹《杂体诗》：‘宵人重恩光。’善曰：《春秋孔演图》曰：‘宵人之世多饥寒。’宋均曰：‘宵，犹小也。’”

为了说明此解的正确，清人田晋蕃不仅引用辞书的释义加以论证，还通过分析句意说明解释的正确：“《方言》十二：‘肖，小也。’《尔雅．释诂》：‘濯，大也。’肖者濯濯，即‘至道在微，变化无穷，千之万之，可以益大’之义。详文义亦从《太素》为是。”

根据校勘后的词义，“濯濯”当作“大，深远”之义，用在文中说明“至道”精深微妙，变化难以穷尽。

例 2.《素问·脉解篇》：“所谓色色不能久立，久坐起则目𥇍𥇍无所见者，万物阴阳不定未有主也，秋气始至，微霜始下，而方杀万物，阴阳内夺，故目𥇍𥇍无所见也。”

宋·林亿·新校正：“详色色二字疑误。”

该段文字又见于《太素·卷八·经脉病解》：“色色”一词作“邑邑。”杨上善注：“七月阴阳气均未有定主，秋气始至，阳气初夺，故邑然怅望，不

第五单元

能久立。”文下萧延平校勘：“邑邑《素问》作色色，新校正云：‘色色’二字疑误。”

对于“色色”是否为“邑邑”之误，张介宾也提出同一看法，他在《类经·疾病类·六经病解》该文下说：“色色，误也，当作邑邑，不安貌。秋气至，微霜下，万物俱衰，阴阳未定，故内无所主，而坐起不常，目则䀮䀮无所见。”《素问识》丹波元简按：“‘邑邑’与‘悒悒’通。《史记．商君传》云：‘安能邑邑，待数十百年’。悒，《说文解字》：‘不安也’。张注本此。”

“悒悒”见于《素问·刺疟》：“足厥阴之疟，令人腰痛少腹满，小便不利如癃状，非癃也，数便，意恐惧气不足，腹中悒悒，刺足厥阴。”王冰注：“悒悒，不畅之貌。”丹波元简：《说文解字》：“悒，不安也。”又“悒悒”在《太素·十二虐》作“肠中邑邑”。萧延平按：“‘邑邑’《素问》、《甲乙》、巢氏并作‘悒悒’”。由此可见丹波元简的见解是正确的，“邑邑”与“悒悒”是通假字，为不安之义。王冰注为“不畅”正本于此。

本条也是通过校勘误字“色”当作“邑”，然后再进行正确释义。

（2）辨通假，找本字：通过辨识文中词语是否为通假字，确定本字之后再进行释义，是古人常用的方法之二。

例 1.《灵枢·逆顺肥瘦》：“黄帝曰：愿闻人之白黑肥瘦小长，各有数乎？岐伯曰：年质壮大，血气充盈，肤革坚固，因加以邪，刺此者，深而留之，此肥人也。广肩腋项，肉薄，厚皮而黑色，唇临临然，其血黑以浊，其气濇以迟。”

“临临”又见于《灵枢·通天》。黄帝曰：“别五态之人，奈何？少师曰：太阴之人，其状黮黮然黑色，念然下意，临临然长大，腘然未偻，此太阴之人也。”

明·马莳云：“临临然，长大貌。”这个注释实际并没有对词义做出明确的训诂，只是用原文来说明是修饰“长大”的状语；张介宾则云：“临临然，临下貌”，用于此处也不妥帖。清人王念孙《广雅疏证》：“临者，大也。《灵枢·通天篇》云：太阴之人其状临临然长大……临之言隆也。《说文解字》：隆，丰大也。临与隆古亦同声。”王念孙所说的同声就是我们所说的同声纽，即双声假借字。他在注中同时列举了两字假借的书证：“故《大雅·皇天篇》‘与尔临衝’韩诗作‘隆衝’，《汉书·地理志》‘隆虑’，《荀子·强国篇》

作‘临虑’。”因此，根据“临”的本字“隆”，唇“临临然”应是嘴唇丰厚的样子。太阴之人“临临然”应是高大壮实的样子。今《汉语大词典》收录了这个义项，解释为“高貌”。

例2.《灵枢·逆顺》：“伯高曰：兵法曰无迎逢逢之气，无击堂堂之阵。刺法曰：无刺熇熇之热，无刺漉漉之汗，无刺浑浑之脉，无刺病与脉相逆者。”

“逢逢”在《太素·量顺刺》作‘逄逄’。杨上善注：“逄，蒲东反，兵气盛也。”

“逄”音“旁”，义为鼓声，韩愈诗《病中寄张十八》：“不蹋晓鼓朝，安眠听逄逄”即指鼓声，但这与“逄逄之气”的“气”相联系，于文义不通，并且从杨氏反切释音可以看出为“蓬”之音。同时马莳、张介宾、丹波元简等所见到的本子均做“逢”，这从他们的注释中可以看出来：

马莳：“逢逢之气，势来迫而甚盛者也。堂堂之陈，陈方整而甚众者也。故无迎者，当避其来锐耳，无击者，当击其惰归耳。”

张介宾：“逢逢之气盛，堂堂之阵整，无迎无击，避其锐也。”

丹波元简：“孙子云：无邀整整之兵，无击堂堂之阵。注：堂堂，广大也，逢逢鼓声。《诗·大雅》：龟鼓逢逢是也。”

陆懋修：“‘逢’，薄红切，与‘蓬’通……《诗·大雅》：龟鼓逢逢。《太平御览》作‘蓬蓬’。”

考《干禄字书·平声》：“逄，逢俗字。”

由此我们可以看出，“逄”乃是“逢”之俗字，依“逢”释义，词义不明，只有通过探求假借之字“蓬”，才能给予正确解释。

（3）引经典、证文义：通过引用古代经典著作中的训诂来证明自己注释正确无误，是古人解词的方法之三。

例1.《素问·生气通天论》：“阳气者，烦劳则张，精绝辟积，于夏使人煎厥。目盲不可以视，耳闭不可以听，溃溃乎若坏都，汩汩乎不可止。”

该句中的“汩汩”在《太素·调阴阳》中作“滑滑不止”。杨上善注：“溃溃、汩汩皆乱也。”究竟此处是“滑滑”还是“汩汩”呢。对此丹波元简通过引证经典之注说明了自己的观点。

丹波元简：“汩汩，考《韵书·音聿》从子曰之曰，水流也。又奔汩，疾貌。卷末释音，古没切，音骨，烦闷不止也，此从日月之日，书《洪范》：汩陈其五行。注：汩，乱也。义盖取于此。"

丹波之注通过引用《尚书·洪范》的文句及注说明了对杨注的认同。而森立之则通过更多经书的引用证明了"汩"与"滑"为通假字。

森立之……《洪范》：汩陈其五行。传：汩，乱也。《周语》："滑夫二川之神。"韦注：滑，乱也。《荀子》正名注《成相篇》吏谨将之无披滑注：滑与汩同。《庄子·齐物论》释文："向本作汩。"

在给"汩汩"释义中森立之除引用《洪范》外，还引用了《周语》、《荀子》、《庄子》等著作。

例2.《素问·离合真邪论》："夫邪之入于脉也，寒则血凝泣，暑则气淖泽，虚邪因而入客，亦如经水之得风也，经之动脉，其至也亦时陇起，其行于脉中循循然……"

对于"循循"，各家注释基本一致。王冰释为"顺动貌"，高世栻与张志聪均释为"次序貌"。

王冰：循循然，顺动貌，言随顺经脉之动息，因循呼吸之往来，但形状或异尔。

高世栻：其不因于邪，则血气之行于脉中循循然。循循，次序貌，犹之天地温和而经水安静也。

张志聪：循循，次序貌。言邪在于经，虽有时陇起，而次序循行，无有常处。

唯丹波元简通过引经典，详细说明"循循"是"次序貌"，他说："《论语》：'循循然，善诱人。'何注：'次序貌'。"此处引用的《论语》。

此外古人还通过运用字书以及串讲医理等其他方法对词语进行释义。特别值得注意的是，他们常常把上述方法综合运用，使释义更准确、更丰满、更符合原著的意义。

2. 古医籍注释的不同特点

了解各个注家的不同注释特点，也是我们读古注时应该注意的问题，有助于我们判定应该使用的注本。仍以《内经》注释为例，杨上善、王冰、马莳就各有所长。

杨上善在《太素》注中对腧穴的名物训诂堪称独步古今。他通过探究事物特征，揭示疾病、腧穴、经络命名的原因。

例 1. 井："井者，古者以泉源出水之处为井也，掘地得水之后，仍以本为名，故曰井也。人之血气出于四支，故脉出处以为井也。"（《太素·本输》注）

例 2. 输："输，送致聚也。《八十一难》曰：五脏输者，三焦行气之所留止，故肺气与三焦之气送致，聚于此处，故名为输也。"（《太素·本输》注）

例 3. 夹白："白，肺色也，此穴在臂，候肺两厢，故曰夹白。"（《明堂》注）

例 4. 鱼际："大指本节后，象彼鱼形，故以鱼名之。赤白肉畔，故曰鱼际也。"

唐·王冰《素问注》则更擅长把握词的本义、引申义与比喻义关系的分析。

例 1. 《素问·阴阳应象大论》："审清浊而知部分；视喘息、听声音而知所苦；观权衡规矩而知病所主。"

王冰注："权谓秤权，衡谓星衡，规谓圆形，矩谓方象。然权也者，所以察中外；衡也者，所以定高卑；规也者，所以表柔虚；矩也者，所以明强盛。《脉要精微论》曰：春以应中规，言阳气柔弱；以夏应中矩，言阳气强盛；以秋以应中衡，言阴升阳降，气有高下；以冬应中权，言阳气居下也。故善诊之用，必备见焉。"

在这段注释里，王冰解释了权、衡、规、矩的本意是秤权、星衡、圆形、方象。它们在句中分别比喻的是内外、高低、柔虚、强盛。

例 2. 《素问·汤液醪醴论》云："平治于权衡，去宛陈莝，微动四极，温衣，缪刺其处，以复其形。"王冰注："平治权衡，谓察脉沉浮也"。

同是"权衡"，王冰用注语说明了此处比喻的与前篇不同，是指脉象的浮沉。

特别值得注意的是：王冰使用注释用语也有自己的特点，比如术语"谓"一般用法是以"形象"、"具体"解释"抽象"、"概括"，王冰却用它来解释词语，替代了一般常用的"某，某也"的格式。

明·马莳在《黄帝内经灵枢注证发微》中常用"以本书注释本书"的注释方法，这是由于他能融贯全书，首尾相顾。马莳云："愚注释此书，并以本经为照应，而《素问》有相同者，则援引之。”如注释《九针十二原》时，他不仅以《灵枢·小针解》解之，还以《素问·针解篇》对照云：“篇内小针之要以下，岐伯尽解于第三篇小针解之内，故愚释此篇，即以小针解之义入之，不敢妄用臆说也。《素问》有《针解篇》，亦与此二篇小同，当合一篇而观之，其义无余蕴也。”

四、勤于实践是领悟古注的关键

由于古注涉及面广，再加上古今社会文化背景、思想观念、知识结构、语言和表达习惯的差异，因此必须综合运用文字词汇、语法修辞、医药文史等各方面的知识，才能对古注的要旨了然无疑。而读古注也像提高古籍阅读能力一样，最有效的方法就是经常进行阅读实践。阅读实践不仅能帮助我们熟悉古注的体例、术语，有时还会发现一些问题，并通过古注加以解决。

1. 在实践中发现问题

古注对于医籍疑难字、词、句的解释或串讲，往往详略随意，形式灵活，零星分散。如果我们把这些零散的训诂材料集中起来，细心进行比较，就会发现问题，使古注阅读进入更高一个层次。

例1：《素问·刺热》云：“肝热病者……刺足厥阴少阳，其逆则头痛员员，脉引冲头也。”王冰注：员员，谓似急也。

这个注释比较费解，似乎说得是项痛很急，然而又与后文“淡淡然”不相连贯。再看同篇：“肾热病者……其逆则项痛员员淡淡然”，王冰对“员员”又未加注释。在这种情况下。我们可以参考其他注家注释进行比较：

清·张志聪《黄帝内经素问集注》注：“员员，周转也。”

日·丹波元简《素问识》：“《通雅》云：‘头痛员员，正谓作晕，故令人头悬。简按，考文以义，志注近是。’”也就是说张志聪与丹波都认为王冰对“员员”的注释是不正确的，其义应为头眩晕之状。由此，对《素问·刺热篇》中的“员员”出现了两种解释：

王冰：员员——急。

张介宾、丹波元简：员员——周转、晕。

例2.《灵枢·杂病》云：“心痛，腹胀，啬啬然，大便不利，取足太阴。”

杨上善在《太素·寒热·厥心痛》注释该句："啬啬，恶寒之貌也"。张介宾在《类经·针刺类》该条下注："啬啬，啬滞貌，此病在脾，故当取足太阴经以刺之。"马莳在《灵枢注证发微》中也对该句进行了串讲："有心痛者，其腹中胀满，啬啬然，大便为之不利，当取足太阴脾经以刺之。"马莳虽然没对"啬啬"做出具体的解释，但是通过串讲中兼释训词，可以看出是把"啬啬"解释为"涩滞不通"，与张介宾释义相同。他们的注释本于许慎《说文解字》："啬，爱濇也"。段玉裁《说文解字注》："啬濇叠韵，广韵引作涩，涩与濇皆不滑也"。依照段玉裁注，"啬"是"濇"的假借字，又作涩，意义为"不滑"，即张介宾所说的"啬滞貌"。然而，张志聪却认同杨上善的说法，在《灵枢集注·杂病》文中云："啬啬，畏寒貌。"由此可见，对《灵枢·杂病》中"啬啬"的解释前人也出现了歧义。

杨上善：啬啬——恶寒之貌。

张介宾、马莳——啬滞貌。

以上两例都是注释出现了歧义，是我们读古注时常遇到的情况，解决这些问题比较有效的方法就是运用集注。

2. 运用集注解决疑难困惑

在古籍注释著作中，有"集注"一类，顾名思义，就是集各家之注，即汇辑或综合诸家对同一古籍音义的注释。中医典籍中也有不少这类著作，如：日·丹波元简的《素问识》、《伤寒论辑义》。《素问识》摘录王冰、马莳、吴昆、张介宾等注家之言，及朱丹溪等学术见解，参考经传百氏，对《素问》某些条文进行训诂、解词、校勘和注释，并对前贤疏义之失，予以订正。《伤寒论辑义》则采辑从成无己以下数十家的注释加以折中归纳，并结合个人心得，逐条阐析《伤寒论》原文。今人的集注佳作也不少，如天津科学技术出版社出版的龙伯坚《黄帝内经集解》，仿王先谦《荀子集解》的方式，广引历代医家有关《内经》论述的精华编纂而成，为了解古代各家之注提供了丰富的史料。但是，有些著作虽冠以"集注"之名，却不是真正意义上的集注，如张志聪的《黄帝内经素问集注》与《黄帝内经灵枢集注》，是汇集门人、弟子的论述编写而成。

以上节例1"员员"为例，《素问识》中在"员员"之下集中了多家注释，丹波元简云"按考文义，志（张志聪）注近是。"然而，我们再看丹波元坚的《素问绍识》，注释中提示了《太素》该字读音作“都耕反”。比较《灵枢·厥病》：“厥头痛，贞贞头重而痛，泻头上五行，行五，先取手少阴，后取足少阴。厥头痛，意善忘，按之不得，取头面左右动脉，后取足太阴。”该句在《太素·厥头痛》也有：“厥头痛，贞贞头重而痛。”杨上善注：“贞，竹耕反，贞贞，头痛甚貌。手少阴心脉起心中，从心系目系，足少阳肾脉贯脊属肾，上贯肝入肺，从肺出络心，故心气失逆，上冲于头，痛贞贞。头是心神所居，故先取心脉腧穴，后取肾脉腧穴疗主病者。”此条下肖延平校勘云：“贞贞，《甲乙》作员员……《灵枢》作贞贞。”在《太素·五脏热病》：“其头疼员员，脉引冲头。”杨上善注：“员，都耕反，头切痛也。”

根据杨氏的两个反切释音“竹耕反”与“都耕反”，被切之字都当作“贞”。《释名·释言语》：“贞，定也。”《灵枢·厥病》：“贞贞，头重而痛。”贞，从木为桢，《说文解字》训为“刚木”，谓木质坚硬。贞字从鼎省声，从声音探求亦有刚强之意，所以“贞贞”形容头痛，描述的正是头痛之甚。王冰在《素问·刺热篇》注：“员员，谓似急也”是不准确的，此“员”乃讹误，当写作“贞”。

“贞”讹误为“员”，又见于《灵枢·百病始生》：“因于天时，与其身形，参以虚实，大病乃成，气有定舍，因处为名，上下中外，分为三员。”此“员”当据《太素·邪传》杨上善之注：“贞，正也。三部各有分别故名三贞也”改为“贞”。“贞”，古代发“蒸”音，与前边句中的“与其身形”之“形”、“大病乃成”之“成”、“因处为名”之“名”互相押韵。所以在龙伯坚《黄帝内经集解》中以下各家对于“贞贞”的注解都是比较贴切的：

马莳《黄帝内经灵枢注证发微》：“有厥头痛者，贞贞然而不移，其头甚重而痛，当泻头上五行，每行有五，共二十五穴。”

张介宾《类经》：“贞贞，坚固貌，其痛不移也。”

张志聪《黄帝内经素问集注》：“此少阴之气，厥逆于上，转及于太阳之经脉，而为厥头痛也。贞贞，固而不移也。”

顾观光《素问校勘记》：“贞贞，头重而痛，《甲乙经》‘贞贞’作‘员员’。按《素问·刺热篇》云，其逆则头痛员员，脉引冲头也。又云，其逆则项痛员员澹澹然。似此当依《甲乙经》改，然音释已作‘贞’。”

再如上节例2“啬啬”，为了把握“啬啬”的词义，我们不妨全面了解

“啬啬”在汉代医籍使用的情况：

“啬啬”见于《伤寒论·辨太阳病脉证并治法上第五》：“太阳中风，阳浮而阴弱。阳浮者，热自发；阴弱者，汗自出。啬啬恶寒，淅淅恶风，翕翕发热，鼻鸣干呕者，桂枝汤主之。”文中“啬啬”在《备急千金要方》中作“涩涩”。又见于《伤寒论·辨太阳病脉证并治中第六》：“伤寒发热，啬啬恶寒，大渴欲饮水，其腹必满，自汗出，小便利，其病欲解，此肝乘肺也，名曰横，刺期门。”文中“啬啬”，在《备急千金翼方》中作“濇濇”。据此可以知道“啬啬”与“濇濇”，正像段玉裁所言为叠韵通假。

通过对以上条文的系统梳理，我们可以看出把“啬啬”解释为“啬滞貌”，源于认为“濇濇”为其本字；而把它解释为“恶寒貌”应是其在医籍中的特有意义，可惜前人所释又都不够具体确切。借助《伤寒论辑义》，我们可以查到明·方有执在《伤寒条辨》中对“啬啬恶寒，淅淅恶风”条下“啬啬”的解释：“啬啬恶寒，淅淅恶风乃双关之句……啬啬，言恶寒出于内，气馁不足以耽当其渗逼，而恶之甚之意。淅淅，言恶风由于外，体疏犹惊恨雨水卒然淅沥其身，而恶之切之意。”更准确地说“啬啬恶寒”与“淅淅恶风”乃是相对应之句，也就是说，“啬啬”的特点是恶寒发自于内。其病机是正气不足，不能使寒外泄，所以恶寒的症状非常明显、严重，所以刘渡舟先生在其主编的《伤寒论校注》中把“啬啬”与下文之“淅淅”看成互文，注释为“畏恶风寒貌”正是借鉴了方有执的释义。

附：常用同义词辨析举例

【谤、诽、讥】都是指责、批评别人的过失。“谤”一般是公开地谴责、抨击，本不带贬义，如《国语·周语上》：“厉王虐，国人谤王。”汉以后“谤”常用于贬义，如《史记·屈原贾生列传》：“信而见疑，忠而被谤。”“诽”是在背后议论、说坏话，如《淮南子·缪称》：“圣人不求誉，不辟诽，正身直行，众邪自息。”“讥”是微言讽刺，如《左传·隐公元年》：“称郑伯，讥失教也。”

【崩、薨、卒、死、没】都有死亡的意思，但使用对象不同。《礼记·曲礼下》：“天子死曰崩，诸侯曰薨，大夫曰卒，士曰不禄，庶人曰死。”“卒”的用法不严格，诸侯、高官、一般官员和平民百姓的死亡都可称“卒”。汉代以后，高级官员的死也称“薨”。“没”则是死的委婉说法，后来一般写作

“殁”。

【兵、卒、士】都有士兵的意思，但它们的本义并不相同。“卒”本指在官府中服劳役的奴隶，战时编入军队，充当步兵。“兵”的本义是兵器，战国以前“兵”一般用如本义，如《左传·文公七年》：“训卒利兵。”战国后“兵”引申有军队义，如《战国策·赵策》：“必以长安君为质，兵乃出。”汉代以后“兵”与“卒”的意义才越来越接近。“士”本是男子的美称，后特指兵车上的甲士。“士”与“卒”在上古区分严格，如《吕氏春秋·简选》：“锐卒千人。”高诱注：“在车曰士，步曰卒。”后来“士”与“卒”也可以泛指士兵。

【诚、信】都有真实、不虚伪的意思，但“诚”偏重在内心的真诚，如《易·干》：“修辞立其诚。”“信”偏重在言语的真实和能守信约，如《老子》：“信言不美，美言不信。”在后来的词义发展中二词也出现了差别，“诚”一直保留了诚实的意思，而“信”的引申义离本义越来越远，产生了相信、信使、书信等意义，如《论语·公冶长》：“听其言而信其行。”《三国志·魏书·武帝纪》：“马超等屯渭南，遣信求割河以西请和。”贾岛《题朱庆余所居》：“寄信船一只，隔乡山万重。”

【赤、丹、红、朱】都是红色，但有深浅的差别。“朱”颜色最深，是大红，古代视为正色；“赤”的颜色比“朱”浅。如《礼记·月令》：“乘朱路，驾赤骝。”孔颖达疏：“色浅曰赤，色深曰朱。”“丹”是丹砂的颜色，比“赤”更浅些，如《左传·庄公二十三年》：“秋，丹桓宫之楹。”“红”是赤白色，即浅红、粉红，如《论语·乡党》：“红紫不以为亵服。”

【待、等、候、俟】都有等待、等候的意思。“待”从先秦起一直表示等待的意思，如《左传·隐公元年》：“多行不义必自毙，子姑待之。”“俟”在先秦以至中古以后都只有等待的意义，如《诗·邶风·静女》：“静女其姝，俟我于城隅。”“等”在上古多作相同或等级讲，如《淮南子·主术》：“有法者而不用，与无法等。”“候”的本义是伺望，所以迎送宾客的官吏叫“候人”，边疆伺望敌人的哨所叫“斥候”或“候”，如《后汉书·光武帝纪》：“筑亭候，修烽燧。”中古以后，“等”、“候”逐渐产生等待的意思。

【盗、贼、窃、偷】上古“盗”、“贼”词义与现代正好相反。“盗”指小偷，即现在的“贼”，如《荀子·修身》：“窃货曰盗。”“贼”本义为杀害，引申指犯上作乱或杀人越货的强盗，如《左传·宣公二年》：“亡不越竟，反不讨贼。”“窃”作动词时与“盗”同义，如《墨子·公输》：“舍其文轩，邻有敝舆而欲窃之。”“窃”与“盗”不同的是，“盗”可作名词，指偷东西的人，而“窃”不能用作名词。“偷”在上古主要表示苟且、怠惰，如《商君书·农战》：“善为国者，仓廪虽满，不偷于农。”汉代以后，“偷”才产生“盗窃”义，与“盗”、“窃”成为同义词。

【都、京】都有大城的意思，但本不同义。“都”本指诸侯子弟、卿、大夫设有祖庙的城邑。《说文》：“都，有先君之旧宗庙曰都。”引申指诸侯国国君所在的都邑，如《公羊传·僖公十六年》：“是月，六鹢退飞过宋都。”“京”的本义是高丘，引申指天子所在的城邑，如《诗·大雅·文王》：“裸将于京。”朱熹集传：“京，周之京师也。”

【二、贰、两、再】都可表示相同的数目，但在用法和习惯上有区别。“二”是一般的数目字。“贰”在唐以前一般不用作数词，而用作“二”的抽象意义，指重复、不专一、不一致等，如《左传·僖公三十年》：“以其无礼于晋，且贰于楚也。”“贰”用作“二”的大写，是后代的假借用法。“两”与“二”在上古不同义，“两”常用来表示成双成对的事物，但“二”不能，如成语“两全其美”不能说成“二全其美”。汉代以后，“两”与“二”变成同义词，但序数仍不能用“两”，“第二”不能说成“第两”。“再”是数词，是两次、第二次，表示动作的数量，如《左传·庄公十年》：“一鼓作气，再而衰，三而竭。”

【坟、墓】都有坟墓的意思，但二者本不同义。“坟”本指高出地面的土堆或河堤，如《楚辞·哀郢》：“登大坟以远望兮，聊以舒吾忧心。”《诗·周南·汝坟》：“遵彼汝坟，伐其条枚。”“墓”是上古穴地而平的坟墓。《方言》：“凡葬而无坟谓之墓。”《礼记·檀弓上》：“古也墓而不坟。”春秋以后“墓”上开始堆土隆起并成为惯例，于是“坟”也可以指坟墓。

【肤、皮、革】都指动物的表皮，但使用对象有差异。“肤”是人的皮肤。如《诗·卫风·硕人》：“手如柔荑，肤如凝脂。”“皮”常指带毛的兽皮。如《诗·墉风·相鼠》：“相鼠有皮，人而无仪。”“革”是去了毛并经过加工的兽皮。《正字通》“皮”字：“剥取兽革，生曰皮，理之曰革。”“皮”和“革”在古代不能用来指人的皮肤，只有在诅咒人时才说“食其肉，寝其皮”，这是把对方当禽兽来看待。后代“皮”也可用于人，但“肤”不可用于兽。

【府、库、仓】都指收藏物品的库房。“府”是收藏文书或财物的地方，如《左传·僖公五年》：“勋在王室，藏于盟府。”“库”是较大型的存放兵车武器的地方，如《礼记·曲礼下》：“在府言府，在库言库。”郑玄注：“谓车马兵甲之处也。”“仓”一般是用来收藏粮草的地方，如《商君书·去强》：“金粟两生，仓府两实，国强。”三者并举时，更能看出其不同，如《韩非子·十过》：“仓无积粟，府无储钱，库无甲兵，邑无守具。”

【羹、汤】都有现在所谓“汤”的意义，但古义并不相同。“羹”在上古是指调和五味做成的带汤汁的肉或菜。如《左传·隐公元年》：“小人有母，皆尝小人之食，未尝君之羹。”《韩非子·五蠹》：“粝粢之食，藜藿之羹。”“汤”在唐代以前指热水、沸水，如《孟子·告子上》：“冬日则饮汤，夏日则饮水。”晁错《言守边备塞疏》：“赴汤火，视死如生。”

【股、胫、脚、腿】都与腿部有关。“股”是大腿，从胯到膝盖的部分，如《战国策·秦策》：“读书欲睡，引锥自刺其股。”“胫”是小腿，从膝到脚腕的部分。如《史记·魏其武安侯列传》：“此所谓枝大于本，胫大于股，不折必披。”“脚”在先秦时期指小腿。如《韩非子·难言》：“孙子膑脚于魏。”汉代以后才逐渐产生“足”的意义，指胫以下的部分。“腿”是后出现的字，开始专指小腿，《玉篇》：“腿，胫也。”后来成为大腿和小腿的总称。

【缓、慢、徐、迟】都有缓慢的意思。“迟”、“徐”原是行走缓慢。《说文》：“迟，徐行也。”“徐，安行也。”引申都表示行动缓慢，但是“迟”一般是与“速”相对，偏重表示行动迟钝，反映不敏捷；“徐”则是与“疾”相对，表示行动安适，不急迫。如《吕氏春秋·博志》：“矢之速也，而不过二里，止也；步之迟也，而百舍，不止也。”《孟子·告子下》：“徐行后长者谓之弟，疾行先长者谓之不弟。”“慢”的本义是傲慢、怠慢，在先秦一般不表示缓慢，如《易·系辞上》：“上慢下暴，盗思伐之矣。”其中的“慢”用的是本义。汉魏之际“慢”已有了缓慢的意思。《广雅·释诂》：“慢，缓也。”“缓”原是宽、松的意思，引申为缓慢，《隋书·刘炫传》：“缓步代车，无事为贵。”

【肌、肉】都表示肉的意思，但所用对象不同。“肌”在先秦到中古只指人体的肌肉，如《史记·扁鹊仓公列传》：“乃割皮解肌。”“肉”在先秦通常指禽兽的肉。如《论语·述而》：“子在齐闻韶，三月不知肉味。”汉代以后，“肉”也用来指人的肉，但“肌”却不能指禽兽的肉。

【煎、煮、熬】现代都可以表示以水煮物，但古时词义有差异。“煮”与现代用法大致相同。“煎”是熬干。段玉裁注《说文》“煎”字：“凡有汁而干谓之煎。”“熬”的差异最大，《说文》：“熬，干煎也。”《方言》卷七：“熬，火干也。凡以火而干五谷之类，自山而东，齐楚以往，谓之熬。”“熬”是干煎、干炒或烤干，是无汁而干之，《说文》释“（炒）”即为“熬也”。《周礼·地官·舍人》：“丧纪，供饭米、熬谷。”“熬谷”是干炒过的谷物，古时用以置棺旁，防蚍蜉侵尸。《礼记·丧服大记》：“熬，君四种八筐，大夫三种六筐，士二种四筐。”郑玄注曰：“熬者，煎谷也。”孔颖达疏：“熬者，谓火熬其谷使香，欲使蚍蜉闻其香气，食谷不侵尸也。”宋应星《天工开物·针》：“凡针，先锤铁为细条……然后入釜，慢火炒熬。”

【快、速、疾、迅】都有快速的意思，但它们最初的意义并不相同。“快”在上古只表示愉快、高兴，如《孟子·梁惠王上》：“抑王兴甲兵，危士臣，构怨于诸侯，然后快于心与？”汉魏以后才表示快速的意义。古代表示行进快速一般用“速”，如《论语·子路》：“欲速则不达，见小利则大事不成。”“疾”作为形容词比“速”快一些，如《孙子·九地》：“疾战则存，不疾战则亡者，为死地。”“迅”往往表示来势猛烈急迫，速度较快，如《论语·乡党》：“迅雷风烈必变。”邢昺疏：“迅，急疾也。”

【领、颈、项】都指脖子，但所指的部位有区别。“领”在中古以前泛指整个脖子，如《诗·卫风·硕人》：“领如蝤蛴，齿如瓠犀。”

“颈”本是脖子的前部。如《史记·鲁仲连邹阳列传》：“刎颈而死。”中古以后，“领”多用作它的引申义“衣领”，“颈”逐渐成了脖子的泛称。

“项”是脖子的后部，如《史记·魏其武安侯列传》：“籍福起为谢，案灌夫项令谢。”

【美、好】都有貌美的意思，但本义并不相同。“好”本义指容貌漂亮，所以字从女从子会意。《战国策·赵策》“鬼侯有子而好”中的“好”，用的是本义。《列子·杨朱》：“贤愚好丑，成败是非。”句中“好”与“丑”相对，更能说明问题。

“美”本义为味美。《说文》：“美，甘也，从羊从大。”段玉裁注：“羊大则肥美。”《孟子·尽心下》“脍炙与羊枣孰美”中的“美”用如本义。“美”引申指形貌好，与“好”成为同义词，如《战国策·齐策四》：“狗马实外厩，美人充下陈。”但后来“好”的词义发生变化，逐渐丧失了容貌漂亮的意义。

【寐、寝、卧、眠、睡】都有睡觉的意思。“寐”是睡着了，与睡醒的“寤”相对。如《诗·卫风·氓》：“夙兴夜寐，靡有朝矣。”

“寝”指躺在床上，可以是睡着，也可以是没有睡着。如《国语·晋语》：“归寝不寐。”

“卧”是趴伏在案几上休息，后引申为躺在床上，也不一定睡着。如《孟子·公孙丑下》：“坐而言，不应，隐几而卧。”

“眠”是闭上眼睛，后引申为睡眠。如《后汉书·第五伦传》：“吾子有疾，虽不省视而竟夕不眠。”

“睡”的本义是打瞌睡。《说文》：“睡，坐寐也。”《战国策·秦策》：“读书欲睡，引锥自刺其股。”“睡”的睡觉义属于后起义。

【庙、寺、观】都是举行宗教活动的地方，但在上古时它们的区别很大。“庙”最初指宗庙，是供奉祭祀祖先的地方。如《战国策·齐策》：“庙成，还报孟尝君。”后来引申指一般祀神的庙宇。段玉裁《说文解字注》：“古者庙以祀先祖，凡神不为庙也。为神立庙者，始三代以后。”

“寺”本指官署，如大理寺、太常寺等。东汉佛教传入中国后，“寺”开始指佛教的庙宇，如白马寺等。

“观”的本义是看，引申指古代宫门外高台上的望楼，亦称“阙”。后来引申指道教的庙宇，如刘禹锡《戏赠看花诸君子》：“玄都观里桃千树，尽是刘郎去后栽。”

【目、眼】都有眼睛的意思，但两字本义有别。“目”在古文字中像眼睛之形，有眼珠、眼眶，本义即是眼睛。先秦古籍中，眼睛的意思多用“目”。如《诗·卫风·硕人》：“巧笑倩兮，美目盼兮。”

“眼”本指眼珠，如《史记·伍子胥列传》：“抉吾眼县吴东门之上，以观越寇之入灭吴也。”“眼”后来引申指眼睛，并逐渐在口语中取代了“目”的“眼睛”一义。

【贫、穷】在生活困苦的意义上为同义关系。《左传·昭公十四年》："分贫振穷。"孔颖达疏："大体贫穷相类，细言穷困于贫。贫者家少货财，穷谓全无生业。""贫"是缺乏衣食钱财，与"富"相对，如《论语·学而》："贫而无谄，富而无骄。"

"穷"的本义是极、尽，常用以指不得志、仕途上没有出路，与"达"相对。如《孟子·尽心上》："穷则独善其身，达则兼济天下。"

【锐、利】都有锐利的意思，但词义重点不同。"锐"本指锋芒尖锐，含义着重在尖，如《荀子·赋》："长其尾而锐其剽者邪?"

"利"本指刀口锋利，含义着重在锋利，如《易·系辞上》："二人同心，其利断金。"

"锐"的反义是"挫（折断)"，"利"的反义是"钝"。《淮南子·时则》："柔而不刚，锐而不挫。"《韩非子·显学》："水击鹄雁，陆断驹马，则臧获不疑利钝。"这里"锐"与"挫"、"利"与"钝"对举，很能说明问题。

【商、贾】都有商人的意思，但二词原本区别明显。"商"侧重指运货贩卖，如《左传·僖公三十三年》："郑商人弦高将市于周。""贾"侧重指囤积坐售，如《国语·越语上》："臣闻之，贾人夏则资皮，冬则资絺。"因此古代有"行商坐贾"的说法。后来"商"、"贾"的差别逐渐消失，如《史记·货殖列传》："是以富商大贾，周流天下。"

【世、代】都有父子相继的世代义，但二词本不同义。"世"本指三十年，《说文》："三十年为一世。"《论语·子路》："如有王者，必世而后仁。"引申指父子相传为一世，《孟子·离娄下》："君子之泽，五世而斩。"

"代"的本义是更替，《说文》："代，更也。"由王朝的更替引申指朝代相替为一代。《荀子·王制》："道不过三代，法不贰后王。"先秦时"代"在多数情况下不当"世代"讲，到唐代由于避唐太宗之讳，遇"世"字多改用"代"字，以后"代"遂变为"世"的同义词。

【视、见、睹、观、览、望、看】基本意义都是看，但"看"的方式不同，意义各有侧重。"视"相当于现代汉语的"看"，是看的行为。"见"是看到，指看的结果。如《史记·史记·扁鹊仓公列传》："以此视病，尽见五脏症结。"《礼记·大学》："心不在焉，视而不见。"其中"视"与"见"明显不同。"睹"与"见"同义，比"见"少用，成语有"熟视无睹"。

“观”是有目的地看、注意地看，如《荀子·议兵》：“观敌之变动。”“览”是广泛地观看，对象一般是景物或文字，如《韩非子·外储说左上》：“人主览其文而忘其用。”“望”是向高处、远处看，如《左传·庄公十年》：“吾视其辙乱，望其旗靡。”“看”本是探望、看望的意思，如《韩非子·外储说左下》：“梁车为邺令，其姊往看之。”魏晋以后才有现在的意思，与“视”同义，并逐渐取代了“视”。

【书、写】都有书写的意思，但在古代并不同义。“书”是今天所谓写，如《左传·宣公二年》：“大史书曰：‘赵盾弑其君。’”“写”相当于今天的抄写，由“写”的“描摹、模仿”义引申而来。如《汉书·艺文志》：“于是建藏书之策，置写书之官。”《晋书·左思传》：“三都赋成，竞相传写。”在“书写”的意义上，先秦以前用“书”不用“写”。中古以后，“书”与“写”才成为同义词。

【听、闻】都表示用耳朵听，但词义的范围和侧重有差异。“听”只表示耳朵接受声音这个具体动作，“闻”则侧重指听的结果。《礼记·大学》：“心不在焉，视而不见，听而不闻。”《淮南子·俶真》：“视之不见其形，听之不闻其声。”这里“听”与“闻”的区别分明，不能互换。“闻”除了表示听到以外，有时还包含听后已经领会、掌握的意思，如《论语·里仁》：“朝闻道，夕死可矣。”韩愈《师说》：“闻道有先后，术业有专攻。”

附录一

常用词语表

说明 本表共收常用词240个。这些词选自本教材和其他《医古文》教材以及一些中医著作。释义以课文为主，包括常见的重要义项，并充实了较多新例句。词序按汉语拼音顺序排列。某些词的义项例句，采用了其他《医古文》教材的成果。

A

［**案**］

①用来盛放食物的有脚的木托盘。《史记·万石君列传》："对案不食。"

②官府文书，案卷。刘禹锡《陋室铭》："无案牍之劳形。"

③医案。袁枚《与薛寿鱼书》："虑此外必有异案良方，可以拯人，可以寿世者。"

④通"按"。用手向下压。《史记·扁鹊仓公列传》："案扤毒熨。"

⑤通"按"。考察。《三国志·华佗传》："案脉，胎未去也。"

B

［**白**］

①白色。《素问·脉要精微论》："以长为短，以黑为白。"

②清楚，明白。《串雅·序》："部居别白。"

③禀告。对平辈或卑辈自谦之词。柳宗元《与崔连州论石钟乳书》："宗元白。"

④秋天的代称。《素问·气交变大论》："白气乃屈，其谷不成。"

⑤淫浊。《素问·玉机真藏论》："少腹冤热而痛，出白。"

⑥洁净。嵇康《养生论》："外物以累心不存，神气以醇白独著。"

[**被**]

①寝衣，被子。《素问·脉要精微论》：“衣被不敛。”

②遭受，蒙受。《灵枢·玉版篇》：“夫至使身被痈疽之病。”

③介词，表被动。《伤寒论》：“其热被劫不得去。”

④同“披”。《左传·秦医缓和》：“被发及地，搏膺而踊。”

[**悖**]

①逆乱。嵇康《养生论》：“香芳腐其骨髓，喜怒悖其正气。”

②违背。李中梓《不失人情论》：“富者多任性而禁戒勿遵，贵者多自尊而骄恣悖理。”

③谬误，荒谬。《史记·商君列传》：“公叔病甚，悲乎。欲令寡人以国听公孙鞅，岂不悖哉！”

[**辈**]

①等，类。《三国志·华佗传》：“疾者前入座，见佗北壁县此蛇辈约以十数。”

②辈分。孔融《论盛孝章书》：“今之少年，喜谤前辈。”

③群，批。《史记·张耳陈余列传》：“使者往十余辈辄死，若何以能得王？”

[**比**]

①并列，挨着。《韩非子·说难》：“是比肩接踵而生也。”

②及，等到。《伤寒论·平脉法》：“比还送汤，如食顷，病人乃大吐。”

③勾结。《论语·为政》：“君子周而不比，小人比而不周。”

④顺从，和顺。《诗经·大雅·皇矣》：“王此大邦，克顺克比。”

[**必**]

①必定，一定。《论语·子路第十三》：“故君子名之必可言也，言之必可行也。”

②如果。张景岳《景岳全书》：“必其果有实邪，果有火证，则不得不为治标。”

③肯定，确定。李中梓《医宗必读》：“如病在危疑，良医难必。”

[**痹**]

①指风、寒、湿侵袭肌体导致肢节疼痛、麻木、屈伸不利的病症。《素

问·痹论》："黄帝问曰：'痹之安生？'岐伯对曰：'风、寒、湿三气杂至，合而为痹也。'"

②阻塞。《素问·脉要精微论》："胃脉……其緛而散者，当病食痹。"

［辟］bì

①征召。《三国志·华佗传》："太尉黄琬辟，皆不就。"

②聚集。《史记·扁鹊仓公列传》："夫悍药入中，则邪气闭阻，而宛气愈深。"

③除去。《新语·慎微》："除天下之患，辟残贼之类。"

pì

①通"譬"。譬喻。戴良《丹溪翁传》："辟如滴水之器，必上窍通而后下窍之水出焉。"

②刑罚。《左传·襄公二十五年》："先王之命，唯罪所在，各致其辟。"

③周围。《灵枢·肠胃》："广肠传脊以受回肠，左环叶脊上下，辟大八寸，径二寸。"

［谤］

①指责别人的过失。《左传·成公十八年》："举不失职，官不易方，爵不踰德，师不陵正，旅不偪师，民无谤言，所以复霸也。"

②毁谤。李中梓《不失人情论》："曲高者和寡，道高者谤多。"

［暴］bào

①又急又猛。《灵枢·九针十二原》："员利针者，大如氂，且员且锐，中身微大，以取暴气。"

②大。《伤寒论·四时病气》："小人触冒，必婴暴疹。"

③药性猛烈。《学医犹学弈》："若刚暴猛烈之药，用者尚其慎之。"

④突然，猝然。《伤寒论·四时病气》："从立春节后，其中无暴大寒，又不冰雪。"

pù

①晒。《重修政和经史证类备用本草》："出，暴干，去桑条，锉用。"按：此义后作"曝"。

②剥裂。谢元庆《良方集腋》自序："动有槁暴。"

③暴露。司马迁《报任安书》："功亦足以暴于天下矣。"

［**备**］

①使……完备，齐备。《汉书·艺文志》序："今删其要，以备篇籍。"

②准备，防备。张仲景《伤寒服药》："此为家有患，备虑之要。"

③设备，装备。《国语·吴语》："审备则可以战乎？"

④ 充任，充当。常用作谦词。王安石《上时政疏》："臣既蒙陛下采擢，使备从官，朝廷治乱安危，臣实预其荣辱。"

［**便**］biàn

①有利。《吕氏春秋·尽数》："圣人察阴阳之宜，辨万物之利以便生。"

②方便，简便。朱震亨《局方发挥》："殊不知一方通治诸病，似乎立法简便。"

③擅长，善于。《三国志·魏志·吕布传》："布便弓马，臂力过人，号为飞将。"

④大小便。张仲景《伤寒论》："下利后，当便鞕。"

⑤副词。即，就。《后汉书·华佗传》："应便拔针，病亦行差。"

⑥宜，适宜。《灵枢·师传》："临病人问所便。"

pián

①安宁。《墨子·天志中》："百姓皆得暖衣饱食，便宁无忧。"

②形容腹部肥满。《后汉书·文苑传上·边韶》："口辩，曾昼日假卧，弟子私嘲之曰：'边孝先，腹便便。懒读书，但欲眠。'韶潜闻之，应时对曰：'边为姓，孝为字。腹便便，五经笥。'"

③善辩。《论语·季氏》："友便辟，友善柔，友便佞，损矣。"

［**辨**］

①分辨，辨别。李中梓《不失人情论》："甚至熏莸不辨，妄肆品评。"

②通"辩"。《韩非子·五蠹》："其言谈者务为辨而不周于用。"

③通"遍"，周遍。

［**并**］

①合并，合聚。《素问·生气通天论》："故病久则传化，上下不并。"

②同时，一起。《三国志·华佗传》："即各与药，明旦并起。"

③结合。《伤寒论·序》："并平脉辨证，为《伤寒杂病论》，合十六卷。"

④通"屏"。屏弃。《商君书·开塞》："故以知王天下者并刑。"

C

［差］chā

①差错。《明史·徐光启传》："历久必差，宜及时修正。"

②稍微地，比较地。沈括《梦溪笔谈·药议》："凡含血之物，肉差易长，其次筋难长，骨最难长。"

③差别。《备急千金要方·大医精诚》："俞穴流注，有高下浅深之差。"

chà

欠缺，短少。《素问·风论》："肺风之状，多汗恶风，色皏然白，时咳短气，昼日则差，暮则甚。"

chài

同"瘥"，病愈。《三国志·华佗传》："应便拔针，病亦行差。"

［尝］

①品尝。《淮南子·修务训》："神农尝百草之滋味，一日而遇七十毒。"

②副词，曾经。《史记·扁鹊仓公列传》："昔秦穆公尝如此，七日而寤。"

③通"常"。《神农尝百草论》："予尝诵其书，每至于此。"

［常］

①常道。《外台秘要·序》："故三代常道，百王不易。"

②通"尝"。曾经。《外台秘要·序》："至于遁天倍情，悬解先觉，吾常闻之矣。"

③古代九旗之一。《周礼·春官·司常》："司常掌九旗之物名，各有属以待国事：日月为常、交龙为旗、通帛为旜、杂帛为物、熊虎为旗、鸟隼为旟、龟蛇为旐、全羽为旞、析羽为旌。"

④古代长度单位名。八尺为寻，倍寻为常。《国语·周语下》："其察色也，不过墨丈寻常之闲。"韦昭注："五尺为墨，倍墨为丈；八尺为寻，倍寻为常。"

［策］

①策略，方法。《景岳全书·病家两要说》："精切者已算无遗策。"

②策府，古代帝王的藏书之处。《汉书·艺文志·序》："于是建藏书之策，置写书之官。"

③驾。《三指禅·风痹脉论》:“其出门也，衣轻策肥，扬鞭周道。”

[**诚**]

①确实，实在。《黄帝内经素问序》:“诚可谓至道之宗，奉生之始也。”

②如果。《温病条辨·叙》:“学者诚能究其文，通其义，化而裁之，推而行之，以治六气可也。”

[**承**]

①捧着，捕捉。《良方·自序》:“其精过于承蜩。”

②接续，继承。《伤寒论·序》:“观今之医，不念思求经旨，以演其所知，各承家技，终始顺旧。”

③接受，承受，表示在下的接受在上的命令或吩咐等。《汉书·霍光传》:“即日承皇太后诏。”

[**齿**]

①门牙。《三国志·华佗传》:“普施行之，年九十余，耳目聪明，齿牙完坚。”

②牛马的岁数。岁生一齿，以齿计其岁数。《谷梁传·僖公二年》:“荀息牵马操璧而前曰：璧则犹是也，而马齿加长矣。”

③并列，在一起。《左传·隐公十一年》:“寡人若朝于薛，不敢与诸任齿。”

[**揣**] chuǎi

①量度。《孟子·告子下》:“不揣其本，而齐其末，方寸之木可使高于岑楼。”

②估量。《灵枢·外揣》:“故远者司外揣内，近者司内揣外。”

③探求。《三国志·蜀志·魏延传》:“亮适卒，秘不发丧，仪令祎往揣延意指。”

④触摸。《诸病源候论·鱼瘕候》:“结成鱼瘕，揣之有形，状如鱼是也。”

D

[**殆**]

①大概。戴良《丹溪翁传》:“若翁者，殆古所谓直谅多闻之益友。”

②危险。《备急千金要方·大医精诚》："今以至精至微之事，求之于至麤至浅之思，其不殆哉！"

［诞］

①虚妄，荒诞。《汉书·艺文志序及方技略》："然而或者专以为务，则诞欺怪迂之文弥以益多。"

②欺骗，欺诈。《史记·扁鹊仓公列传》："先生得无诞之乎？何以言太子可生也！"

③生育；出生。江涵暾《笔花医镜》："肾水充足，自多诞育。"

④大。《重修政和经史证类本草·序》："诞振三坟，跻民寿域。"

［当］dāng

①对着，面对。《灵枢·百病始生》："汗出当风，伤脾。"

②正值其地、其时。《难经·第二十七难》："当此之时，霶霈妄行，圣人不能复图也。"

③必定，应该。《灵枢·九针十二原》："五脏有疾，当取之十二原。"

④刚刚。《三国志·华佗传》："当得家书，方欲暂还耳。"

⑤难道。《三国志·华佗传》："不忧，天下当无此鼠辈耶。"

dàng

合适，相称。《素问·六元正纪大论》："非太过，非不及，则至当时。"

［导］

①疏浚，疏导。《书·禹贡》："导岍及岐，至于荆山 。"

②引诱。《淮南子·要略》："齐景公内好声色，外好狗马…… 梁丘据子家哙导于左右，故晏子之谏生焉。"

③表达，传达。《国语·晋语》："夫成子导前志以佐先君。"

④导引。嵇康《养生论》："至于导养得理，以尽性命，上获千余岁，下可数百年，可有之耳。"

［道］dào

①道路。《素问·上古天真论》："天癸竭，地道不通，故形坏而无子也。"

②通道。《灵枢·忧恚无言》："咽喉者，水谷之道路也。"

③途径，规律。《素问·阴阳应象大论》："阴阳者，天地之道也。"

④旧指好的政治局面、措施。戴良《丹溪翁传》："故天下有道，则行有枝叶；天下无道，则辞有枝叶。"

⑤方法，技艺。《史记·扁鹊仓公列传》："人之所病，病疾多；而医之所病，病道少。"

⑥行。《素问·生气通天论》："谨道如法，长有天命。"

dǎo

①引导。后来写作"导"。《楚辞·离骚》："乘骐骥以驰骋兮，来吾道夫先路。"

②疏通。《左传·襄公三十一年》："大决所犯，伤人必多，吾不克救也，不如小决使道。"

③传导。皇甫谧《针灸甲乙经》："肺合大肠，大肠者传道之腑。"

［**动**］

①运动，活动。李中梓《不失人情论》："动静各有欣厌。"

②行动，举动。《韩非子·五蠹》："动作者归之于功。"

③动辄，常常。李中梓《不失人情论》："又若荐医，动关生死。"

［**洞**］

①通晓。《晋书·郭璞传》："由是遂洞五行、天文、卜筮之术。"

②敞开。白居易《草堂记》："洞北户，来阴风，防徂暑也。"

③空虚。《素问·四气调神大论》："逆夏气则太阳不长，心气内洞。"

④腹泻。《灵枢·邪气脏腑病形》："洞者，食不化，下嗌还出。"

［**都**］

①京都，城邑。袁枚《徐灵胎先生传》："果至都三日而卒。"

②大方。《风痹脉论》："其出门也，衣轻策美，扬鞭周道，意气可谓都矣。"

③总。《黄帝内经素问序》："或两论并吞，而都为一目。"

④全，皆。《金匮要略》："以此详之，病由都尽。"

⑤指水中高地。《素问·生气通天论》："耳闭不可以听，溃溃乎若坏都，汩汩乎不可止。"

［**笃**］

①诚恳，迫切。戴良《丹溪翁传》："已而求见愈笃，罗乃进之。"

②深，重。《三国志·华佗传》：“后太祖亲理，得病笃重，使佗专视。”

③专一。《晋书·皇甫谧传》：“或有箴其过笃，将损耗精神。”

［**度**］dù

①尺度，规律。《灵枢·邪气脏腑病形》：“高下有度乎？”

②法度，规范。《素问·生气通天论》：“因而和之，是谓圣度。”

③越过。《诸医论》：“钱仲阳医如李靖用兵，度越纵舍，卒与法会。”

duó

①丈量，计算。《孟子·梁惠王上》：“度，然后知长短。”

②推测，估计。《伤寒论·平脉法》：“知其所舍，消息诊看，料度腑藏。”

③图谋，谋划。姚锡光《东方兵事纪略》：“汝昌亲度之，为固守计。”

［**端**］

①正，不偏斜；直，不弯曲。《吕氏春秋·尽数》：“饮必小咽，端直无戾。”

②顶部，端头。《景岳全书·病家两要说》：“执两端者，冀自然之天功。”

③原因。嵇康《养生论》：“闷若无端。”

④发端，开始。《类经·序》：“音律象数之肇端。”

⑤方面，事项。杨继洲《针灸大成》：“此固圣人赞化育之一端也。”

E

［**厄**］

①灾难，困苦。《伤寒论·序》：“上以疗君亲之疾，下以救贫贱之厄，中以保身长全。”

②被困，受苦。《孔子家语·在厄》：“孔子厄于陈蔡，从者七日不食。”

③为难，损害。《公羊传·僖公二十二年》：“宋公曰：‘不可。吾闻之也，君子不厄人。’”

［**尔**］

①你们，你。《书·盘庚》：“凡尔众，其唯致告：自今至于后日，各恭尔事。”

②这，这样。《伤寒论·平脉法》:“虽尔，今复欲下利。”

③那。袁枚《与薛寿鱼书》:“仆昔疾病，性命危笃，尔时虽十周、程、张、朱何益。”

④用作词尾，犹“然”。《养生论》:“夫以蕞尔之躯，攻之者非一涂。”

⑤助词，用于句末。《三国志·华佗传》:“人体欲得劳动，但不当使极尔。”

F

［发］

①射箭。《灵枢·九针十二原》:“不知机道，叩而不发。”

②使……发热。嵇康《养生论》:“劲刷理鬓，醇醴发颜。”

③发作。《灵枢·忧恚无言》:“心痛甚，旦发夕死，夕发旦死。”

④发散。《灵枢·决气》:“腠理开发。”

⑤启发。《素问·六节藏象论》:“请夫子发蒙解惑焉。”

⑥显现。《左传·秦医缓和》:“天有六气，降生五味，发为五色。”

⑦产生。《景岳全书·大医精诚》:“先发大慈恻隐之心。”

⑧发酵。李时珍《本草纲目·谷四·蒸饼》:“小麦面修治食品甚多，唯蒸饼其来最古，是酵糟发成单面所造。”

［反］

①相反，对立。《伤寒论·平脉法》:“若表有病者，脉当浮大，今脉反沉迟，故知愈也。”

②违反，违背。《灵枢·邪气脏腑病形》:“中肉节即皮肤痛；补泻反则病益笃。”

③返回，复生。后写作“返”。《史记·扁鹊仓公列传》:“有先生则活，无先生则弃捐填沟壑，长终而不得反。”

④同“返”，恢复。《汉书·艺文志序及方技略》:“以通闭解结，反之于平。”

⑤副词，反而。《灵枢·邪气脏腑病形》:“邪气不出，与其真相搏，乱而不去，反还内着。”

⑥反切，古代的一种注音方法。

[**方**]

①正要。《三国志·华佗传》："当得家书，方欲暂还耳。"

②旁边，一边。《史记·扁鹊仓公列传》："扁鹊以其言饮药三十日，视见垣一方人。"

③将要。《素问·疟论》："方其盛时必毁。"

④正在。《外台秘要·序》："不诬方将，请俟来哲。"

[**访**]

①咨询。《本草纲目·原序》："故辨专车之骨，必俟鲁儒；博支机之石，必访卖卜。"

②寻求。《黄帝内经素问序》："欲诣扶桑，无舟莫适。乃精勤博访，而并有其人。"

③探访，询访。《旧唐书·孙思邈传》："初，魏征等受诏修齐、梁、陈、周、隋五代史，恐有遗漏，屡访之，思邈口以传授，有如目观。"

[**奋**]

①振奋。戴良《丹溪翁传》："凡有关于伦理者，尤谆谆训诲，使人奋迅感慨激厉之不暇。"

②猛然用力。《史记·田单列传》："遂经其颈于树枝，自奋绝脰而死。"

③愤激。《史记·高祖本纪》："独项羽怨秦破项梁军，奋，愿与沛公西入关。"

[**风**]

①中医病因六淫之一。《左传·秦医缓和》："风淫末疾。"

②病名，中风。《旧唐书·许胤宗传》："时柳太后病风不言。"

③面肿。《吕氏春秋·尽数》："郁处头则为肿为风。"

[**夫**]

①这个，这些；那个，那些。《类经·序》："而或者谓《素问》、《针经》、《明堂》三书，非黄帝书，似出于战国。夫战国之文能是乎？"

②他，它。《类经·序》："其于至道未明，而欲冀夫通神运微，仰大圣上智于千古之邈，断乎不能矣。"

③用在句首，作发语词。戴良《丹溪翁传》："夫行，本也；辞，从而生者也。"

［敷］

①展开，开放。《梦溪笔谈·采药》："用花者，取花初敷时；用实者，成实时采。"

②陈述，铺叙。戴良《丹溪翁传》："罗遇翁亦甚欢，即授以刘、李、张诸书，为之敷扬三家之旨。"

③陈，陈旧。《素问·宝命全形论》："夫盐之味咸者，其气令器津泄；弦绝者，其音嘶败；木敷者，其叶发。病深者，其声哕。人有此三者，是谓坏府。"

［副］

①辅助。《素问·疏五过论》："循经守数，按循医事，为万民副。"

②符合。《黄帝内经素问·序》："华叶递荣，声实相副。"

④流布。梁任昉《到大司马记室笺》："德显功高，光副四海。"

［负］

①以背载物。《左传·秦医缓和》："小臣有晨梦负公以登天。"

②承载，担负。《老子·四十二章》："万物负阴而抱阳，冲气以为和。"

③违背。《伤寒论·第二百五十六条》："阳明少阳合病，必下利，其脉不负者，为顺也。"

［複］

①夹衣。王叔和《脉经》："夏月盛热，而欲着複衣。"

②重复，重叠。顾景星《李时珍传》："複者芟，缺者补。"

③中医指七方之一的复方。成无己《伤寒明理论·药方序》："制方之体，宣、通、补、泻、轻、重、涩、滑、燥、湿十剂是也。制方之用，大、小、缓、急、奇、偶、複七方是也。"

［復］

①恢复，康复。《三国志·华佗传》："不痛，人亦不自寤，一月之间，即平復矣。"

②重复，反复，回环。《孙子·虚实》："故其战胜不復，而应形于无穷。"

③又，更，再。《三国志·华佗传》："心解分剂，不復称量，煮熟便饮。"

G

［盖］

①大概，恐怕。《黄帝内经素问序》："盖教之著矣，亦天之假也。"

②由于，因为。《儒门事亲·汗下吐三法该尽治病诠》："或言《内经》多论针而少论药者，盖圣人欲明经络。"

③用于句首，作发语词。戴良《丹溪翁传》："盖其遇病施治，不胶于古方，而所疗则中。"

［格］

①推究。《外台秘要·序》："洎周之王，亦有冢卿，格于医道，掌其政令。"

②中医学术语，脉象之一，谓阻格不通。《难经·三难》："脉有太过，有不及，有阴阳相乘，有覆，有溢，有关，有格。"

③指吐逆症。《医宗金鉴·张仲景〈伤寒论·太阴全篇〉》："伤寒，本自寒下，医复吐之，寒格更逆吐下，若食入口即吐。"

④标准。《黄帝内经素问序》："藏谋虽属乎生知，标格亦资于诂训。"

［更］gēng

①改变。《史记·扁鹊仓公列传》："悲不能自止，容貌变更。"

②更替。《素问·上古天真论》："齿更发长。"

③经历。《类经·序》："反复更秋，稍得其绪。"

④轮流，交替。《史记·扁鹊仓公列传》："以八减之齐和煮之，以更熨两胁下。"

gèng

①再，又。《史记·扁鹊仓公列传》："太子起坐，更适阴阳，但服汤二旬而复故。"

②更加。《温疫论·杂气论》："杂气为病，更多于六气。"

③反而。《后汉书·范滂传》："不悟更以为党。"

［工］

①古代对从事各种技艺的劳动者的总称。《论语·卫灵公》："工欲善其事，必先利其器。"

②高明。《三国志·华佗传》："佗术实工，人命所县，宜含宥之。"

③工人。戴良《丹溪翁传》："仍用皮工之法，以五倍子作汤洗濯。"

④医生。《伤寒论·平脉法》："上工望而知之，中工问而知之，下工脉而知之。"

⑤问诊。《景岳全书·病家两要说》："然必也小大方圆全其才，仁圣工巧全其用。"

[**顾**]

①回视，回头看。《三国志·华佗传》："熊颈鸱顾，引挽腰体。"

②顾及。《备急千金要方·大医精诚》："亦不得瞻前顾后，自虑吉凶。"

③连词，表示轻微的转折，略等于"不过"、"只是"。刘禹锡《鉴药》："顾医之态，多啬术以自贵。"

④反而。《古今医案按·痢》："而我顾投以参、术、陈皮、芍药等补剂十余帖，安得不日以剧?"

[**故**]

①特地。《三国志·华佗传》："忍病十岁，寿俱当尽，不足故自刳裂。"

②原来的。《三国志·华佗传》："故督邮顿子献得病已差。"

③原因，缘故。《类经·序》："此其故，正以经文奥衍，研阅诚难。"

⑤通"固"。一定。《三国志·华佗传》："若不得此药，故当死。"

⑥所以，因此。《三国志·华佗传》："儿得母寒，故令不时愈。"

[**过**]

①到达。《史记·扁鹊仓公列传》："舍客长桑君过，扁鹊独奇之。"

②超过。《三国志·华佗传》："凡医咸言背及胸脏之间不可妄针，针之不过四分。"

③过失，错误。《温病条辨·叙》："致死则不言已过。"

④访，探望。《晋书·皇甫谧传》："柳为布衣时过吾，吾迎送不出门。"

⑤病。《素问·五脏生成》："是以头痛颠疾，下虚上实，过在足少阴巨阳。"

[**规**]

①圆规。《吕氏春秋·分职》："巧匠为宫室，为圆必以规，为方必以矩，为平直必以准绳。"

②准则。戴良《丹溪翁传》：“苟将起度量，立规矩，称权衡，必也《素》、《难》诸经乎。”

③春天的脉象。《素问·阴阳应象大论》：“观权衡规矩而知病所主。”

H

［喝］hè

①恐吓威胁。《史记·苏秦列传》：“是故恫疑虚喝，骄矜而不敢进。”

②大声喊叫。多用于使令、呼唤、制止等。《三国演义》第四三回：“飞乃厉声大喝曰：‘我乃燕人张翼德也！谁敢与我决一死战？’声如巨雷。”

③形容气喘的声音。《素问·生气通天论》：“因于暑，汗，烦则喘喝。”

yè

声音悲咽、嘶哑。《文选·司马相如〈子虚赋〉》：“拟金鼓，吹鸣籁。榜人歌，声流喝。”

［赫］

①红色鲜明貌。嵇康《养生论》：“壮士之怒，赫然殊观。”

②明亮。《荀子·天论》：“故日月不高，则光晖不赫。”

③盛怒貌。《汉书·枚乘传》：“汉知吴之有吞天下之心也，赫然加怒。”

④盛大。《诗·商颂·那》：“于赫汤孙，穆穆厥声。”

［忽］

①忽略。嵇康《养生论》：“知名位之伤德，故忽而不营，非欲而强禁也。”

②轻视，怠慢。《伤寒论·序》：“崇饰其末，忽弃其本，华其外而悴其内。”

③迅速。《素问·至真要大论注》：“热动复止，倏忽往来。”

④度量单位名。《孙子算经》卷上：“度之所起，起于忽。欲知其忽，蚕吐丝为忽，十忽为一丝。十丝为一毫，十毫为一厘，十厘为一分。”

⑤副词。突然。《列子·汤问》：“凉风忽至，草木成实。”

［怀］

①孕，怀孕。《素问·痹论》：“肝痹者，夜卧则惊，多饮数小便，上为引如怀。”

②包容，包围。《淮南子·主术训》："心小者，禁于微也；志大者，无不怀也。"

③胸前，怀抱里。《诗·小雅·谷风》："将恐将惧，寘予于怀。"

[患]

①忧虑，担心。《汉书·艺文志·序》："至秦患之，乃燔灭文章，以愚黔首。"

②祸患，灾祸。《伤寒论·序》："卒然遭邪风之气，婴非常之疾，患及祸至，而方震栗。"

③厌恶。《备急千金要方·大医精诚》："物情同患 。"

[涣]

①离散。《诗·周颂·访落》："将予就之，继犹判涣。"

②发散，消散。戴良《丹溪翁传》："翁闻其言，涣焉无少凝滞于胸臆。居无何，尽得其学以归。"

③水流盛貌。嵇康《养生论》："而愧情一集，涣然流离。"

[货]

①财物，金钱珠玉布帛的总称。《三国志·华佗传》："佗以为其人盛怒则差，乃多受其货而不加治。"

②钱币。《汉书·食货志下》："百姓愦乱，其货不行，民私以五铢钱市买。"

③贿赂，买通。《左传·僖公三十年》：" 晋侯使医衍酖卫侯，宁俞货医，使薄其酖，不死。"

④卖，出售。《后汉书·延笃传》："时皇子有疾，下郡县出珍药，而大将军梁冀遣客赍书诣京兆，并货牛黄。"

[或]

①有人，有的人。《三国志·华佗传》："或难其异。"

②或许，大概，也许。《吴医汇讲·书方宜人共识说》："医案人或不识，所系尚无轻重。"

③有时，有的时候。《史记·扁鹊仓公列传》："为医或在齐，或在赵。在赵者名扁鹊。"

④如果。徐大椿《元气存亡论》："若元气不伤，虽病甚不死。元气或伤，

虽病轻亦死。”

⑤或者。戴良《丹溪翁传》：“然有阴虚火动，或阴阳两虚湿热自盛者，又当消息而用之。”

［**候**］

①伺望。《新修本草·序》：“风湿候隙，遘手足之灾。”

②探测，测知。《灵枢·师传》：“候五脏六腑之大小焉。”

③守护。《灵枢·师传》：“肝者，主为将，使之候外。”

④气候，节气。《素问·六节藏象论》：“五日谓之候，三候谓之气。”

⑤脉候。《伤寒论·序》：“九候曾无髣髴。”

⑥征候。《黄帝内经素问序》：“阴阳之候列。”

⑦等待，等候。杨继洲《针灸大成》卷三：“用针之法，候气为先。”

⑧访问，拜访。《三国志·华佗传》：“盐渎严昕与数人共候佗。”

J

［**给**］jǐ

①供给；供养。《医说·治痰嗽》：“李给之终身。”

②敏捷。《伤寒论·序》：“省病问疾，务在口给。”

［**间**］jiān

①中间。《史记·扁鹊仓公列传》：“君有疾在肠胃间，不治将深。”

②间隔。《三国志·华佗传》：“中间三日发病。”

jiàn

①悄悄地，偷偷地。《史记·扁鹊仓公列传》：“乃呼扁鹊私坐，间与语曰。”

②一会儿，片刻。《史记·扁鹊仓公列传》：“有间，太子苏。”

③痊愈。《史记·扁鹊仓公列传》：“今主君之病与之同，不出三日必间。”

［**简**］

①竹简，木简。《汉书·艺文志·序》：“迄孝武世，书缺简脱。”

②选择。《战国策·苏秦始将连横说秦》：“得太公阴符之谋，伏而诵之，简练以为揣摩。”

③简省。韩愈《送张道士序》："其言简且要，陛下幸听之。"

④轻贱。《管子·匡乘马》："五谷兴登，则士轻禄，民简赏。"

［建］

①公布。《汉书·艺文志·序》："于是建藏书之策，置写书之官。"

②建造。《逸周书·作洛》："乃建大社于国中。"

③古代天文学称北斗星斗柄所指为建。一年之中，斗柄旋转而依次指向十二辰，称为十二月建。夏历（农历）的月份即由此而定，如正月称建寅，二月称建卯……十一月称建子，十二月称建丑。

［稽］jī

①查考。《类经·序》："粤稽往古，则周有扁鹊之摘《难》，晋有玄晏先生之类分。"

②根据，凭证。《类经·序》："此其臆度无稽，固不足深辨。"

③停留。《灵枢·痈疽》："荣卫稽留于经脉之中，则血泣而不行。"

qǐ

叩头至地。《公羊传·宣公六年》："灵公望见赵盾，愬而再拜；赵盾逡巡北面再拜稽首，趋而出。"按：稽首为一种跪拜礼，叩头至地，是九拜中最恭敬者。

［集］

①鸟栖止于树。汉祢衡《鹦鹉赋》："飞不妄集，翔必择林。"

②聚集。《素问·厥论》："阴脉者，集于足心。"

③安定。《史记·周本纪》："武王为殷初定未集，乃使其弟管叔鲜、蔡叔度相禄父治殷 。"

④成就，完成。《后汉书·耿弇传》："今吏士死亡者多，弇愿归幽州，益发精兵，以集大计。"

［亟］jí

①急速。《素问·生气通天论》："不亟正治，粗乃败之。"

②急切，迫切。李中梓《不失人情论》："医家所甚亟。"

qì

屡次；频繁。《素问·四气调神大论》："祛寒就温，无泄皮肤，使气亟夺。"

［积］

①积聚。《史记·扁鹊仓公列传》："邪气蓄积而不得泄。"

②多。《后汉书·郭玉传》："弟子程高寻求积年。"

③久，长期。《景岳全书》："非若男妇损伤积痼痴顽者之比。"

④积滞。《儒门事亲·卷二》："催生下乳，磨积逐水。"

［极］

①达到顶点，最高限度。《汉书·艺文志》："房中者，情性之极，至道之际。"

②穷尽。《伤寒论·序》："经络府俞，阴阳会通，玄冥幽微，变化难极。"

③疲困。《三国志·华佗传》："人体欲得劳动，但不当使极尔。"

④享尽。《素问·上古天真论》："将从上古合同于道，亦可使益寿而有极时。"

⑤穷究。《备急千金要方·大医精诚》："故学者必须博极医源，精勤不倦，不得道听途说，而言医道已了。"

［加］

①增益，更加。《论语·子路第十三》："加我数年，五十以学《易》，可以无大过矣。"

②加重。《灵枢·师传》："禁之则逆其志，顺之则加其病。"

③施及，加以。《三国志·华佗传》："佗以为其人盛怒则差，乃多受其货而不加治。"

④超过。《史记·季布栾布列传论》："虽往古烈士，何以加哉!"

⑤强加，侵凌，凌辱。《论语·公冶长》："我不欲人加诸我也，吾亦欲无加诸人。"

［兼］

①同时具有或涉及若干方面。《孟子·公孙丑上》："宰我、子贡善为说辞，冉牛、闵子、颜渊善言德行。孔子兼之。"

②俱，同时。《三国志·华佗传》："游学徐土，兼通数经。"

③加上。《黄帝内经素问序》："《素问》即其经之九卷也，兼《灵枢》九卷，乃其数焉。"

［荐］

①牧草。《庄子·齐物论》："民食刍豢，麋鹿食荐。"

②垫席，垫褥。《古今医案按·痢》："既而困惫，不能起床，乃以袛席及荐阙其中，而听其自下焉。"

③进献，送上。《备急千金要方·大医精诚》："珍羞迭荐，食如无味。"

④祭祀时献牲。《易·观》："观，盥而不荐，有孚颙若。"

⑤推荐，介绍。李中梓《不失人情论》："又若荐医，动关生死。"

［见］jiàn

①看见。《史记·扁鹊仓公列传》："视见垣一方人。"

②拜见，谒见。《左传·庄公十年》："曹刿请见。"

③指代副词，我。《晋书·皇甫谧传》："父兄见出，妻息长诀。"

④表被动，相当于"被"。《伤寒论·序》："明堂阙庭，尽不见察。"

xiàn

出现。《史记·扁鹊仓公列传》："病应见于大表，不出千里，决者至众。"

［将］jiāng

①扶持。《灵枢·师传》："寒温中适，故气将持，乃不致邪僻也。"

②将养。《三国志·华佗传》："好自将爱，一年便健。"

③欲，想要。朱震亨《局方发挥》："局方制作将拟仲景耶？"

④与"抑"略同，抑或，还是。《素问·上古天真论》："人年老而无子者，材力尽邪？将天数然也？"

⑤滋养。《伤寒论·平脉法》："微者卫气不行，涩者荣气不逮，荣卫不能相将。"

jiàng

①将帅，将领。《灵枢·师传》："肝者主为将，使之候外。"

②统率，带领。《灵枢·本输》"少阳属肾，肾上连肺，故将两脏。"

qiāng

愿，请。刘禹锡《鉴药》："将子诣诸。"

［较］jiào

①较量。《老子》："长短相较，高下相倾。"

②明显。嵇康《养生论》："前史所传，较而论之，其有必矣。"

③概略。《温病条辨·叙》："此伤寒所以不可不发汗，温热病断不可发汗之大较也。"

④痊愈。欧阳修《与王懿恪公书》："某自过年，儿女多病，小女子患目，殆今未较，日颇忧煎。"

⑤副词。表程度，约相当于"略""稍"。杜甫《人日》诗之一："冰雪莺难至，春寒花较迟。"

jué

①车箱两旁板上的横木。《诗·卫风·淇奥》："宽兮绰兮，猗重较兮。"

②法规。《史记·律书》："岂与世儒闇于大较，不权轻重。"

［节］

①时节，季节。《新修本草·序》："春秋节变。"

②气节，节操。《伤寒论·序》："降志屈节，钦望巫祝，告穷归天。"

③常法，规律。《良方·自序》："此煮炼之节。"

④节录。《黄帝内经素问序》："合《经络》而为《论要》，节《皮部》为《经络》。"

⑤调节。戴良《丹溪翁传》："事母夫人也，时其节宣以忠养之。"

［解］

①用刀分割肢体。《庄子·养生主》："庖丁为文惠君解牛。"

②剖开，分开。《史记·扁鹊仓公列传》："因五脏之输，乃割皮解肌，诀脉结筋。"

③离散。《礼记·檀弓下》："殷人作誓而民始畔，周人作会而民始疑。苟无礼义忠信诚悫之心以莅之，虽固结之，民其不解乎！"

④融化；消散。贾思勰《齐民要术·水稻》："二月冰解。"

⑤解开，解除。《汉书·艺文志序及方技略》："辩五苦六辛，致水火之齐，以通闭解结，反之于平。"

⑥通"懈"。《素问·生气通天论》："因而饱食，筋脉横解，肠澼为痔。"

［金］

①黄金。李绅《答章孝标》诗："假金方用真金镀，若是真金不镀金。"

②钱财。《战国策·秦策一》："嫂曰：以季子之位尊而多金。"又指计算

货币的单位。战国和秦代以一镒为一金，一金为二十两。汉代以一斤为一金。宋代又以一钱为一金。明代至近代又以银一两或银币一元为一金。

③五行之一。《书·洪范》："五行：一曰水，二曰火，三曰木，四曰金，五曰土。"

④中医学上指肺。李时珍《本草纲目·主治一·痰饮》："栝蒌，降火清金，涤痰结。"

［今］

①发语词，相当于"夫"。《备急千金要方·大医精诚》："今病有内同而外异。"

②如果。《备急千金要方·大医精诚》："今以至精至微之事，求之于至麤至浅之思，其不殆哉！"

［津］

①渡口。《论语·微子》："长沮、桀溺耦而耕，孔子过之，使子路问津焉。"

②过剩。《素问·生气通天论》："是故味过于酸，肝气以津。"

③水。《灵枢·决气》："腠理发泄，汗出溱溱，是谓津。"

［矜］

①自夸，夸耀。《备急千金要方·大医精诚》："衒耀声名，訾毁诸医，自矜己德。"

②骄傲。《后汉书·郭玉传》："玉仁爱不矜。"

③怜悯。《论语·子张》："嘉善而矜不能。"

［谨］

①谨慎，慎重。《医学源流论·元气存亡论》："故人之一身，无处不宜谨护。"

②恭敬地。《史记·扁鹊仓公列传》："扁鹊独奇之，常谨遇之。"

③严谨，严格。《黄帝内经素问》注："谨守病机，各司其属。"

④礼仪，礼节。《史记·项羽本纪》："大行不顾细谨，大礼不辞小让。"

［劲］

①强健有力。《素问·上古天真论》："三八肾气平均，筋骨劲强。"

②势力强大。《战国策·韩策一》："夫以韩之劲，与大王之贤，乃欲西面

事秦，称东藩……夫差社稷而为天下笑，无过此者矣。”

③刚强。《韩非子·孤愤》：“能法之士，必强毅而劲直。”

［**竟**］

①终于，果然。《三国志·华佗传》：“佗遂下手，所患寻差，十年竟死。”

②完结。《类经·序》：“言之未竟，知必有阚余之谬而随议其后者。”

③穷究。《温病条辨·叙》：“摅生平之心得，穷源竟委，作为是书。”

④竟然，居然。《类经·序》：“竟不知孰可摘孰可留。”

［**经**］

①织物的纵线。与“纬”相对。《郗县遇见人织率尔寄妇》：“经稀疑杼涩，纬断恨丝轻。”

②人体经脉的简称。《素问·阴阳别论》：“人有四经十二从。”

③对典范著作及宗教典籍的尊称。戴良《丹溪翁传》：“苟将起度量，立规矩，称权衡，必也《素》、《难》诸经乎。”

④经营，谋求。《备急千金要方·大医精诚》：“医人不得恃己所长，专心经略财物。”

⑤指妇女的月经。李时珍《本草纲目·妇人月水》：“女人之经，一月一行，其常也；或先或后，或通或塞，其病也。”

⑥效法。《素问·宝命全形论》：“能经天地阴阳之化者。”

［**就**］

①接近，靠近，亲近。戴良《丹溪翁传》：“与人交，一以三纲五纪为去就。”

②趋向。喻昌《秋燥论》：“水流湿，火就燥。”

③到，往。《三国志·华佗传》：“家人车载欲往就医。”

④赴任，就职。《三国志·华佗传》：“沛相陈珪举孝廉，太尉黄琬辟，皆不就。”

⑤完成，成就。《类经·序》：“易稿者数四，方就其业。”

⑥达到。《类经·序》：“冀有以发隐就明，转难为易。”

⑦介词，从。陶弘景《本草经集注》：“更复就中求其类例。”

⑧副词，即，便。《本草纲目·牵牛子》：“自是但觉肠结，一服就顺。”

［**决**］

①毁破堤岸放水，打开。《类经·序》："第以人心积习既久，讹以传讹，即决长波犹虞难涤。"

②剖开。吴曾《能改斋漫录·神仙鬼怪》："其盗坐弃市，令密使人决腹视之。"

③截断。《淮南子·说山训》："决指而身死，或断臂而顾活。"

④决定，判断。《伤寒论·序》："短期未知决诊，九候曾无髣髴。"

［**绝**］

①断，断绝。《黄帝内经素问序》："恐散于末学，绝彼师资。"

②高超，绝妙。《三国志·华佗传》："佗之绝技，凡此类也。"

③衰竭。嵇康《养生论》："好色不倦，以致乏绝。"

④死亡。《素问·四气调神大论》："与道相失，未央绝灭。"

［**居**］jū

①坐。《论语·阳货》："居！吾语女。"

②居住。刘禹锡《鉴药》："刘子闲居。"

③占据。《汉书·霍光传》："就巷端人共见有人居云屋上，彻瓦投地，就视，亡有。"

④积蓄。《宋清传》："居善药。"

⑤用于"有顷"、"久之"等表示时间词前，表示相隔了一段时间，意义较虚，可译为过了。《史记·扁鹊仓公列传》："居二日半，简子寤。"

jù

通"倨"，直。《素问·平人气象论》："死心脉来，前曲后倨，如操带钩。"

［**沮**］jǔ

①终止，阻止。《素问·生气通天论》："汗出偏沮，使人偏枯。"

②败坏，毁坏。《素问·生气通天论》："味过于辛，筋脉沮弛。"

③沮丧，灰心失望。《庄子·逍遥游》："且举世而誉之而不加劝，举世而非之而不加沮。"

jù

潮湿。白居易《履道新居二十韵》："门闭深沉树，池通浅沮沟。"

［举］

①双手举起。《素问·阴阳别论》："四肢不举。"

②举动，行动。《良方·自序》："古之人视疾，必察其声音、颜色、举动、肤理、情性、嗜好。"

③推荐，举荐。《后汉书·范滂传》："举孝廉。"

④提出，列举。《温病条辨·叙》："不能举一反三。"

⑤指诊脉轻取。王叔和《脉经》："浮脉举之有余，按之不足。"

⑥救助。《史记·扁鹊仓公列传》："先生过小国，幸而举之。"

⑦皆，全。《温病条辨·叙》："举世同风，牢不可破。"

［具］

①记载，收录。戴良《丹溪翁传》："然翁讲学行事之大方，已具吾友宋太史濂所为翁墓志。"

②工具。《汉书·艺文志序及方技略》："方技者，皆生生之具，王官之一守也。"

③准备。戴良《丹溪翁传》："庶几可疗也，即自具药疗之。"

④齐全。《礼记·乐记》："其功大者其乐备，其治辩者其礼具。"

⑤完全，都。《类经·序》："见便得趣，由堂入室，具悉本源。"

［俱］

①同时，在一起。《脉经·序》："况有数候俱见，异病同脉者乎。"

②一样，等同。《素问·三部九候论》："所谓后者，应不俱也。"

③全部，都。《伤寒论·平脉法》："荣为根，卫为叶，荣卫俱微，则根叶枯槁而寒栗。"

④具有，具备。王充《论衡·物势》："五藏在内，五行气俱。"

［捐］

①抛弃，放弃。方孝孺《鼻对》："屏火捐炉，凝神养气。"

②除去，消除。《外台秘要·序》："捐众贤之沙砾，掇羣才之翠羽。"

③献出，捐助。《医部全录》："有可活而不能药者，忻然捐资调治。"

［蠲］juān

①虫名。又名马蠲、马陆。俗称香油虫。李时珍《本草纲目·萤火》："萤有三种：……一名蠲，俗名萤蛆。《明堂》、《月令》所谓腐草化为蠲者是

也，其名宵行。”

②明示。《左传·襄公十四年》：“惠公蠲其大德，谓我诸戎是四岳之裔胄也，毋是翦弃。”

③洁净。《文选·张衡〈思玄赋〉》：“汤蠲体以祷祈兮，蒙厖褫以拯民。”

④除去。嵇康《养生论》：“合欢蠲忿，萱草忘忧。”

⑤治愈。左思《蜀都赋》：“芳追气邪，味蠲疠痟。”

［**厥**］

①他的，它的。《伤寒论·序》：“厥身已毙，神明消灭，变为异物。”

②厥逆之气。《素问·阴阳应象大论》：“厥气上行，满脉去形。”

③昏厥。《素问·生气通天论》：“辟积于夏，使人煎厥。”

［**蹶**］（蹷）

①病名，通“厥”。气逆上而晕眩倒地，失去知觉。《扁鹊仓公列传》：“邪气积蓄而不得泄，是以阳缓而阴急，故暴蹷而死。”

②病名。脚上肌肉萎缩、神经麻痹而不能行走。《吕氏春秋·尽数》：“郁处头则为肿为风，处耳则为挶为聋……处足则为痿为蹷。”

③疾行；跑。《国语·越语下》：“臣闻从时者，犹救火、追亡人也，蹶而趋之，唯恐弗及。”

K

［**考**］

①老，寿。《汉书·艺文志序及方技略》：“乐而有节，则和平寿考。”

②对死去的父亲的称呼。《礼记·曲礼下》：“生曰父曰母曰妻，死曰考曰妣曰嫔。”

③研究，考究。《本草纲目·原序》：“书考八百余家。”

④省察，察考。《易·复》：“敦复无悔，中以自考也。”

［**可**］

①可以。《伤寒论·平脉法》：“头无汗者可治，有汗者死。”

②许可，允许。《论语·先进》：“小子鸣鼓而攻之可也。”

③合宜，适合。《庄子·天运》：“其味相反，而皆可于口。”

④大约，约计。《三国志·华佗传》：“手足完具，色黑，长可尺所。”

⑤值得。《备急千金要方·大医精诚》："世有愚者，读方三年，便谓天下无病可治。"

［苛］

①烦琐，繁细。《汉书·栾布传》："彭王病不行，而疑以为反，反形未见，以苛细诛之，臣恐功臣人人自危也。"

②苛刻，严厉。《史记·李将军列传》："宽缓不苛，士以此爱乐为用。"

③重。《素问·至真要大论》："夫阴阳之气，清静则生化治，动则苛疾起。"

④通"疴"，疾病。《素问·四气调神大论》："逆之则灾害生，从之则苛疾不起。"

［刻］

①刀刻，雕刻。《史记·秦始皇本纪》："刻石颂秦德。"

②用尽心思。《黄帝内经素问序》："然刻意研精，探微索隐。"

③减损，削减。《荀子·礼论》："刻生而附死谓之惑。"

④通"克"。约定或者限定（时间）。《三国志·华佗传》："应时归，如佗所刻。"

⑤计时单位。古时用漏壶计时，一昼夜共一百刻。《伤寒论·平脉法》："出入升降，漏刻周旋，水下百刻，一周循环。"

［肯］

①附着在骨头上的肉。《诸医论》："华元化医如庖丁解牛，挥刃而肯綮无碍？"

②表示应允，同意。《左传·成公四年》："楚虽大，非吾族也，其肯字我乎？"

③乐意，愿意。戴良《丹溪翁传》："子聪明异常人，其肯游艺于医乎。"

④副词，表示反问，犹岂。刘长卿《赠别于群投笔赴安西》诗："本持乡曲誉，肯料泥涂辱。"

L

［累］lěi

①形容脉象连贯而细小。《伤寒论·平脉法》："脉形如循丝累累然，其面

白脱色也。”

②连续。《黄帝内经素问序》：“至道流行，徽音累属，千载之后，方知大圣之慈惠无穷。”

③屡次，多次。《三国志·华佗传》：“太祖累书呼，又敕郡县发遣。”

【辨】同义词有“数”、“屡”。如《三国志·华佗传》：“到家，辞以妻病，数乞期不反。”《后唐书·孙思邈传》：“初，魏征等受诏修齐、梁、陈、周、隋五代史，恐有遗漏，屡访之，思邈口以传授，有如目观。”

lèi

①连累。《六名师小传》：“彼执方而不达变者，反为丹溪累也。余故不惜牙颊辩之。”

②使受害。嵇康《养生论》：“外物以累心不存，神气以醇白独著。”

［理］

①治玉，雕琢。《韩非子·和氏》：“王乃使玉人理其璞而得宝焉，遂命曰：‘和氏之璧’。”

②治理。《晋书·皇甫谧传》：“且道之所贵者，理世也。”

③纹理。刘勰《文心雕龙·论说》：“是以论如析薪，贵能破理。”

［厉］

①“砺”的古字。粗磨石。《史记·高祖功臣侯者年表序》：“使河如带，泰山若厉。”

②磨砺。《史记·扁鹊仓公列传》：“厉针砥石，以取外三阳五会。”

③“励”的古字。劝勉。戴良《丹溪翁传》：“史称其风声气节，足以激贪而厉俗。”

④振奋。戴良《丹溪翁传》：“凡有关于伦理者，尤谆谆训诲，使人奋迅感慨激厉之不暇。”

⑤恶鬼。《左传·成公十年》：“晋侯梦大厉，被发及地，搏膺而踊。”

［利］

①锋利。跟“钝”相对。《灵枢·九针十二原》：“长针者，锋利身薄。”

②利益。跟“害”相对。王安石《答司马谏议书》：“举先王之政，以兴利除弊，不为生事。”

③腹泻症的通称。后写作“痢”。《伤寒论》：“发热无汗，而利必自止。”

［聊］

①耳鸣。《楚辞·九叹·远逝》："耳聊啾而戃慌"。

②依靠，依赖。《战国策·苏秦始将连横说秦》："上下相愁，民无所聊。"

③姑且，暂且。《汉书·艺文志序及方技略》："聊以荡意平心，同死生之域。"

④略微。《南史·范缜传》："瓛门下多车马贵游，缜在其间，聊无耻愧。"

［了］

①明了，明白。《备急千金要方·大医精诚》："不得道听途说，而言医道已了。"

②清楚，清晰。《伤寒论》："目中不了了，睛不和。"

③完全。《灵枢经·序》："庶使好生之人开卷易明，了无差别。"

［两］liǎng

①数词。成对的两个。《系辞上》："是故易有太极，是生两仪。"

②副词，双方施行同一行为，或者遭受同一行为。二者同样地。《韩非子·五蠹》："故不相容之事，不两立也。"

③反复对照。用作动词。《周礼·天宫·医师章》："两之以九窍之变，参之以九藏之动。"

④量词，重量单位。《说文》："二十四铢为一两。"《三国志·华佗传》："青黏屑十四两。"

liàng

因车有两轮，故车以"两"为单位。此义后写作"辆"。《后汉书·范滂传》："汝南、南阳士大夫迎之者数千两。"

［谅］

①诚实，守信用。戴良《丹溪翁传》："若翁者，殆古所谓直谅多闻之益友，又可以医师少之哉？"

②确实。《备急千金要方·大医精诚》："自衒功能，谅非忠恕之道。"

③估计，大概。张景岳《景岳全书》："不可谓姑去其邪，谅亦无害。"

［**临**］

①由上看下。《荀子·劝学》："不临深溪，不知地之厚也。"

②攻伐，挟制。《战国策·西周策》："楚请道于二周之间，以临韩魏，周君患之。"

③莅临。《孔丛子·连丛子下》："（陛下）亲屈万乘，辱临弊里。"

④遇到，面对，当着。《备急千金要方·大医精诚》："要须临事不惑。唯当审谛覃思。"

⑤靠近。岑参《浐水东店送唐子归嵩阳》诗："野店临官路，重城压御堤。"

⑥副词。正当，将要。《三国志·华佗传》："佗临死，出一卷书与狱吏。"

［**流**］

①水流动。《素问·至真要大论》："寒生春气，流水不冰。"

②某一类人。李中梓《不失人情论》："目不识丁，假托秘传。此欺诈之流也。"

③水流，河流。《荀子·劝学》："不积小流，无以成江海。"

④游动，漂泊。陶渊明《归去来兮辞》："策扶老以流憩。"

⑤变化，演变。《朱丹溪治滞下案》："伤于饱，其流为积，积之久为此证。"

M

［**瞑**］

①闭目。《徐灵胎先生传》："先投一剂，须臾目瞑能言。"

②眼睛昏花《素问·至真要大论》："头痛少气，发热耳聋目瞑。"

③后作"眠"。指睡觉。《灵枢·营卫生会》："老人之不夜瞑者，何气使然？"

［**名**］

①称作。《伤寒论·四时病气》："其冬有非节之暖者，名曰冬温。"

②名义。《史记·扁鹊仓公列传》："以此视病，尽见五脏症结，特以诊脉为名耳。"

③闻名。《史记·扁鹊仓公列传》:“扁鹊名闻天下。”

④文字。《管子·君臣上》:“书同名,行同轨。”

⑤篇名。《黄帝内经素问序》:“义不相涉,阙漏名目者,区分事类,别目以冠篇首。”

⑥高大。《素问·四气调神大论》:“万物命故不施,不施则名木多死。”

[蒙]

①幼稚,无知。《黄帝内经素问序》:“冀乎究尾明首,寻注会经,开发童蒙。”

②愚昧,糊涂。《伤寒论·序》:“身居厄地,蒙蒙昧昧,惷若游魂。”

③覆盖。戴良《丹溪翁传》:“天台周进士病恶寒,虽暑亦必以绵蒙其首。”

④承受,遭受。《续名医类案·吐血》:“在前人,蒙谤之害甚微;在病者,受误之害甚巨。”

[末]

①树梢。《灵枢·邪气脏腑病形》:“此亦本末根叶之出候也,故根死则叶枯矣。”

②肢体,四肢。《左传·秦医缓和》:“风淫末疾。”

③次要的,非根本的,末节。《伤寒论·序》:“崇饰其末,忽弃其本。”

④后来的。《黄帝内经素问序》:“恐散于末学。”

⑤末尾,结尾,终点。《灵枢·邪气脏腑病形》:“在足少阳之本末,亦视其脉之陷下者,灸之。”

⑥无。《儒门事亲·汗下吐三法该尽治病诠》:“非吐汗下末由也已。”

⑦衰微。《中藏经·阴阳大要调神论》:“阳始于子前,末于午后。”

N

[乃]

①于是,就,便。戴良《丹溪翁传》:“翁春秋既高,乃徇张翼等所请,而著《格致余论》。”

②才,才能,这才。《史记·扁鹊仓公列传》:“出入十余年,乃呼扁鹊私坐。”

③竟然，居然。《外台秘要·序》："嘻，博哉！学乃至于此耶。"

④就是，便是。《黄帝内经素问序》："《素问》即其经之九卷也，兼《灵枢》九卷，乃其数焉。"

⑤仅，只。嵇康《养生论》："劲刷理鬓，醇醴发颜，仅乃得之。"

⑥你，你的。《新五代史·伶官传·序》："此三者，吾遗恨也。与尔三矢，尔其无忘乃父之志。"

［**挠**］

①扰乱，阻挠。《中藏经·病家两要说》："鼓事外之口吻，发言非难；挠反掌之安危，惑乱最易。"

②搅动，拌和。《文子·道德》："以智生患，又以智备之，譬犹挠水而欲求其清也。"

③屈，屈服。《战国策·魏策四》："秦王色挠，长跪而谢之。"

［**逆**］

①倒向，反向。《灵枢·邪气脏腑病形》："中外皆伤，故气逆而上行。"

②违背，拂逆。《素问·四气调神大论》："逆之则伤肝，夏为寒变。"

③中医指气血不和、胃气不顺等所致病症。《素问·阴阳应象大论》："此阴阳反作，病之逆从也。"

④迎面。《三国志·华佗传》："小儿戏前门，逆见，自相谓曰。"

P

［**平**］

①平地。刘禹锡《鉴药》："蹈危如平。"

②正常，平衡。《汉书·艺文志序及方技略》："辩五苦六辛，致水火之齐，以通闭解结，反之于平。"

③调理，调治。《灵枢·根结》："上平气。"

④普通，平和。《医学源流论·用药如用兵》："本平和之药，而以峻药补之。"

⑤通"辨"。《伤寒论·序》："乃勤求古训，博采众方，撰用《素问》、《九卷》、《八十一难》、《阴阳大论》、《胎胪药录》，并平脉辨证，为《伤寒杂病论》，合十六卷。"

Q

［**戚**］

①古代兵器。斧的一种。《孔子家语·困誓》:“子路悦，援戚而舞，三终而出。”

②亲近，亲密。李中梓《不失人情论》:“或尊贵执言难抗，或密戚偏见难回。”

③指亲属、亲戚。袁枚《与薛寿鱼书》:“虽子之戚，有异词也。”

④忧愁，悲伤。《后汉书·皇甫规传》:“前变未远，臣诚戚之。”

［**其**］

①岂，难道。嵇康《养生论》:“身非木石，其能久乎?”

②如果。《史记·扁鹊仓公列传》:“其在肠胃，酒醪之所及也。”

③大概。戴良《丹溪翁传》:“子聪明异常人，其肯游艺于医乎?”

④用于选择问句，是……还是。《类经·序》:“其是其非，此不在余，而在乎后之明哲矣。”

⑤希望。《景岳全书·病家两要说》:“凡吾侪同有性命之虑者，其毋忽于是焉。”

［**起**］

①确立，设置。戴良《丹溪翁传》:“苟将起度量，立规矩，称权衡，必也《素》、《难》诸经乎。”

②起来。《史记·扁鹊仓公列传》:“太子起坐，更适阴阳，但服汤二旬而复故。”

③痊愈。《三国志·华佗传》:“即各与药，明旦并起。”

④阐明。《汉书·艺文志序及方技略》:“以起百病之本，死生之分，而用度箴石汤火所施。”

⑤高起。巢元方《诸病源候论》:“面为起肿。”

［**契**］qì

①刻，指占卜时以刀凿刻龟甲。《诗经·大雅·绵》:“爰始爰谋，爰契我龟。”

②指刻在甲骨等上的文字。《易经·系辞下》:“上古结绳而治，后世圣人

易之以书契。”

③契合，投合。《黄帝内经素问序》：“不谋而遐迩自同，勿约而幽明斯契。”

qiè

聚，合。《外台秘要·序》：“死生契阔，不可问天，赖有经方，仅得存者。”

[**切**] qiē

用刀把物品分成若干部分。《本草纲目》：“根有黄汁，切片阴干。”

qiè

①按。《史记·扁鹊仓公列传》：“意治病人，必先切其脉，乃治之。”

②深切。《史记·扁鹊仓公列传》：“妾切痛死者不可复生，而刑者不可复续。”

[**窃**]

①谦敬副词。私下，私自。《史记·扁鹊仓公列传》：“窃闻高义之日久矣，然未尝得拜谒于前也。”

②副词。偷偷地，暗地里。《韩非子·说难》：“卫国之法，窃驾君车者罪刖。”

③侵害，危害。《吕氏春秋·辩土》：“既种而无行，耕而不长，则苗相窃也。”

[**且**]

①将，将要。《黄帝内经素问序》：“且将升岱岳，非径奚为？”

②姑且，暂且。《内经类编·序》：“夫《内经》十八卷，《素问》外九卷不经见，且不论。”

③尚且。《类经·序》：“而又有目医为小道，并是书且弁髦置之者，是岂巨慧明眼人欤？”

④将近，近。《三国志·华佗传》：“时人以为年且百岁，而貌有壮容。”

⑤还，仍然。徐大椿《元气存亡论》：“何以四十以后，饮食奉养如昔，而日且就衰？”

⑥句首语气词，不译。李中梓《不失人情论》：“且如气口脉盛，则知伤食。”

［倾］qīng

①偏斜。《灵枢·口问》："目眩头倾，补足外踝下留之？"

②倒塌。范仲淹《岳阳楼记》："商旅不行，樯倾楫摧。"

③竭尽。《病家两要说》："不倾信于临事，不足以尽其所长。"

④压倒。《北史·卢鲁元传》："父子有宠两宫，势倾天下。"

⑤排斥。嵇康《养生论》："心战于内，物诱于外，交赊相倾，如此复败者。"

⑥钦慕。《汉书·司马相如传》："临邛令不敢尝食，身自迎相如，相如为不得已而强往，一坐尽倾。"

qǐng

不久。《后汉书·庞萌传》："诸将请进，帝不听，知五校乏食当退，勑各坚壁以待其敝。倾之，五校粮尽，果引去。"

［清］qīng

①一种清轻之气。《素问·阴阳应象大论》："寒气生浊，热气生清。"

②清净。嵇康《养生论》："清虚静泰，少私寡欲。"

③清肃。《素问·四气调神大论》："无外其志，使肺气清。"

④清净，纯净。《素问·四气调神大论》："天气清净，光明者也。"

⑤清除，清解。《素问·至真要大论》："温者清之。"

⑥清楚，明白。《荀子·解蔽》："凡观物有疑，中心不定，则外物不清。吾虑不清，则未可定然否也。"

qìng

通"凊"。寒凉，凉。《素问·五脏生成》："腰痛，足清，头痛。"

［顷］qǐng

①顷刻，短时间。《伤寒论·平脉法》："比还送汤，如食顷，病人乃大吐。"

②往昔。《医说·治痰嗽》："顷见主帅有此，故剽得之，以其易办，姑藉以度余生。"

③近来，刚才。陆游《老学庵笔记》卷三："岐公以书再求曰：'顷蒙赠言，乃为或者藏去。'"

[请]

①拜见。《墨子·号令》："豪杰之外多交诸侯者，常请之。"

②祷祝求病愈。《后汉书·钟离宋寒传赞》："宋均达政，禁此妖禁。禽虫畏德，子民请病。"

③询问。《黄帝内经素问序》："君臣请问，礼仪乖失者，考校尊卑，增益以光其意。"

④敬辞。表示自己愿意做某件事而请求对方允许。《伤寒论·序》："余宿尚方术，请事斯语。"

⑤敬辞。特指买佛龛神像、佛道经典、礼神用品等。《宋书·隐逸传·沈道虔》："至四月八日，每请像。请像之日，辄举家感恸焉。"

[穷]

①尽。戴良《丹溪翁传》："时方盛行陈师文、裴宗元所定大观二百九十七方，翁穷昼夜是习。"

②终极。《楚辞·九歌·云中君》："览冀州兮有余，横四海兮焉穷?"

③空。《庄子·知北游》："道无问，问无应，无问问之，是问穷也。"

④贫苦。《诗·邶风·谷风》："宴尔新昏，以我御穷。"

⑤困窘。《墨子·非儒》："孔某穷于蔡陈之间。"

⑥不得志。与"达"相对。《孟子·尽心》："穷则独善其身，达则兼善天下。"

⑦彻底推求。《温病条辨·叙》："述先贤之格言，摅生平之心得，穷源竟委，作为是书。"

[趋] qū

①疾行，奔跑。《论语·微子》："孔子下，欲与之言。趋而辟之，不得与之言。"

②古代的一种礼节，以碎步疾行表示敬意。《论语·子罕》："子见齐衰者、冕衣裳者与瞽者，见之，虽少，必作；过之，必趋。"

③奔走，投身。嵇康《养生论》："趋世之士，驰竞浮华，不固根本。"

cù

①敦促，促使。《荀子·王制》："劝教化，趋孝弟。"

②赶快，立即。《汉书·高帝纪上》："若不趋降汉，今为虏矣。"

［全］

①保全。《黄帝内经素问序》："夫释缚脱艰，全真导气，拯黎元于仁寿，济羸劣以获安者，非三圣道，则不能致之矣。"

②完全。《三国志·华佗传》："普依准佗治，多所全济。"

③全面。《景岳全书·病家两要说》："然必也小大方圆全其才，仁圣工巧全其用。"

④通"痊"，病愈。《周礼·医师章》："十全为上，十失一次之。"

［权］

①秤，秤锤。《温病条辨·治病法论》："治下焦如权，非重不沉。"

②衡量。《孟子·梁惠王上》："权，然后知轻重。"

③权力，权势。《伤寒论·序》："但竞逐荣势，企踵权豪。"

④权变，变通。《病家两要说》："昧经权之妙者，无格致之明。"

［却］

①退，使退。《战国策·秦策》："弃甲兵，怒战栗而却。天下固量秦力二矣。"

②推后，后。荀悦《汉纪·文帝纪上》："上幸上林苑，皇后、慎夫人在禁中尝同坐，及坐郎署，盎却慎夫人席，慎夫人怒，不肯坐。"

③推辞，延缓。《素问·上古天真论》："夫道者能却老而全形，身年虽寿，能生子也。"

④除去。葛洪《抱朴子》："却恶卫身。"

⑤副词。反而。司空图《漫书五首》诗之一："逢人渐觉乡音异，却恨莺声似故山。"

⑥通"隙"。间隙，嫌隙。《史记·项羽本纪》："夫将军居外久，多内却，有功亦诛，无功亦诛。"

R

［然］

①"燃"的古字。燃烧。毛祥麟《对山医话》："诊其脉至而不定，如火薪然。"

②明白。《淮南子·览冥训》："夫燧之取火于日，慈石之引铁，蟹之败

漆，葵之乡日，虽有明智，弗能然也。”

③正确，认为正确。《温病条辨·叙》：“吴子以为然，遂相与评骘而授之梓。”

④常作表示肯定的答语。《史记·季布栾布列传》：“诸将皆阿吕后意，曰：‘然。’”

⑤代词。如此，这样。《三国志·华佗传》：“彼不能然，后告疽发背死。”

⑥形容词或副词的词尾。袁枚《与薛寿鱼书》：“阳明勋业烂然，胡世宁笑其多一讲学。”

［任］

①担荷，负载。《灵枢·本神》：“所以任物者谓之心。”

②承当，担任。《左传·秦医缓和》：“和闻之，国之大臣，荣其宠禄，任其大节。”

③听任，任凭。《温病条辨·叙》：“知我罪我，一任当世，岂不善乎？”

④任务。《景岳全书·病家两要说》：“斯足谓之真医，而可以当性命之任矣。”

⑤放纵。李中梓《不失人情论》：“富者多任性而禁戒勿遵，贵者多自尊而骄恣悖理。”

［容］

①盛受。《素问·四气调神大论》：“秋三月，此谓容平，天气以急，地气以明。”

②容纳。《灵枢·师传》：“广骸，大颈，张胸，五谷乃容。”

③适宜，可以，允许。《左传·秦医缓和》：“五降之后，不容弹矣。”

④仪容，相貌。《伤寒论·平脉法》：“随时动作，效象形容。”

［荣］

①草木的花。《楚辞·橘颂》：“绿叶素荣，纷其可喜兮。”

②繁茂，茂盛。《素问·四气调神大论》：“春三月，此为发陈，天地俱生，万物以荣。”

③盛多，丰富。《荀子·大略》：“宫室荣与？妇谒盛与？”

④显荣，富贵。《吕氏春秋·务大》：“三王之佐，其名无不荣者。”

⑤美好的气色。《素问·五脏生成论》："此五脏所生之外荣也。"

［**若**］

①如果。《三国志·华佗传》："若妻信病，赐小豆四十斛。"

②如，像。《伤寒论·序》："遇灾值祸，身居厄地，蒙蒙昧昧，惷若游魂。"

③形容词词尾。嵇康《养生论》："从老得终，闷若无端。"

④同"其"。袁枚《与薛寿鱼书》："天生一不朽之人，而其子若孙必欲推而纳之于必朽之处。"

S

［**稍**］

①小。《冬日作》诗："稍寒人欲健，太饱事多慵。"

②渐，逐渐。《三国志·华佗传》："将军以为不然。佗舍去，妇稍小差。"

③立刻，随后，不久。韦应物《叹杨花》诗："缥萦下苑曲，稍满东城路。"

④略微，稍微。戴良《丹溪翁传》："稍长，从乡先生治经，为举子业。"

［**少**］ shào

①小。《素问·玉机真藏论》："少腹冤热而痛，出白。"

②年轻。《史记·扁鹊仓公列传》："姓秦氏，名越人。少时为人舍长。"

shǎo

①一点。戴良《丹溪翁传》："涣焉无少凝滞于胸臆。"

②轻视。戴良《丹溪翁传》：若翁者，殆古所谓直谅多闻之益友，又可以医师少之哉？

③稍微。嵇康《养生论》："纵少觉悟，咸叹恨于所遇之初，而不知慎众险于未兆。"

④减少。《素问·四气调神大论》："逆之则伤肝，夏为寒变，奉长者少。"

［**参**］ shēn

①星名，二十八宿之一。李石《续博物志》卷一："《周官》天星皆有分

野……昴、毕，冀州；觜、觿、参，益州。”

②中药名，通常指人参。李中梓《不失人情论》：“有参术沾唇惧补，心先痞塞。”

cān

①参考。《黄帝内经素问序》：“一以参详，群疑冰释。”

②检验。董仲舒《春秋繁露·立元神》：“察其好恶以参忠佞，考其往行验之于今。”

③参与，参加。《后汉书·班彪传》：“所上奏章，谁与参之？”

sān

三分。《左传·隐公元年》：“先王之制，大都不过参国之一。”

cēn

①参差，不齐的样子。《诗·周南·关雎》：“参差荇菜，左右流之。”

②错误。《备急千金要方·大医精诚》：“处判针药，无得参差。”

［**审**］

①详细。《备急千金要方·大医精诚》：“唯当审谛覃思。”

②清楚，确实。《普济本事方》：“审如是，虽不服药亦可。”

③审定，审察。《后汉书·范滂传》：“其未审者，方更参实。”

［**胜**］

①能承担，禁得起。《温病条辨·叙》：“脏腑无语，冤鬼夜嗥，二千余年，略同一辙，可胜慨哉？”

②尽。张仲景《伤寒服药》：“烦躁诸变，不可胜数。”

③胜过，偏胜。《素问·阴阳应象大论》：“阳胜则热，阴胜则寒。”

④用作运气学说术语“胜气”的省称。《素问·至真要大论》：“治诸胜复，寒者热之，热者寒之。”

［**斯**］

①才。《类经·序》：“具悉本原，斯不致误己误人。”

②句中语气词。《类经·序》：“吁！余何人斯，敢妄正先贤之训？”

③这。《伤寒论·序》：“余宿尚方术，请事斯语。”

［**时**］

①时辰。《史记·扁鹊仓公列传》：“其死何如时？”曰：“鸡鸣至今。”

②按时。《史记·扁鹊仓公列传》："太子病血气不时，交错而不得泄。"

③时代，时期。《史记·扁鹊仓公列传》："姓秦氏，名越人。少时为人舍长。"

④当时。戴良《丹溪翁传》："时方盛行陈师文、裴宗元所定大观二百九十七方。"

⑤通"是"。《新修本草·序》："自时厥后，以迄于今，虽方技分镳，名医继轨，更相祖述，罕能厘正。"

［**适**］shì

①去，往。《黄帝内经素问序》："欲诣扶桑，无舟莫适。"

②调适。《史记·扁鹊仓公列传》："更适阴阳，但服汤二旬而复故。"

③正好，恰巧。《伤寒论·四时病气》："此以冬时不调，适有伤寒之人，即为病也。"

④刚刚。《三国志·华佗传》："盐渎严昕与数人共候佗，适至。"

dí

①专主，做主。《吕氏春秋·下贤》："帝也者，天下之适也。"

②旧时指正妻或正妻所生之子。《左传·庄公八年》："僖公之母弟曰夷仲年，生公孙无知，有宠于僖公，衣服礼秩如适，襄公绌之。"这两个意义后来写作"嫡"。

［**式**］

①准则。《素问·疏五过论》："圣人之术，为天下式。"

②楷模。《东观汉记·邓彪传》："（彪）以廉让率下，为百僚式。"

③用，施行。《黄帝内经素问序》："幸遇真经，式为龟镜。"

［**属**］shǔ

①隶属，归属。《黄帝内经素问序》："蒇谋虽属乎生知。"

②类别，种类。《备急千金要方·大医精诚》："其虻虫、水蛭之属。"

zhǔ

①连接，接续。《类经·序》："又若经文连属，难以强分。"

②注，酌。苏轼《前赤壁赋》："举酒属客。"

③同"嘱"。《三国志·华佗传》："郡守子知之，属使勿逐。"

［夙］

①早晨。《诗经·大雅·抑》：“夙兴夜寐，洒扫庭内，维民之章。”

②向来。《黄帝内经素问·序》：“冰弱龄慕道，夙好养生，幸遇真经，式为龟镜。”

③旧，平素。《黄帝内经素问·序》：“历十二年，方臻理要，询谋得失，深遂夙心。”

［数］shù

①六艺之一。算术。《周礼·地官·大司徒》：“三曰六艺：礼、乐、射、御、书、数。”

②规律，必然性。《外台秘要·序》：“若乃分天地至数，别阴阳至候。”

③天命，命运。《汉书·李广传》：“以为李广数奇，毋令当单于。”

④道术，方法。《商君书·算地》：“故为国之数，务在垦草。”

⑤技艺，方术。指占卜、下棋等。《史记·扁鹊仓公列传》：“意好数，公必谨遇之。”

cù

密，与“疏”相对。柳宗元《小石城山记》：“其疏数偃仰，类智者所设施也。”

shǔ

计算。《三国志·华佗传》：“疾者前入坐，见佗北壁县此蛇辈约以十数。”

shuò

①屡次。《三国志·华佗传》：“但旁人数为易汤，汤令暖之，其旦即愈。”

②病脉象之一。戴良《丹溪翁传》：“翁诊之，脉滑而数。”

［庶］

①希望。戴良《丹溪翁传》：“庶使后之君子得以互考焉。”

②大概，差不多。嵇康《养生论》：“庶可与羡门比寿，王乔争年。”

③众，多。《新修本草·序》：“丹青绮焕，备庶物之形容。”

④众人，百姓。《素问·宝命全形论》：“君王众庶，尽欲全形。”

⑤也许。《伤寒论·序》：“虽未能尽愈诸病，庶可以见病知源。”

［**速**］

①迅速。嵇康《养生论》：“意速而事迟，望近而应远。”

②召，请。《文选·张衡〈思玄赋〉》：“速烛龙令执炬兮，过钟山而中休。”

③招致。《晋书·皇甫谧传》：“而小人无良，致灾速祸，久婴笃疾。”

④催促。黄宗羲《谢时符先生墓志铭》：“八月，余自吴门返，吾友万斯选又书来速。”

［**率**］shuài

①张网捕捉。张衡《东京赋》：“悉率百禽，鸠诸灵囿。”

②遵循，沿着。《左传·哀公十六年》：“周仁之谓信，率义之谓勇。”杜预注：“率，行也。”

③轻率。《备急千金要方·大医精诚》：“不得于性命之上，率尔自逞俊快，邀射名誉，甚不仁矣。”

④大致，一般。贾谊《治安策》：“进谋者率以为是。”

⑤一律，一概。韩愈《进学解》：“占小善者率以录，名一艺者无不庸。”

lǜ

①规格，标准。《史记·商君列传》：“有军功者，各以率受上爵。”

②比率。《三国志·华佗传》：“漆叶屑一升，青黏屑十四两，以是为率。”

［**收**］

①拘捕，逮捕。《三国志·华佗传》：“若其虚诈，便收送之。”

②收取，接纳。《素问·四气调神大论》：“秋为痎疟，奉收者少。”

③聚集，收集。《汉书·艺文志序及方技略》：“汉兴，改秦之败，大收篇籍。”

④收敛。《素问·四气调神大论》：“收敛神气，使秋气平，无外其志。”

⑤殓葬。《史记·扁鹊仓公列传》：“（扁鹊）曰：‘收乎？’曰：‘未也，其死未能半日也。’”

［**遂**］

①成就，实现。李中梓《不失人情论》：“有境遇不偶，营求未遂，深情牵挂，良药难医。”

②竟，终于。《三国志·华佗传》："佗遂下手，所患寻差，十年竟死。"

［说］

①讲述，告诉。刘义庆《世说新语·德行》："有人向张华说此事。"

②主张，言论。《温病条辨·叙》："于是，其学不明，其说不行。"

③讲解或解说经文意义。《汉书·叙传上》："时上方乡学，郑宽中、张禹朝夕入说《尚书》、《论语》于金华殿中，诏伯受焉。"

④［shuì］劝说。《孟子·尽心下》："说大人，则藐之，勿视其巍巍然。"

T

［汤］

①沸水，热水。《三国志·华佗传》："佗令温汤近热，渍手其中，卒可得寐。"

②中药汤剂。《史记·扁鹊仓公列传》："臣意即为柔汤使服之，十八日所而病愈。"

③汤池，护城河。《后汉书·光武帝纪赞》："金汤失险，车书共道。"

［特］

①公牛。亦泛指牛。《诗·小雅·正月》："瞻彼阪田，有菀其特。"

②配偶。《诗·墉风·柏舟》："髧彼两髦，实维我特。"

③特殊，特别。嵇康《养生论》："似特受异气，禀之自然，非积学所能致也。"

④只不过。《史记·扁鹊仓公列传》："以此视病，尽见五脏症结，特以诊脉为名耳。"

⑤独特。戴良《丹溪翁传》："翁简悫贞良，刚严介特。"

［徒］

①徒弟。《黄帝内经素问序》："俾工徒勿误，学者惟明。"

②空，白白的。《伤寒论·序》："幽潜重泉，徒为啼泣。"

③只，仅仅。戴良《丹溪翁传》："苟不知此，而徒守其法，则气之降者固可愈，而于其升者亦从而用之，吾恐反增其病矣。"

④同一类的人。《儒门事亲·汗下吐三法该尽治病诠》："皆鲧湮洪水之徒。"

W

［完］

①完备，完整。《三国志·华佗传》："手足完具，色黑，长可尺所。"

②完满，妥善。《史记·张仪列传》："此臣之所谓危也。不如伐蜀完。"

③保存，保全。《史记·高祖本纪》："吾非敢自爱，恐能薄，不能完父兄子弟。"

④复原，恢复。李贽《虚实说》："其人庆幸虽深，魂魄尚未完也。"

⑤修筑，修缮。《元史·世祖纪》："雨坏都城，发兵民各万人完之。"

［亡］

①死亡。李中梓《不失人情论》："使深危之病，坐而待亡。"

②失败。李中梓《不失人情论》："车薪杯水，难免败亡。"

③损耗，耗竭。《素问·生气通天论》："风客淫气，精乃亡，邪伤肝也。"

④散失，丢失。《汉书·艺文志·序》："以书颇散亡。"

⑤疏忽。嵇康《养生论》："亡之于微，积微成损，积损成衰。"

⑥通"无"。《温病条辨·叙》："亡如世鲜知十之才士，以阙如为耻。"

［望］

①向远处看。《史记·扁鹊仓公列传》："望见桓侯而退走。"

②希望，盼望。《备急千金要方·大医精诚》："而望其生，吾见其死矣。"

③名誉，名望。《徐灵胎先生传》："家本望族。"

④中医四诊之一。指察看病人气色。《史记·扁鹊仓公列传》："不待切脉、望色、听声、写形，言病之所在。"

⑤指月光满盈时，即农历每月十五。窦汉卿《标幽赋》："望不补而晦不泻。"既望：农历每月十六。《串雅·序》："乾隆己卯十月既望。"

［惟］

①思。《对山医话》："然惟于此而愈不敢自信矣。"

②愿，希望。《景岳全书·病家两要说》："唯好生者略察之。"

③只有，只是。也作"唯"、"维"。袁枚《与薛寿鱼书》："今天下医绝

矣，唯讲学一流转而未绝者，何也?”

④句中语气词，表肯定或强调。《黄帝内经素问序》:“俾工徒勿误，学者惟明。”

［为］ wéi

①治理。《国语·周语上》:“是故为川者，决之使导；为民者，宣之使言。”

②医治。《左传·成公十年》:“公疾病，求医于秦。秦伯使医缓为之。”

③研究。《东观汉记·郑兴传》:“郑兴从博士金子严为《左氏春秋》。”

④是。刘向《说苑·辨物》:“其在鸟则雄为阳，雌为阴。”

wèi

①介词。给，替。《三国志·华佗传》:“吾不杀此子，亦终当不为我断此根源耳。”

②介词。表示原因。因为。《素问·四气调神大论》:“心肺有病，而鼻为之不利。”

③因此。《庄子·养生主》:“每至于族……视为止，行为迟，动刀甚微。”

④为了。《伤寒书统治六气论》:“汉长沙著《伤寒论》……非仅为寒邪所设。”

⑤通“谓”。说，告诉。《韩非子·内储说下》:“商臣闻之，未察也，乃为其傅潘崇曰:‘奈何察之也?’”

⑥介词。被。李中梓《不失人情论》:“欲令学者思之慎之，勿为陋习所中耳。”

［委］

①水流下游。《礼记·学记》:“三王之祭川也，皆先河而后海，或源也，或委也，此之谓务本。”

②付托。《伤寒论·序》:“持至贵之重器，委付凡医。”

［痿］

①指身体某部分萎缩或失去机能的病，痿弱。《素问·生气通天论》:“緛短为拘，弛长为痿。”

②指手足软无力。《素问·四气调神大论》:“逆之则伤肾，春为痿厥。”

［闻］wén

①听说。《灵枢·邪气脏腑病形》："余闻之，见其色，知其病，命曰明。"

②了解，知道。《灵枢·邪气脏腑病形》："愿闻六腑之病。"

③传布。《诗·小雅·鹤鸣》："鹤鸣于九皋，声闻于天。"

④指使君主听见。《晏子春秋·问上六》："臣数以闻，而君不肯听也。"

⑤嗅。《韩非子·十过》："共王驾而自往，入其幄中，闻酒臭而还。"

wèn

声誉，名声。戴良《丹溪翁传》："数年之间，声闻顿著。"

［诬］

①轻视。嵇康《养生论》："然则一溉之益，固不可诬也。"

②夸说。《管子·乘马》："君举事，臣不敢诬其所不能。"

③欺骗。《备急千金要方·大医精诚》："寻此贰途，阴阳报施，岂诬也哉?"

④虚假。《颜氏家训·养生》："神仙之事，未可全诬。"

［务］

①任务，业务。《丹溪心法·不治已病治未病》："谆谆然以养生为急务者，意欲治未然之病。"

②务必，一定。《类经·序》："务俾后学了然，见便得趣，由堂入室，具悉本源。"

③追求。《伤寒论·序》："但竞逐荣势，企踵权豪，孜孜汲汲，唯名利是务。"

X

［息］

①增加。戴良《丹溪翁传》："或阴阳两虚湿热自盛者，又当消息而用之，"

②呼吸。《伤寒论·序》："动数发息，不满五十。"

③叹气。《灵枢·邪气脏腑病形》："胆病者，善太息，口苦。"

④儿女。《晋书·皇甫谧传》："父兄见出，妻息长诀。"

⑤栖息，止息。《中藏经·阴阳大要调神论》：“更始更末，无有休息。”

[下]

①身份、地位低，居下位。袁枚《与薛寿鱼书》：“得毋以‘艺成而下’之说为斤斤乎。”

②治疗疾病的一种方法。《三国志·华佗传》：“寻当下之，延当发汗。”

③进。《三国志·华佗传》：“若当针，亦不过一两处，下针言‘当引某许。’”

④下咽。《三国志·华佗传》：“佗行道，见一人病咽塞，嗜食而不得下。”

⑤产下。《三国志·华佗传》：“果下男形。”

⑥下问，请教。戴良《丹溪翁传》：“世之名公卿多折节下之，翁为直陈治道，无所顾忌。”

⑦施行。《三国志·华佗传》：“病者不堪其苦，必欲除之，佗遂下疗，应时愈。”

⑧指腹泻。《三国志·华佗传》：“东阳陈叔山小男二岁得疾，下利常先啼。”

[鲜] xiān

①泛指鱼类。《老子》：“治大国若烹小鲜。”

②鲜明，明丽。《易·说卦》：“（震）其究为健，为蕃鲜。”

③味美。权德舆《拜昭陵过咸阳墅》诗：“村盘既罗列，鸡黍皆珍鲜。”

xiǎn

少，尽。戴良《丹溪翁传》：“苟将起度量，立规矩，称权衡，必也《素》、《难》诸经乎！然吾乡诸医鲜克知之者。”

[相] xiāng

①互相。李中梓《不失人情论》：“有素不相识，遇延辨症。”

②递相。《左传·秦医缓和》：“故有五节，迟速本末以相及。”

③指代性副词，表示动作行为只偏指一方，可指代“我”、“你”、“他”。《伤寒论·序》：“相对斯须，便处汤药。”

xiàng

①省视，察看。《儒门事亲·汗下吐三法该尽治病诠》：“各相其病之所宜

而用之。”

②帮助，辅助。《左传·秦医缓和》：“主相晋国，于今八年。”

③辅佐国君的最高官吏，宰相。《三国志·华佗传》：“沛相陈珪举孝廉，太尉黄琬辟，皆不就。”

［向］

①从前。戴良《丹溪翁传》：“乃悉焚弃向所习举子业。”

②将近。《外台秘要·序》：“凡古方纂得五六十家，新撰者向数千卷。”

③趋向。《温病条辨·叙》：“好学之士，咸知向方。”

④面对，面向。《师传》：“病人向壁卧，此热已去也。”

［挟］

①夹持。《诗·小雅·吉日》：“既张我弓，既挟我矢。”

②胁持，挟制。《战国策·秦策二》：“樗里疾、公孙衍二人者，挟韩而议，王必听之。”

③依恃，倚仗。袁枚《与薛寿鱼书》：“而布衣挟相公以自尊，则甚陋。”

④怀藏，隐藏。《管子·任法》：“是以羣臣百姓，人挟其私而幸其主。”

［写］

①倾注。《礼记·曲礼》：“器之溉者不写。”

②通“泻”。《素问·生气通天论》：“而阳气当隔，隔者当写。”

③描绘，描摹。《诸医论》：“许叔微医如顾恺写神。”

④抄录，誊抄。《汉书·艺文志·序》：“于是建藏书之策，置写书之官。”

［泄］

①泄露。《史记·扁鹊仓公列传》：“我有禁方，年老，欲传与公，公毋泄。”

②腹泻，泄泻。《素问·生气通天论》：“春伤于风，邪气留连，乃为洞泄。”

③疏泄。《灵枢·营卫生会》：“此外伤于风，内开腠理，毛蒸理泄，卫气走之。”

④漏泄。《灵枢·营卫生会》：“此气慓悍滑疾，见开而出，故不得从其道，故命曰漏泄。”

[信]

①果真，确实。《三国志·华佗传》：“若妻信病，赐小豆四十斛，宽假限日。”

②信从，相信。《史记·扁鹊仓公列传》：“信巫不信医，六不治也。”

③连宿，两夜。引申谓两天。《鉴药》：“予受药以饵，过信而骸能轻，痹能和，涉旬而苛痒绝焉。”

④任意，听任。《荀子·哀公》：“故明主任计不信怒，闇主信怒不任计。”

⑤守信用，实践诺言。《左传·宣公二年》：“贼民之主，不忠；弃君之命，不信。”

[形]

①形体，身体。《灵枢·天年》：“百岁五脏皆虚，神气皆去，形骸独居而终矣。”

②形状，状态。《笔花医镜·肺部》：“肺，形如华盖。”

③通“刑”，克。窦汉卿《标幽赋》：“木形金也，有蠲邪扶正之道。”

④形成，产生。《淮南子·原道训》：“故音者，宫立而五音形矣；味者，甘立而五味亭矣。”

⑤比较，对照。《老子·第二章》：“长短相形，高下相倾。”

[行]

①将，将要。《三国志·华佗传》：“十八岁当一小发，服此散，亦行复差。”

②运行，循行。《灵枢·营卫生会》：“卫气行于阴二十五度，行于阳二十五度。”

③流动，流通。《素问·举痛论》：“寒则腠理闭，气不行，故气收矣。”

④流行，流传。《黄帝内经素问序》：“今之奉行，唯八卷尔。”

⑤奉行。《素问·四气调神大论》：“圣人行之，愚者佩之。”

⑥实施。袁枚《与薛寿鱼书》：“夫学在躬行，不在讲也。”

[刑]

①惩罚，处罚。《儒门事亲·汗下吐三法该尽治病诠》：“如世已治矣，刑措而不用。”

②灾害，伤害。《素问·四气调神大论》：“早卧早起，与鸡俱兴，使志安

宁，以缓秋刑。”

③刑法，法度。《史记·扁鹊仓公列传》：“人上书言意，以刑罪当传西之长安。”

［**省**］xǐng

①视察；诊察。《伤寒论·序》：“省病问疾，务在口给，相对斯须，便处汤药。”

②反省。《儒门事亲·汗下吐三法该尽治病诠》：“渠亦不自省其过，虽终老而不悔。”

shěng

①简省，减少。《精神训》：“胸腹充而嗜欲省，则耳目清，听视达矣。”

②中央官署名。《铜人腧穴针灸图经·序》：“殿中省尚药奉御王惟一素授禁方，尤工厉石，竭心奉诏，精意参神。”

［**玄**］

①赤黑色。后多用以指黑色。《诗·豳风·七月》：“载玄载黄，我朱孔阳。”

②指天。嵇康《养生论》：“而世人不察，惟五谷是见，声色是耽，目惑玄黄，耳务淫哇。”

③深奥，玄妙。《黄帝内经素问序》：“假若天机迅发，妙识玄通，蒇谋虽属乎生知，标格亦资于诂训。”

④高远，幽远。嵇康《养生论》：“无为自得，体妙心玄，忘欢而后乐足，遗生而后身存。”

［**修**］

①端正。《晋书·皇甫谧传》：“或劝谧修名广交。”

②整修，修理。《书·禹贡》：“既修太原，至于岳阳。”

③长。《晋书·皇甫谧传》：“况命之修短分定悬天乎！”

④修养。《晋书·皇甫谧传》：“修身笃学，自汝得之。”

［**羞**］

①进献食物。《左传·昭公二十七年》：“羞者献体改服于门外。”

②美味的食品。后多作“馐”。《备急千金要方·大医精诚》：“珍羞迭荐，食如无味。”

③进献。《礼记·月令》：“（仲夏之月）羞以含桃，先荐寝庙。”

④羞惭，丢脸。李陵《答苏武书》：“杀身无益，适足增羞。”

⑤嘲弄，侮辱。司马迁《报任少卿书》：“今以亏形为扫除之隶，在阘茸之中，乃欲仰首伸眉，论列是非，不亦轻朝廷，羞当世之士邪！”

［寻］

①长度单位，一般为八尺。《诗·鲁颂·閟宫》：“是断是度，是寻是尺。”

②延伸，连续不断。《中藏经·阴阳大要调神论》：“水火通济，上下相寻。”

③寻找，追寻。张仲景《伤寒服药》：“寻其邪由，及在腠理，以时治之。”

④探求。《伤寒论·序》：“若能寻余所集，思过半矣！”

⑤不久，随即。《三国志·华佗传》：“士大夫不耐痛痒，必欲除之。佗遂下手，所患寻差，十年竟死。”

［须］

①必须，必定。《伤寒论·四时病气》：“须知毒烈之气，留在何经，而发何病，详而取之。”

②止，停留。《书·五子之歌序》：“太康失邦，昆弟五人，须于洛汭，作《五子之歌》。”

③依赖。嵇康《养生论》：“是以君子知形恃神以立，神须形以存。”

④片刻，一会儿。张仲景《伤寒服药》：“凡作汤药，不可避晨夜，觉病须臾，即宜便治。”

⑤须要，需要。《伤寒论·平脉法》：“当须服吐下药，针灸数十百处乃愈。”

Y

［焉］

①代词。戴良《丹溪翁传》：“讲道八华山，复往拜焉。”

②形容词词尾。戴良《丹溪翁传》：“涣焉无少凝滞于胸臆。”

③兼词，于此。《左传·秦医缓和》：“攻之不可，达之不及，药不至焉。”

④哪里。《左传·秦医缓和》："惧伤我，焉逃之？"

⑤语气词。《黄帝内经素问序》："而命世奇杰，时时间出焉。"

［淹］

①长久。《伤寒论·四时病气》："或治不对病，或日数久淹。"

②满，至。《旧唐书·后妃传上·高祖太穆皇后窦氏》："诸姒以太后性严惧谴，皆称疾而退，唯后昼夜扶侍，不脱衣履者动淹旬月焉。"

③留住。《楚辞·离骚》："日月忽其不淹兮，春与秋其代序。"

④广博，深入。嵇康《与山巨源绝交书》："然使长才广度，无所不淹，而能不营，乃可贵耳。"

［延］

①长，远。韩愈《送灵师》诗："同行二十人，魂骨俱坑填；灵师不挂怀，冒涉道转延。"

②延续，延长。《三国志·华佗传》："此近难济，恒事攻治，可延岁月。"

③引导，引入。《礼记·曲礼上》："主人延客祭，祭食，祭所先进。"

④聘请。李中梓《不失人情论》："有素不相识，遇延辨症。"

［演］

①水长流。《文选·木华〈海赋〉》："尔其为大量也，则南淦朱崖，北洒天墟，东演析木，西薄青徐，经途瀴溟，万万有余。"

②扩大。《伤寒论·序》："观今之医，不念思求经旨，以演其所知，各承家技，终始顺旧。"

③阐发。《黄帝内经素问序》："及乎近代诸家，尤不过顺文敷演，而难者仍未能明，精处仍不能发。"

［衍］

①水广布或长流。《素问·气交变大论》："泉涌河衍。"

②推演，扩展。《易·系辞上》："大衍之数五十，其用四十有九。"

③大，多。《类经·序》："此其故，正以经文奥衍，研阅诚难。"

④多余，特指文章中因传写错误而多出字句，衍文。《素问·上古天真论》：新校正云：详"被服章"三字疑衍。

［厌］yàn

①嫌弃，憎恶，厌烦。《素问·四气调神大论》：“夜卧早起，无厌于日。”

②吃饱，饱足。《老子》：“带利剑，厌饮食，财货有余，是谓盗竽。”

③满足。《温病条辨·叙》：“秉超悟之哲，嗜学不厌。”

yǎn

①“魇”的古字。噩梦。刘义庆《世说新语·假谲》：“彪乃诈厌，良久不悟，声气转急。”

②“黡”的古字。掩蔽，掩藏。《庄子·齐物论》：“其厌也如缄，以言其老洫也。”

yā

①迫近。《左传·哀公二十七年》：“有自晋师告寅者，将为轻车千乘，以厌齐师之门。”

②压制，抑制，镇压。《汉书·冯奉世传》：“奉世图难忘死，信命殊俗，威功白著，为世使表，独抑厌而不扬，非圣主所以塞疑厉节之意也。”

③堵塞。《荀子·修身》：“厌其源，开其渎，江河可竭。”

［要］yāo

①“腰”的古字。《史记·扁鹊仓公列传》：“往四五日，君要胁痛不可俛仰，又不得小溲。”

②约束，控制。《素向·脉要精微论》：“仓廪不藏者，是门户不要也。”

③求得，设法取得，牟取。刘禹锡《鉴药》：“遗患以要财。”

④通“邀”，邀请，约请。汪道昆《明处士江民莹墓志铭》：“乃今要我以平生之言。”

yào

①要领，关键。《黄帝内经素问序》：“历十二年，方臻理要。”

②总之，总括。《甲乙经·序》：“方治要皆浅近。”

③简要。《素问·至真要大论》：“夫标本之道，要而博。”

［业］

①古代悬钟磬用的大木板。《诗经·周颂·有瞽》：“设业设虡。”

②书写用的木板。《礼记·玉藻》：“父命呼，唯而不诺。手执业，则投之。”

③职业。《三国志·华佗传》：“以医见业，意常自悔。”

④已经。《类经·序》：“宋臣高保衡等叙业已辟之。”

⑤以……为业，从事于。《类经·序》：“奈何今之业医者，亦置《灵》、《素》于罔闻。”

⑥学习的内容。戴良《丹溪翁传》：“乃悉焚弃向所习举子业，一于医致力焉。”

［谒］

①禀告。《史记·苏秦列传》：“臣闻明王务闻其过，不欲闻其善，臣谓谒王之过。”

②请，请求。《后汉书·廉范传》：“陇西太守邓融备礼谒范为功曹。”

③拜见。《史记·扁鹊仓公列传》：“未尝得望精光，侍谒于前也。”

［一］

①数词。一个，一种。李中梓《不失人情论》：“一齐之傅几何？众楚之咻易乱。”

②专一。戴良《丹溪翁传》：“乃悉焚弃向所习举子业，一于医致力焉。”

③同一，一样。嵇康《养生论》：“田、种一也，至于树养不同，则功效相悬。”

④一概，全。戴良《丹溪翁传》：“为之敷扬三家之旨，而一断于经。”

⑤一旦，一经。《黄帝内经素问序》：“文字昭晰，义理环周，一以参详，群疑冰释。”

⑥少。袁枚《与薛寿鱼书》：“而先生独能以一刀圭活之，仆所以心折而信以为不朽之人也。”

⑦或者。戴良《丹溪翁传》：“至于一语一默，一出一处，凡有关于伦理者，尤谆谆训诲。”

［夷］

①古代中原地区华夏族对东部各族的总称。《备急千金要方·大医精诚》：“怨亲善友，华夷愚智，普同一等。”

②句首语气词。顾景星《李时珍传》：“夷考其间，瑕疵不少。”

③平坦。柳宗元《与崔连州论石钟乳书》：“其窍滑以夷，其肌廉以微。”

［宜］

①古代祀典的一种。谓列俎几陈牲以祭。《礼记·王制》："天子将出，类乎上帝，宜乎社，造乎祢。"

②菜肴。亦谓"作为菜肴"。《诗·郑风·女曰鸡鸣》："弋言加之，与子宜之。"

③合适，适当，适宜。《汉书·艺文志序及方技略》："假药味之滋，因气感之宜。"

④使和顺，亲善。《诗·周南·桃夭》："桃之夭夭，灼灼其华，之子于归，宜其室家。"

⑤应当，应该。《三国志·华佗传》："寻外实，延内实，故治之宜殊。"

［已］

①随后，不久。《三国志·华佗传》："已故到谯，适值佗见收，忽忽不忍从求。"

②已经。戴良《丹溪翁传》："时翁已有医名，罗故知之。"

③停止，完毕。戴良《丹溪翁传》："乃以法大吐之，吐已，病如失。"

④通"以"。《灵枢·邪气脏腑病形》："身半已上者邪中之也，身半已下者湿中之也。"

⑤痊愈。《灵枢·邪气脏腑病形》："得其相生之脉，则病已矣。"

［益］

①进一步。戴良《丹溪翁传》："翁不自满足，益以三家之说推广之。"

②副词。更加。戴良《丹溪翁传》："于是，翁之医益闻。"

③逐渐，渐渐。《史记·扁鹊仓公列传》："益闻道德性命之说。"

④有益。戴良《丹溪翁传》："若翁者，殆古所谓直谅多闻之益友。"

⑤增加，补助。《备急千金要方·大医精诚》："若盈而益之，虚而损之。"

［艺］

①种植。《书·禹贡》："淮沂其乂，蒙羽其艺。"

②技艺，才能。《备急千金要方·大医精诚》："故医方卜筮，艺能之难精者也。"

③指礼、乐、射、御、书、数六种古代教学科目。《礼记·学记》："不兴

其艺，不能乐学。”

④指经籍。王充《论衡·艺增》：“言审莫过圣人，经艺万世不易。”

［易］

①改变。《类经·序》：“凡历岁者三旬，易稿者数四，方就其业。”

②蔓延，传播。《书·盘庚中》：“我乃劓殄灭之，无遗育，无俾易种于兹新邑。”孙星衍疏：“医书有阴易阳易，言病相延染。”

③书名。古代卜筮之书。有《连山》、《归藏》、《周易》三种，合称三《易》，今仅存《周易》，简称《易》。

④容易。与“难”相对。《景岳全书·小儿则总论》：“余谓其易，谓其易治也。”

⑤轻视。《左传·僖公二十二年》：“国无小，不可易也。”

［因］

①依靠，凭借。《素问·生气通天论》：“是故阳因而上，卫外者也。”

②依照，根据。《史记·扁鹊仓公列传》：“因五脏之输，乃割皮解肌，诀脉结筋。”

③接着。《三国志·华佗传》：“体中不快，起作一禽之戏，沾濡汗出，因上著粉，身体轻便。”

④由于。《素问·生气通天论》：“因于露风，乃生寒热。”

⑤于是，就。《史记·扁鹊仓公列传》：“言未卒，因嘘唏服臆，魂精泄横。”

［殷］

①大。《庄子·山木》：“此何鸟哉，翼殷不逝，目大不覩？”

②众，多。《诗·郑风·溱洧》：“士与女，殷其盈矣。”

③深，深切。嵇康《养生论》：“内怀殷忧，则达旦不瞑。”

［淫］

①邪恶，奸邪。《素问·上古天真论》：“淫邪不能惑其心。”

②谓运行失其常度。《素问·四时逆从论》：“凡此四时刺者，大逆之病，不可不从也。反之，则生乱气，相淫病焉。”

③过度，无节制，滥。《左传·秦医缓和》：“阴淫寒疾，阳淫热疾，风淫末疾，雨淫腹疾。”

④淫靡不正。《左传·秦医缓和》："于是有烦手淫声，慆堙心耳，乃忘平和。"

⑤久雨。《素问·五运行大论》："其眚淫溃。"

⑥放纵，恣肆。《左传·昭公六年》："制为禄位以劝其从，严断刑罚以威其淫。"

［引］

①出。《灵枢·九针十二原》："按而引针，是谓内温。"

②延伸，伸长。《三国志·华佗传》："若当针，亦不过一两处，下针言'当引某许，若至，语人'"。

③导引。《史记·扁鹊仓公列传》："治病不以汤液醴洒、镵石挢引。"

④牵引。《三国志·华佗传》："是以古之仙者为导引之事，熊颈鸱顾，引挽腰体，动诸关节。"

［饮］yǐn

①喝。《史记·扁鹊仓公列传》："饮是以上池之水三十日，当知物矣。"

②酒或水等。戴良《丹溪翁传》："谓李之论饮食劳倦，内伤脾胃。"

③中医病证名。《医宗金鉴·张仲景〈金匮要略·痰饮咳嗽病脉证并治〉》："问曰：'夫饮有四，何谓也？'师曰：'有痰饮，有悬饮，有溢饮，有支饮。'"

yìn

①给人、畜喝水。《三国志·华佗传》："当须刳割者，便饮其麻沸散，须臾便如醉死。"

②宴请。冯梦龙《智囊补·闺智·伯宗妻》："伯宗曰：'我饮诸大夫而与之语，尔试听之。'"

③满足。《国语·晋语九》："夫地也求饮吾欲，是养吾疾而干吾禄也。"

［婴］

①缠绕，被……缠着。《后汉书·范滂传》："滂以同囚多婴病。"

②约束。贾谊《陈政事疏》："婴以廉耻，故人矜节行。"

③婴儿，初生小儿。《史记·扁鹊仓公列传》："曾不可以告咳婴之儿。"

④遭受。《伤寒论·序》："卒然遭邪风之气，婴非常之疾，患及祸至，而方震栗。"

［幽］

①潜隐，埋于地下。《中藏经·阴阳大要调神论》："阳中之阳为高真，阴中之阴为幽鬼。"

②深。《伤寒论·序》："神明消灭，变为异物，幽潜重泉，徒为啼泣。"

③暗，昏暗。《黄帝内经素问序》："故动则有成，犹鬼神幽赞。"

④隐晦，深奥。《备急千金要方·大医精诚》："既非神授，何以得其幽微。"

［由］

①来源。袁枚《与薛寿鱼书》："有此附会，则亦当牵连书之，而不可尽没有所由来。"

②原由。《黄帝内经素问序》："天地之象分，阴阳之候列，变化之由表。"

③通"犹"。嵇康《养生论》："是由桓侯抱将死之疾，而怒扁鹊之先见。"

④遵从，依从。《史记·扁鹊仓公列传》："至今天下言脉者，由扁鹊也。"

⑤自，从。《诸医论》："胶柱和之，七弦由是而不谐矣。"

⑥因为。李中梓《不失人情论》："此由知医不真，任医不专也。"

［尤］

①过失，罪愆。王粲《为刘荆州与袁尚书》："是故虽灭亲不为尤，诛兄不伤义也。"

②责备，怪罪。司马迁《报任安书》："顾自以为身残处秽，动而见尤。"

③犹，尚且。《类经·序》："及乎近代诸家，尤不过顺文敷演。"

④最优异，亦指最优异的人或物。《庄子·徐无鬼》："南伯子綦隐几而坐，仰天而嘘。颜成子入见曰：'夫子，物之尤也。形固可使若槁骸，心固可使若死灰乎？'"

⑤尤其，格外。《灵枢·邪气脏腑病形》："三焦病者，腹气满，小腹尤坚。"

［与］yǔ

①给予。《三国志·华佗传》："佗临死，出一卷书与狱吏。"

②援助。桓宽《盐铁论·击之》："匈奴壤界兽圈，孤弱无与，此困亡之时也。"

③陪从。韩愈《闵已赋》："虽举足以蹈道兮，哀与我者为谁?"

④称许。《汉书·翟方进传》："朝过夕改，君子与之。"

⑤对付。《史记·淮阴侯列传》："吾平生知韩信为人，易与耳。"

yù

参与。《礼记·王制》："五十不从力政，六十不与服戎，七十不与宾客之事。"

yú

①语气词。表疑问或反诘。《类经·序》："精处仍不能发，其何裨之与有?"

②语气词。表感叹。《史记·孔子世家》："孔子曰：'归与归与！吾党之小子狂简，进取不忘其初。'"

③助词。表句中停顿。《论语·公冶长》："子曰：'始吾于人也，听其言而信其行；今吾于人也，听其言而观其行。于予与改是。'"

[**遇**]

①接待。《史记·扁鹊仓公列传》："扁鹊独奇之，常谨遇之。"

②遇到。《三国志·华佗传》："此病后三期当发，遇良医乃可济救。"

③际遇，机会。李中梓《不失人情论》："有境遇不偶，营求未遂。"

[**郁**]

①郁积。《素问·生气通天论》："劳汗当风，寒薄为皶，郁乃痤。"

②急迫，疾迅。《素问·至真要大论》："诸气膹郁，皆属于肺。"王冰注："膹谓膹满，郁谓奔迫也。"

③停滞，阻滞。《吕氏春秋·达郁》："水郁则为污。"

④怨恨。《吕氏春秋·侈乐》："故乐愈侈而民愈郁。"高诱注："郁，怨。"

[**御**]

①驾驭车马。周时为六艺之一。《诗·郑风·大叔于田》："叔善射忌，又良御忌。"泛指驾驭一切运行或飞行之物。

②制止，阻止。《左传·秦医缓和》："主不能御，吾是以云也。"

③与女子交合。《三国志·华佗传》："勿为劳事，御内即死。"

Z

［造］

①到。刘禹锡《鉴药》："厉者造焉而美肥。"

②拜访。《三国志·华佗传》："立吐虵一枚，县车边，欲造佗。"

③制作。《本草纲目·五味子》："皮工造为百药煎。"

④开始。袁宏道《送江陵薛侯入觐序》："自古国家之祸，造于小人，而成于贪功幸名之君子者，十常八九。"

［诊］

①察看。《旧五代史·梁书·太祖纪二》："是时，昭宗累遣使赍朱书御札赐帝，遣帝收军还本道。帝诊之曰：'此必文通、全诲之谋也。'皆不奉诏。"

②察病。《汉书·艺文志序及方技略》："太古有岐伯、俞拊，中世有扁鹊、秦和，盖论病以及国，原诊以知政。"

③症状。《素问·风论》："帝曰：五脏风之形状不同者何？愿闻其诊及其病能。"

［征］

①察。《景岳全书·病家两要说》："征医之难，于斯益见。"

②证明，应验。《黄帝内经素问序》："稽其言有征，验之事不忒，诚可谓至道之宗，奉生之始矣。"

③征求，征收。《吴医汇讲·书方宜人共识说》："国家征赋，单曰易知；良将用兵，法云贵速。"

④征兆，迹象。《素问·阴阳应象大论》："水火者，阴阳之征兆也。"

［拯］

①向上举。《易·艮》："艮其腓，不拯其随。"王弼注："随，谓趾也。止其腓，故其趾不拯也。"

②援救，救助。《黄帝内经素问序》："夫释缚脱艰，全真导气，拯黎元于仁寿，济羸劣以获安者，非三圣道，则不能致之矣。"

［中］zhōng

①内，里面。与"外"相对。《易·坤》："象曰：黄裳元吉，文在

中也。”

②中间，当中。嵇康《养生论》：“百毒所伤，中道夭于众难。”

③中等。《汉书·艺文志序及方技略》：“有病不治，常得中医。”

zhòng

①箭射着目标。《左传·桓公五年》：“祝聃射王，中肩。”

②及，到达。《史记·苏秦列传》：“秦无韩魏之规，则祸必中于赵矣。”

③侵袭，中伤。《楚辞·九辩》：“憯凄增欷兮，薄寒之中人。”

④治愈。戴良《丹溪翁传》：“盖其遇病施治，不胶于古方，而所疗则中。”

［**知**］zhī

①了解。《史记·扁鹊仓公列传》：“长桑君亦知扁鹊非常人也。出入十余年，乃呼扁鹊私坐。”

②辨识。《史记·扁鹊仓公列传》：“简子疾，五日不知人。”

③知觉。《三国志·华佗传》：“须臾便如醉死，无所知，因破取。”

④照顾，照管。《伤寒论·序》：“而进不能爱人知人，退不能爱身知己。”

⑤主持。《外台秘要·序》：“久知弘文馆图籍方书等，繇是覩奥升堂。”

⑥病愈。《金匮要略·消渴小便利淋病脉症·栝蒌瞿麦丸方》：“饮服三丸，日三服。不知，增至七八丸，以小便利，腹中温为知。”

zhì

后作“智”。《汉书·张禹传》：“是儿多知，可令学经。”

［**支**］

①“肢”的古字。《三国志·华佗传》：“县吏尹世苦四支烦，口中干，不欲闻人声。”

②繁琐。《与伯修书》：“弟谓永明一向只道此事是可以明得的，故著《宗镜》一书，极力讲解，而岂知愈讲愈支，愈明愈晦乎？”

③支撑，涉及。《灵枢·邪气脏腑病形》：“胃脘当心而痛，上支两胁，膈咽不通。”

④阻塞。《素问·六元正纪大论》：“厥阴所至为支痛，少阴所至为惊惑、恶寒、战栗、谵妄。”

⑤地支。《清史稿·时宪志四》："支，子、丑、寅、卯、辰、巳、午、未、申、酉、戌、亥。"

［植］

①户植。门外闭时用以加锁的中立直木。《墨子·非儒下》："季孙与邑人争门关，决植。"

②木柱。《墨子·备城门》："城上百步一楼，楼四植，植皆为通舄。"

③直立。嵇康《养生论》："壮士之怒，赫然殊观，植发冲冠。"

④建立。《吕氏春秋·知度》："凡朝也者，相与召理义也，相与植法则也。"

⑤种植。《战国策·燕策二》："蓟丘之植，植于汶皇。"

［止］

①足，脚。后通作"趾"。《汉书·刑法志》："当斩左止者，笞五百。"

②居住。《三国志·华佗传》："止宿交接，中间三日发病，一如佗言。"

③至，到。《三国志·华佗传》："府吏兒寻、李延共止，俱头痛身热，所苦正同。"

④终止，睡眠。《灵枢·营卫生会》："故气至阳而起，至阴而止。"

⑤语气词。《史记·扁鹊仓公列传》："不出千里，决者至众，不可曲止也。"

⑥阻止。《战国策·齐策三》："孟尝君将入秦，止者千数而弗听。"

［旨］

①味美，美味。《礼记·学记》："虽有嘉肴，弗食，不知其旨也。"

②美，美好。《书·说命中》："王曰：'旨哉！说乃言唯服。'"孔传："旨，美也。美其所言，皆可服行。"

③意图，宗旨。戴良《丹溪翁传》："为之敷扬三家之旨，而一断于经。"

④上级的命令，尊长的指示。《后汉书·曹褒传》："今承旨而杀之，是逆天心，顺府意也。"

⑤特指皇帝的诏书、命令。《汉书·孔光传》："数使录冤狱，行风俗，振赡流民，奉使称旨。"

［诣］

①造访。《世说新语·忿狷》："王令诣谢公，值习凿齿已在坐，当与并

榻，王徙倚不坐。”

②去，前往。《黄帝内经素问序》：“且将升岱岳，非径奚为？欲诣扶桑，无舟莫适。”

③学业、技艺等所达到的程度。《诸医论》：“挥刃而肯綮无碍，其造诣自当有神。”

［致］

①招致，导致。戴良《丹溪翁传》：“其论脏腑气化有六，而于湿热相火三气致病为最多。”

②给予。戴良《丹溪翁传》：“宁歉于己，而必致丰于兄弟。”

③使。李中梓《不失人情论》：“誉之则跖可为舜，毁之则凤可作鸮，致怀奇之士，拂衣而去。”

④获得，配制。《汉书·艺文志》：“辩五苦六辛，致水火之齐。”

⑤达到。《黄帝内经素问序》：“济羸劣以获安者，非三圣道，则不能致之矣。”

⑥通“至”，极。《中藏经·阴阳大要调神论》：“死生致理，阴阳中明。”

［治］

①治理，管理。戴良《丹溪翁传》：“翁为直陈治道。”

②主宰，统管。《类经·序》：“脏腑治内，经络治外。”

③安定，太平。《儒门事亲·汗下吐三法该尽治病诠》：“如世已治矣，刑措而不用。”

④特指血脉、精神等正常。《史记·扁鹊仓公列传》：“血脉治也，而何怪？”

⑤举行。《史记·扁鹊仓公列传》：“国中治穰过于众事。”

⑥整理。戴良《丹溪翁传》：“遂治装出游。”

⑦配制方药。戴良《丹溪翁传》：“急命治人参膏。”

［诛］

①指责。《医学源流论》：“而医者之罪已不可胜诛矣。”

②攻伐，讨伐。《儒门事亲·汗下吐三法该尽治病诠》：“及其有病，当先诛伐有过”。

③杀戮。《孟子·梁惠王下》：“闻诛一夫纣矣，未闻弑君也。”

［卒］

①步兵，后泛指士兵。《灵枢·玉版》：“能使其民令行禁止，士卒无白刃之难者，非一日之教也。”

②终，完成。《汉书·艺文志·序》：“会向卒，哀帝复使向子侍中奉车都尉歆卒父业。”

③悉，全部。《灵枢·百病始生》：“余固不能数，故问先师，愿卒闻其道。”

④死，上古特指诸侯大夫的死。《左传·僖公三十二年》：“冬，晋文公卒。”

⑤通“猝”，匆忙，迅即。《灵枢·四时气》：“转筋于阳治其阳，转筋于阴治其阴，皆卒刺也。”

⑥通“猝”，突然。《伤寒论·序》：“卒然遭邪风之气。”

⑦草率。《素问·征四失论》：“卒持寸口，何病能中？”

［著］zhù

①明显，显著。《黄帝内经素问序》：“盖教之著矣，亦天之假也。”

②著名，出名。戴良《丹溪翁传》：“数年之间，声闻顿著。”

③撰述。戴良《丹溪翁传》：“乃徇张翼等所请，而著《格致余论》、《局方发挥》。”

zhuó

①附着。《三国志·华佗传》：“血脉不复归，必燥著母脊。”

②扑。《三国志·华佗传》：“沾濡汗出，因上著粉。”

zhāo

围棋下子。亦谓招数，比喻计策或手段。《诸医论》：“又如奕秋遇敌，著著可法。”

［走］

①跑。《史记·扁鹊仓公列传》：“扁鹊复见，望见桓侯而退走。”

②移向，走行。《灵枢·经脉》：“从耳后入耳中，出走耳前。”

③前往。《淮南子·说林训》：“渔者走渊，木者走山，所急者存也。”

④归，入。《灵枢·五味论》：“五味入于口也，各有所走……酸走筋，咸走血。”

⑤逃跑。《孟子·梁惠王上》："王好战，请以战喻：填然鼓之，兵刃既接，弃甲曳兵而走。"

[奏]

①进，进献。《汉书·艺文志·序》："歆于是总群书而奏其七略。"

②特指臣子对帝王进言陈事的文书。蔡邕《独断》卷上："凡群臣上书于天子者，有四名：一曰章，二曰奏，三曰表，四曰驳议。"

③推进。《庄子·养生主》："奏刀騞然。"

[作]

①兴起，产生。《备急千金要方·大医精诚》："一心赴救，无作功夫形迹之心。"

② 兴建，设立。《逸周书·作洛》："（周公）及将致政，乃作大邑成周于土中。"

[坐]

①古人止息方式之一。铺席于地，两膝着席，臀部放在脚跟上。《汉书·霍光传》："光坐庭中。"

②犯罪，触犯法律。《后汉书·范滂传》："滂坐系黄门北寺狱。"

③因为。《世补斋医书》："此无他，皆坐不讲司天故也。"

④空，徒然。李中梓《不失人情论》："使深危之病，坐而待亡。"

[诸]

①兼词，之于。戴良《丹溪翁传》："得诸见闻，班班可纪。"

②代词。戴良《丹溪翁传》："然于诸家方论，则靡所不通。"

③介词，于。《左传·秦医缓和》："及日中，负晋侯出诸厕，遂以为殉。"

[罪]

①捕鱼竹网。泛指罗网。《诗·小雅·小明》："岂不怀归，畏此罪罟。"

②归罪，责备。《温病条辨·叙》："知我罪我，一任当世，岂不善乎？"

③过错，过失。《灵枢·本神》："天之罪与？人之过乎？"

④惩罚，治罪。《书·舜典》："流共工于幽州，放驩兜于崇山，窜三苗于三危，殛鲧于羽山：四罪而天下咸服。"

⑤祸殃。《吕氏春秋·至忠》："臣之兄尝读故记曰：'杀随兕者不出三

月。’是以臣之兄惊惧而争之，故伏其罪而死。”

［**准**］

①允许，批准。《周书·文帝纪下》：“乃于战所，准当时兵士，人种树一株，以旌武功。”

②依据。《三国志·华佗传》：“普依准佗治，多所全济。”

③标准，准则。《伤寒论·平脉法》：“三者评不平之脉，即以平人无病之脉为准。”

④推断，衡量。王安石《上时政书》：“以古准今，则天下安危治乱，尚可以有为。”

⑤鼻子。王充《论衡·骨相》：“高祖隆准，龙颜、美须。左股有七十二黑子。”

［**责**］

①索取，求取。《续名医类案·吐血》：“初不言曾服凉药，且欲责效于师。”

②谴责，责备。《管子·大匡》：“文姜通于齐侯，桓公闻，责文姜。”

③责任。《书·金縢》：“若尔三王，是有丕子之责于天，以旦代某之身。”

④贬谪。苏轼《东坡志林·僧伽何国人》：“余在惠州，忽被命责儋耳。”

⑤“债”的古字。债款，欠人的钱财。《汉书·食货志上》：“当具有者半贾而卖，亡者取倍称之息，于是有卖田宅、鬻子孙以偿责者矣。”

附录二

《医古文高等教程》习题库及参考答案

第一单元

一、A 型题

1. “过邯郸，闻贵妇人，即为带下医”（1）中“贵”的意思是______。

A. 高贵　　B. 尊重　　C. 尊贵

D. 富贵　　E. 显贵

2. “曾不可以告咳婴之儿”（1）语译为______。

A. 简直不能把这话告诉刚会笑的婴儿

B. 曾经不能告诉刚会说话的婴儿

C. 曾经不能告诉咳嗽的婴儿

D. 简直不能告诉患咳嗽的婴儿

E. 曾经不能把这话告诉刚会笑的婴儿

3. “血脉治也，而何怪”（1）中的“而”是______。

A. 代词，你　　B. 转折连词，但是

C. 假设连词，如果　　D. 顺承连词，就

E. 通“如”

4. “至今天下言脉者，由扁鹊也”（1）中，“由”的意思是______。

A. 从此　　B. 遵循　　C. 由于

D. 通“犹”，好像　　E. 原因

5. “有此一者，则重难治也”（1）中，“重”的意思是______。

A. 加重　　B. 重复　　C. 重视

D. 很　　E. 难

6. 下列词语用作第一人称代词（1）的是______。

A. “其后扁鹊过虢”中的“其”

B. “中庶子曰：先生得无诞之乎”中的“之”

C. “此自当生者，越人能使之起耳”中的“自”

D. “血脉治也，而何怪”中的“而”

E. “其在肠胃，酒醪之所及也”中的“其”

7. “舍客长桑君过，扁鹊独奇之”（1）中，“奇”的意思是______。

A. 奇特不凡　B. 奇怪　C. 惊奇

D. 认为……奇特不凡　E. 奇才

8. “问中庶子喜方者”（1）中的定语是______。

A. 中庶子　B. 喜方　C. 者

D. 子　E. 喜方者

9. “更适阴阳，但服汤二旬而复故”（1）中“适”的意思是______。

A. 辨别　B. 适宜　C. 调适

D. 恰巧　E. 适合

10. “常谨遇之”（1）中，“遇”的意思是______。

A. 遇见　B. 接待　C. 见面

D. 求见　E. 幸运

11. “视见垣一方人”（1）中，“垣”的意思是______。

A. 矮墙　B. 土堆　C. 土坡

D. 隔断　E. 高墙

12. “先生得无诞之乎”（1）中，“诞”的意思是______。

A. 诞生　B. 生日　C. 荒诞

D. 通“旦”　E. 欺骗

13. “国中治穰过于众事”（1）中，“治”的意思是______。

A. 举行　B. 治理　C. 正常

D. 政治　E. 研究

14. “不可曲止也”（1）中，“曲”的意思是______。

A. 弯曲　B. 插曲　C. 详尽

D. 迂回　E. 隐蔽

15.“目眩然而不瞚”（1）中，“瞚”的意思是______。

A. 眨眼　　B. 一会儿　　C. 闭眼

D. 睁开眼　　E. 斜眼

16.“沛相陈珪举孝廉，太尉黄琬辟，皆不就（2）”中，“辟”的意思是______。

A. 同“避”　　B. 征召　　C. 回避

D. 要求　　E. 招呼

17.“佗恃能厌食事，犹不上道”（2）中，“食事”的意思是______。

A. 吃饭之事　　B. 求生之事　　C. 供养之事

D. 拿食禄之事　　E. 侍从之事

18.“游学徐土，兼通数经”（2）中，“游学”的意思是______。

A. 到远方拜师学习　　B. 旅游

C. 游玩和学习　　D. 到各地学习

E. 边玩边学

19.“士大夫不耐痛痒，必欲除之”（2）中“痛痒”的意思是______。

A. 又痛又痒　　B. 义偏于“痛”

C. 义偏于“痒”　　D. 不痛不痒

E. 都不是

20.“食顷，吐出三升许虫”（2）中，“食顷”的意思是______。

A. 一顿饭的时间　　B. 正吃饭的时候

C. 吃完饭的时候　　D. 吃饭时间很短

E. 吃饭不久

21.“人体欲得劳动，但不当使极尔”（2）中，“极”的意思是______。

A. 疲惫　　B. 过急　　C. 过高

D. 非常　　E. 过度

22.“应便拔针，病亦行差”（2）中，“应”的意思是______。

A. 反应　　B. 立即　　C. 应该

D. 疗效　　E. 一会儿

23.“昕卒头眩堕车”（2）中“卒”的意思是______。

A. 后来　　B. 终于　　C. 结果

D. 偶然　　E. 通“猝”

24.“佗舍去，妇稍小差”（2）中，“稍”的意思是______。

A. 渐渐地　　B. 稍微　　C. 一点儿

D. 捎带　　E. 很快

25.“佗遂下手，所患寻差”（2）中，“寻”的意思是______。

A. 寻常　　B. 少见　　C. 随即

D. 没想到　　E. 很长时间

26.“若妻信病，赐小豆四十斛”（2）中，“信”的意思是______。

A. 确实　　B. 有根据　　C. 相信

D. 信誉　　E. 信心

27.“成与之，已故到谯”（2）中“故”的意思是______。

A. 故意　　B. 必定　　C. 特地

D. 所以　　E. 过去

28.“因上著粉”（2）中，“因”的意思是______。

A. 于是　　B. 因此　　C. 因为

D. 原因　　E. 理由

29.“每处不过七八壮，病亦应除”（2）中，“壮”的意思是______。

A. 以……为壮　　B. 艾灸时，一灸为一壮　　C. 强壮

D. 成年　　E. 强盛

30.“文懿得末疾，医不能疗者十余年”（3）中，“末疾”的意思是______。

A. 轻微的病　　B. 四肢的病　　C. 外表的病

D. 后得的病　　E. 末梢神经患病

31.“翁则操纵取舍，而卒与古合”（3）中，“卒”的意思是______。

A. 通“猝”，仓猝　　B. 最终　　C. 死亡

D. 完成　　E. 步兵

32.“为其敷扬三家之旨，而一断于经”（3）中，“一”的意思是______。

A. 一定　　B. 一旦　　C. 专一

D. 完全　　E. 第一

33. “乃徇张翼等所请”（3）中，“徇”的意思是______。
A. 依从　B. 营求　C. 通“殉”
D. 公布　E. 从事

34. “贯穿《内经》之言，以寻其指归”（3）中，“指归”的意思是______。
A. 主旨　B. 归属　C. 结尾
D. 指向　E. 指明

35. “乃以辛凉之剂，吐痰一升许，而蒙首之绵减半，仍用防风通圣饮之，愈”（3）中，“仍”的意思是______。
A. 屡次　B. 仍然　C. 接着
D. 于是　E. 同“乃”

36. “左丘明有云：仁人之言，其利溥哉！信矣”（3）中，“信”的意思是______。
A. 确实　B. 相信　C. 诚实
D. 书信　E. 可信

37. “吾疾其遂瘳矣乎”（3）中，“其”的意思是______。
A. 难道　B. 如果　C. 那
D. 大概　E. 岂

38. “子聪明异常人，其肯游艺于医乎”（3）中，“其”的意思是______。
A. 或许　B. 一定　C. 如果
D. 难道　E. 莫非

39. “殆古所谓直谅多闻之益友，又可以医师少之哉”（3）中，“少”的意思是______。
A. 减少　B. 变小　C. 如果
D. 轻视　E. 不多

40. 句中的“一”表示选择连词“或者”意思的是______。
A. 乃悉焚弃向所习举子业，一于医致力焉（3）
B. 一以参详，群疑冰释　（8）
C. 与人交，一以三纲五纪为去就（3）
D. 一出一处，凡有关于伦理者，尤谆谆教诲（3）

E. 为之敷扬三家之旨，而一断于经

41. “以五倍子作汤洗（ ）”（3）中，括号内是______。

A. 翟　　B. 擢　　C. 濯

D. 涤　　E. 以上都不是

42. “苟见枝叶之辞，去本而末是务，辄怒溢颜面，若将浼焉”（3）中，“浼”的意思是______。

A. 水缺　　B. 水盛　　C. 光洁

D. 玷污　　E. 以上都不是

43. “然吾乡诸医鲜克知之者”（3）中，“鲜”的意思是______。

A. 少　　B. 新鲜　　C. 多

D. 比较多　　E. 明白

44. “尽得其学以归”（3）中，“以”的意思是______。

A. 并且　　B. 就　　C. 能

D. 可以　　E. 而且

45. 以下各句中的“类”（4）字，应解作“类似”的是______。

A. 是故《经》中言丹砂者，以类芙蓉而有光

B. 佗之绝技，凡此类也

C. 事类相从，聚之义也

D. 而此欲醒瞶指迷，则不容不类

E. 大约人情之类有三

46. “其肌廉以微”（4）中，“廉”的意思是______。

A. 表皮　　B. 洁净　　C. 平整

D. 纤细　　E. 柔和

47. “惧伤子敬醇懿，仍习谬误”（4）中，“仍”的意思是______。

A. 依然　　B. 还要　　C. 竟然

D. 总是　　E. 乃是

48. “石之精粗疏密，寻尺特异”（4）中，“寻”的意思是______。

A. 寻觅　　B. 随即　　C. 八尺

D. 普通　　E. 迅速

49.“其窍滑以夷”（4）中，“夷”的意思是______。

A. 外族　B. 平坦　C. 奇异　D. 词头，无义　E. 高地

50.“则东南之竹箭，虽旁歧揉曲，皆可以贯犀革”（4）中，“贯”的意思是______。

A. 经常　B. 穿透　C. 祖籍　D. 精通　E. 贯彻

51.“皆可以 胜百钧，驰千里”（4）中，“胜”的意思是______。

A. 战胜　B. 尽　C. 承受　D. 兴盛　E. 用力

52.“山西之冒没轻儳，沓贪而忍者，皆可以凿凶门，制阃外”（4）中，“忍”的意思是______。

A. 忍耐　B. 坚忍　C. 残忍　D. 丑陋　E. 贪婪

53.“山东之稚呆朴鄙，力农桑，啖枣栗者，皆可以谋谟于庙堂之上”（4）中，“啖”的意思是______。

A. 吃　B. 喜欢　C. 厌弃　D. 嘴馋　E. 谈说

54.“宗元白：前以所致石钟乳非良”（4）中，“白”的意思是______。

A. 告诉　B. 禀告　C. 认为　D. 看法　E. 写道

55.“故勤勤以云也”（4）中，“勤勤”的意思是______。

A. 多次　B. 常常　C. 努力　D. 恳切　E. 唠叨

56.“是将不然”（4）中，“将”的意思是______。

A. 将要　B. 大概　C. 认为　D. 推断　E. 将养

57.“食之使人偃蹇壅郁”（4）中，“偃蹇”的意思是______。

A. 生病　B. 健康　C. 有活力　D. 倒下　E. 困顿。

58.“必若土之出无不可者”（4）中，“必”的意思是______。

A. 一定　　B. 必须　　C. 如果

D. 可是　　E. 然而

59.“徐之粪壤，皆可以封大社”（4）中，“封”的意思是______。

A. 贡奉　　B. 筑坛祭天　　C. 放置

D. 封存　　E. 陈列

60.“燕哙子之何尝不托尧舜以鸣高，而卒为梓匠轮舆所笑”（5），用来说明______。

A. “精求之，何艺非道”　　B. “貌袭之，道艺两失”

C. “医之为艺，尤非易言”　　D. “学之讲无稽”

E. “今天下医绝矣”

61.“学之讲无稽，故村儒举目皆是”（5）中，“稽”的意思是______。

A. 根据　　B. 查找　　C. 计较

D. 考核　　E. 基础

62. 以下不含使动用法（5）的是______。

A. 仆方思辑其梗概，以永其人

B. 是即孔子老安少怀之学也

C. 医之为艺，尤非易言，神农始之，黄帝昌之，周公使冢宰领之

D. 虑此外必有异案良方，可以拯人，可以寿世者，辑而传焉，当高出语录陈言万万

E. 而乃讳而不宣，甘舍神奇以就臭腐

63.《与薛寿鱼书》（5）中，作者提到的理学家不是宋朝人的是______。

A. 周敦颐　　B. 程颢　　C. 程颐

D. 朱熹　　E. 陈宏谋

64.“天生一不朽之人，而其子若孙必欲推而纳之于必朽之处”（5）中，“若”的意思是______。

A. 好像　　B. 如果　　C. 乃

D. 其　　E. 及

65.“此吾所为悁悁而悲也”（5）中，“悁悁”的意思是______。

A. 愤怒　　B. 气愤　　C. 担心

D. 忧闷　　E. 伤心

66.“子之大父一瓢先生，医之不朽者也”（5）中，“大父”的意思是______。

A. 祖父　　B. 祖先　　C. 前辈

D. 父亲　　E. 叔父

67.“夫学在躬行，不在讲也”（5）中，“躬”的意思是______。

A. 努力　　B. 亲自　　C. 实践

D. 谦卑　　E. 工作

68.“素位而行学，孰大于是”（5）中，“于”的意思是______。

A. 在　　B. 因　　C. 比

D. 从　　E. 跟

69.“一瓢先生其理学乎”（5）中，“其”的意思是______。

A. 如果　　B. 大概　　C. 他

D. 他的　　E. 一定

70.“子不以人所共信者传先人”（5）中，“传”的意思是______。

A. 宣传　　B. 为……作传　　C. 传说

D. 传世　　E. 让……流传

71.“而先生独能以一刀圭活之”（5）中，“刀圭”的意思是______。

A. 技术　　B. 工具　　C. 高明

D. 药物　　E. 学问

72.“而不可尽没有所由来”（5）中，“没”的意思是______。

A. 没有　　B. 埋没　　C. 同“殁”

D. 不是　　E. 忘记

73.“而乃讳而不宣”（5）中，“而”的意思是______。

A. 你　　B. 然而　　C. 而且

D. 那么　　E. 竟然

74.“而乃讳而不宣”（5）中，“讳”的意思是______。

A. 避讳　　B. 隐匿　　C. 忌讳

D. 掩盖　　E. 违背

75. 刘向撰写的目录学著作是（专题一）______。

A.《别录》　　B.《七略》　　C.《七录》

D.《七志》　　E.《汉书·艺文志》

76. 目录学的创始人是（专题一）______。

A. 刘向　　B. 刘歆　　C. 班固

D. 阮孝绪　　E. 王俭

77. 图书分类“四分法”代表的书籍是（专题一）______。

A.《汉书·艺文志》　　B.《隋书·经籍志》

C.《中国古籍善本书目》　　D.《四库全书总目》

E.《晋中经簿》

78. 古书的计量单位是（专题一）______。

A. 篇、卷　　B. 篇、卷、册

C. 篇、卷、册、页　　D. 卷、册

E. 卷、册、页

79. 中国中医研究院与北京图书馆联合编辑的目录书是（专题一）______。

A.《中医图书联合目录》　　B.《全国中医图书联合目录》

C.《中国分省医籍考》　　D.《四部总录医药篇》

E.《中国医籍考》

80.《宋以前医籍考》作者是（专题一）______。

A. 严世芸　　B. 丹波元胤　　C. 冈西为人

D. 郭霭春　　E. 丁福保

二、B 型题

（1 ~3 题共用备选答案）

A. 古今字　　B. 通假字　　C. 异体字

D. 偏义复词　　E. 成语典故　　F. 同义词连用

G. 两个词义不同的单音词　　H. 以上都不是

1. “目眩然而不瞚”中的“瞚”（1）______。

2. “是以阳缓而阴急，故暴蹷而死”中的“蹷”（1）______。

3. “有先生则活，无先生则弃捐填沟壑”中的“弃捐”（1）______。

（4～9 题共用备选答案）

A. 名词活用做动词　B. 形容词活用做动词　C. 普通动词

D. 使动词　E. 意动词　F. 名词活用做状语

G. 以上都不是

4. “过邯郸，闻贵妇人，即为带下医”中的“贵”（1）______。

5. “扁鹊过齐，齐桓侯客之”中的“客”（1）______。

6. “先生过小国，幸而举之，偏国寡臣幸甚”中的“举”（1）______。

7. “故天下尽以扁鹊为能生死人”中的“生”（1）______。

8. “此当自生者，越人能使之起耳”中的“起”（1）______。

9. “太子病血气不时，交错而不得泄”中的“病”（1）______。

（10～12 题共用备选答案）

A. 普通动词　B. 使动词　C. 意动词

D. 状语　E. 以上都不是

10. “儿得母寒，故令不时愈”中的“时”（2）______。

11. “使人手摸知所在，在左则男，在右则女”中的“手”（2）______。

12. “此脉故事有胎”中的“故事”（2）______。

（13～17 题共用备选答案）

A. 偏义复词　B. 成语典故　C. 同义词连用

D. 两个词义不同的单音词　E. 以上都不是

13. “耳目聪明，齿牙完坚”中的“聪明”（2）______。

14. “蚤螫其手，呻吟无赖”中的“无赖”（2）______。

15. “好自将爱，一年便健”中的“好自”（2）______。

16. “佗术实工，人命所悬，宜含宥之”中的“含宥”（2）______。

17. “士大夫不耐痛痒，必欲除之”中的“痛痒”（2）______。

（18～22 题共用备选答案）

故：

A. 通“固”，一定　B. 特地　C. 原来的，以前的

D. 所以　E. 以上都不是

18. 若不得此药，故当死（2）______。

19. 忍病十岁，寿俱当尽，不足故自刳裂（2）______。

20. 故督邮顿子献得病已瘥（2）______。

21. 儿得母寒，故令不时愈（2）______。

22. 更适阴阳，但服汤二旬而复故（1）______。

（23～25 题共用备选答案）

A. 古字　　B. 借字　　C. 异体字

D. 偏义复词　　E. 成语典故　　F. 同义词连用

G. 两个词义不同的单音词　　H. 以上都不是

23. "翁在鸷得道学之源委"中的"源委"（3）______。

24. "使人奋迅感慨激厉之不暇"中的"厉"（3）______。

25. "人有邪恶非正之问，则依着龟为陈其利害"中的"利害"（3）______。

（26～28 题共用备选答案）

A.《左传·昭公三年》　　B.《孟子·告天下》　　C.《论语·季氏》

D.《周易·系辞上》　　E.《诗经》

26. "一语一默，一出一处"语出（3）______。

27. "直谅多闻之益友"语出（3）______。

28"仁人之言，其利溥哉"语出（3）______。

（29～33 题共用备选答案）

A. 名词用作动词　　B. 形容词用作动词　　C. 使动用法

D. 意动用法　　E. 名词作状语

29. "戟喉痒肺"中的"戟"（4）______。

30. "皆可以梁百尺之观"中的"梁"（4）______。

31. " 晨饮其羊"中的"饮"（4）______。

32. "以固子敬之寿"中的"寿"（4）______。

33. "力农桑"中的"力"（4）______。

（34～38 题共用备选答案）

其：

A. 第三人称代词，译为"他（她、它）的"

B. 第三人称代词，译为"他（它）"

C. 加强祈使语气，译为"还是"等

D. 用作副词，表示推测语气

E. 表示反问语气，"难道"

34. 而其子若孙必欲推而纳之于必朽之处（5）______。

35. 胡世宁笑其多一讲学（5）______。

36. 又问之曰：一瓢先生其理学乎（5）______。

37. 子聪明异常人，其肯游艺于医乎（3）______。

38. 其毋忽于是焉______。

（39 ~41 题共用备选答案）

A. 郭霭春　　B. 丹波元胤　　C. 冈西为人

D. 尚志钧　　E. 以上都不是

39. 《历代中药文献精华》的作者是（专题一）______。

40. 《现存本草书目》的作者是（专题一）______。

41. 《现存针灸医籍》的作者（专题一）______。

（42 ~44 题共用备选答案）

A. 四分法　　B. 五分法　　C. 六分法

D. 七分法　　E. 九分法

42. 《七略》的图书分类法是（专题一）______。

43. 《七录》的图书分类法是（专题一）______。

44. 《书目答问》的图书分类法是（专题一）______。

三、X 型题（多项选择）

1. 下列句中有使动用法的是______。

A. 轻身重财，二不治也（1）

B. 扁鹊非能生死人也（1）

C. 仍用防风通圣饮之（3）

D. 寒而冷之，热而温之（1）

E. 闻贵妇人，即为带下医（1）

2. 下列句中含有古字的是______。

A. 目眩然而不瞚（1）　　B. 病亦行差（2）

C. 长终而不得反（1）　　D. 藏气不定（1）

E. 以通痹解结，反之于平（6）

3. 下列句中含有“死”婉言的是______。

A. 弃捐填沟壑（1）　　B. 长终而不得反（1）

C. 一子早逝（1）　　D. 君子归止，是曰九原（1）

E. 民莹将捐馆舍（1）

4. 下列句中含有宾语前置（1）的句子是______。

A. 问中庶子喜方者　　B. 血脉治也，而何怪

C. 何以言太子可生也　　D. 而欲生之

E. 臣是以无请也

5. 下列句中词语有“病愈”义的是______。

A. 病亦行差（2）　　B. 即各与药，明旦并起（2）

C. 语其节度，舍去辄愈（2）　　D. 而病辄皆瘳（2）

E. 不出三日必间（1）

6. 下列句子中含有“一会儿”义的词是______。

A. 有间，太子苏（1）　　B. 终日，扁鹊仰天叹曰（1）

C. 明旦并起（2）　　D. 有顷，佗偶至主人许（2）

E. 俄以病免（ ）

7. 下列句中有古字（2）的是______。

A. 卿今强健，我欲死　　B. 佗针鬲，随手而差

C. 已故到谯　　D. 立吐虵一枚

E. 郡守子知之，属使勿逐

8. 下列句中名词用作状语的是______。

A. 缝腹膏摩（2）　　B. 熊颈鸱顾，引挽腰体（2）

C. 华其外而悴其内（7）　D. 疾者前入座

E. 一以参详，群疑冰释（8）

9. 以下词语表示“将要”意思的是______。

A. “病亦行差”中的“行”（2）

B. “时人以为年且百岁”中的“且”（2）

C. “便苦欬嗽，欲卧不安”中的“欲”

D. “服此散，亦行复差”中的“行”（2）

E. “府君胃中有虫数升，欲成内疽”中的“欲”（2）

10. 以下属于同义词连用的是______。

A. “宜含宥之”中的“含宥”(2)

B. “普依准佗治”中的“依准”(2)

C. “人扶将还”中的“扶将”(2)

D. “守瞋恚既甚”中的“瞋恚”(2)

E. “起作一禽之戏，沾濡汗出”中的“沾濡”(2)

11. 句中画线字的词义与“若翁者，殆古所谓直谅多闻之益友”的“殆”同义(3)的是______。

A. 吾疾<u>其</u>遂瘳矣乎

B. 操古方以治今病，<u>其</u>势不能以尽合

C. 子聪明异常人，<u>其</u>肯游艺于医乎

D. 是妇贫而无厚味，寡而无欲，<u>庶几</u>可疗也

E. 否则，附毒必发，<u>殆</u>不可救

12. 句中含有使动用法(3)的句子是______。

A. 又可以医师少之哉

B. 以五倍子做汤洗濯，皱其皮

C. 乃以法大吐之，吐已，病如失

D. 已而求见愈笃，罗乃进之

E. 翁既得见，遂北面再拜以谒

13. 句中有名词活用作状语(3)的句子是______。

A. 翁既得见，遂北面再拜以谒

B. 事母夫人也，时其节宣以忠养之

C. 一时学者咸声随影附

D. 翁自幼好学，日记千言

E. 于是诸医之笑且排者，始皆心服口誉

14. 句中画线的词词义(3)相同的是______。

A. 翁简<u>悫</u>贞良，刚严介特

B. 已而求见愈<u>笃</u>，罗乃进之

C. 执心以正，立身以<u>诚</u>

D. 事母夫人也，时其节宣以<u>忠</u>养之

E. 翁之卓卓如是，则医特一事而已

15. “北山之木，虽离奇液瞒，空中立枯者，皆可以梁百尺之观”（4）的“梁”，正确解释是______。

A. 使动用法　　B. 意动用法

C. 名词活用作动词　　D. 横跨

E. 测量

16. 以下属联绵词（4）的是______。

A. 偃蹇　　B. 冒没　　C. 离奇

D. 愉愉　　E. 庙堂

17. 下列句中具有“如果”（5）义的词语是______。

A. 得毋以“艺成而下”之说为斤斤乎

B. 自是而一瓢先生不传矣！朽矣

C. 今天下医绝矣，唯讲学一流转未绝者，何也

D. 今执途之人而问之曰：一瓢先生非名医乎

E. 使必待周孔而后可以不朽

18. 下列句中含有尊称词语（5）的是______。

A. 燕哙、子之何尝不托尧舜以鸣高

B. 反托于陈文恭公讲学云云

C. 仆方思辑其梗概

D. 圣学莫如仁，先生能以术仁其民，使无夭札，是即孔子老安少怀之学也

E. 子之大父，布衣也

19. 下列句中含表示“死亡”（5）义的词语是______。

A. 仆昔疾病，性命危笃

B. 燕哙、子之何尝不托尧舜以鸣高，而卒为梓匠轮舆所笑

C. 先生能以术仁其民，使无夭札

D. 羿之射，秋之弈，俞跗之医，皆可以不朽也

E. 子之大父一瓢先生，医之不朽者也，高年不禄

20. 下列句中含有使动用法（5）的是______。

A. 虑此外必有异案良方可以拯人，可以寿世者，辑而传焉，当高出语

录陈言万万

B. 而先生独能以一刀圭活之

C. 先生能以术仁其民，使无夭札，是即孔子老安少怀之学也

D. 先生能以术仁其民，使无夭札

E. 仆方思辑其梗概，以永其人

21. 下列各句属于定语后置的是______。

A. 子之大父一瓢先生，医之不朽者也（5）

B. 虑此外必有异案良方可以拯人、可以寿世者，辑而传焉，当高出语录陈言万万（5）

C. 乡之诸医泥陈、裴之学者，闻翁言，即大惊而笑且排（3）

D. 故神农曰“上药养命，中药养性”者，诚知性命之理（9）

E. 以为土之所出乃良，无不可者。是将不然（4）

22. 下列句中与“高年不禄”（5）中“不禄”义相同的是______。

A. 弃捐填沟壑

B. “会向卒”中的“卒”

C. “民莹将捐馆舍”中的“捐馆舍”

D. “昔仲尼没而微言绝”中的“没”

E. “卒然遭邪风之气”中的“卒”

23. “四分法”（专题一）的目录书是______。

A.《四库全书总目》 B.《隋书·经籍志》

C.《晋中经簿》 D.《中国古籍善本书目》

E.《别录》

四、填空

1. “出入十余年，乃呼扁鹊私坐”（1）中“乃”的意思是______，“私坐”的意思是______。

2. “夫子之为方也，若以管窥天，以郄视文”（1）中，“以管窥天”比喻__________。

3. “饮是以上之水三十日”（1）中“上池之水”指__________。

4. “其在骨髓，虽司命无奈之何”（1）中，“司命”指__________。

5. “带下医”（1）是对古代__________的称谓。

6. “精神不能止邪气”（1）中的“精神”指__________。

7. “太子何病，国中治穰过于众事”（1）中，“国”指__________。“华佗，字元化，沛国谯人也”（2）中，“国”指__________。

8. “每处不过七八壮”（2）中，“壮”是________词，表示________。

9. “吾有一术，名五禽之戏（2）______________”。

10. “耳目聪明，齿牙完坚”（2）从文意上理解语序为______________。

11. “后闻许文懿公得朱子四传之学，讲道八华山，复往拜焉”（3）中，“焉”是______词，意思是______________。

12. “数年之间，声闻顿著”（3）中，“声闻”的意思是______________。

13. “翁诊之，脉大无伦”（3）中，“伦”的意思是______________。

14. “翁教之亹亹忘疲”（3）中，“亹亹”的读音是______________，意思是______________。

15. “天下有道，则行有枝叶；天下无道，则辞有枝叶”（3）中的“行有枝叶”比喻______________，“辞有枝叶”比喻______________。

16. “翁之卓卓如是，则医特一事而已”（3）中的“卓卓”义为__________，“特”是__________词，意思是__________。

17. “食之使人偃蹇壅郁，泄火生风，戟喉痒肺”（4）中“偃蹇”的读音是__________，意思是__________。

18. “由其麤疎而下者”（4）中“麤疎”分别是__________和__________的异体字。

19. 柳宗元用大量的笔墨形容食用上好的钟乳石可以使人“荣华温柔，__________，__________，__________，__________，其乐愉愉。”(4)

20. 本文柳宗元提出选择钟乳石的标准是__________。(4)

21. “山西之冒没轻儳，沓贪而忍者，皆可以凿凶门，制阃外”（4）中“凿凶门，制阃外”的意思是__________。

22. “一瓢先生”是指清代著名医家__________，字__________。

23. 袁枚“悄悄而悲”的原因是__________。

24. 在“而乃讳而不宣，甘舍神奇以就臭腐”（5）中，神奇指________，臭腐指__________。

25. 袁枚在论述“道”与“艺”的关系时提出：“艺”即“道”之______。

26. 袁枚对一瓢先生“心折而信以为不朽之人”（5）的原因是______。

27. 目次（专题一）指______________。

28. 目录最早出现在______________。

29. 我国现存最早的图书目录是东汉班固依据汉成帝时刘歆的__________写成的______________。

30. 唐初官修的《隋书·经籍志》是现存较早的按__________分类的目录。

31. 古书命名方式（专题一）主要有以__________命名、以__________命名、以__________命名。

32. 《四库全书总目》中的医家类目录收录在__________集。

五、解释加点的词

1. 忽然不见，殆非人也。(1)

2. 赵简子为大夫，专国事。(1)

3. 先生过小国，幸而举之。(1)

4. 因嘘唏服臆，魂精泄横。(1)

5. 扁鹊过齐，齐桓侯客之。(1)

6. 国中治穰过于众事。(1)

7. 其在肠胃，酒醪之所及也。(1)

8. 形羸不能服药，五不治也。(1)

9. 有此一者，则重难治也。(1)

10. 秦太医令李醯自知伎不如扁鹊也。(1)

11. 目眩然而不瞚，舌挢然而不下。(1)

12. 扁鹊乃使弟子子阳厉针砥石，以取外三阳五会。(1)

13. 以八减之齐和煮之。(1)

14. 病应见于大表，不出千里，决者至众，不可曲止也。(1)

15. 曾不可以告咳婴之儿。(1)

16. 向来道边有卖饼家。(2)

17. 赤头皆动，半身是生鱼脍也。(2)

18. 太祖苦头风。(2)

19. 当得家书，方欲暂还耳。(2)

20. 若妻信病，赐小豆四十斛。(2)
21. 是以古之仙者为导引之事，熊颈鸱顾，引挽腰体。(2)
22. 漆叶屑一升，青黏屑十四两，以是为率。(2)
23. 佗恃能厌食事，犹不上道。(2)
24. 遂考竟佗。(2)
25. 当吐二升余脓血讫，快，自养。好自将爱，一年便健。(2)
26. 若不得此药，故当死。(2)
27. 何忍无急去药，以待不祥。(2)
28. 已故到谯，适值佗见收，忽忽不忍从求。后十八岁，成病竟发。(2)
29. 譬犹户枢不朽是也。(2)
30. 佗授以漆叶青黏散。(2)
31. 乃悉焚弃向所习举子业，一于医致力焉。(3)
32. 然吾乡诸医鲜克知之者。(3)
33. 遂治装出游，求他师而叩之。(3)
34. 然性褊甚，恃能厌事，难得意。(3)
35. 得诸见闻，班班可纪。(3)
36. 翁简悫贞良，刚严介特。(3)
37. 辄怒溢颜面，若将浼焉。翁之卓卓如是，则医特一事而已。(3)
38. 若翁者，殆古所谓直谅多闻之益友，又可以医师少之哉？(3)
39. 仁人之言，其利溥哉！(3)
40. 然翁讲学行事之大方，已具吾友宋太史濂所为翁墓志，兹故不录。(3)
41. 非其友不友，非其道不道。(3)
42. 一贫妇寡居病癞，翁见之恻然。(3)
43. 上焦闭则下焦塞，辟如滴水之器，必上窍通而后下窍之水出焉。(3)
44. 此阴虚而阳暴绝也，盖得之病后酒且内。(3)
45. 四方以病来迎者，遂辐凑于道。(3)
46. 宗元白：前以所致石钟乳非良。(4)
47. 又闻子敬时愦闷动作，宜以为未得其粹美。(4)
48. 惧伤子敬醇懿，仍习谬误，故勤勤以云也。(4)
49. 再获书辞，辱征引地理证验，多过数百言，以为土之所出乃良，无不

可者。是将不然。(4)

50. 又况钟乳直产于石，石之精麤疎密，寻尺特异。(4)
51. 其窍滑以夷，其肌廉以微。(4)
52. 食之使人偃蹇壅郁，泄火生风，戟喉痒肺。(4)
53. 虽旁岐揉曲，皆可以贯犀革。(4)
54. 皆可以胜百钧。(4)
55. 徐之粪壤，皆可以封大社。(4)
56. 则鲁之晨饮其羊，关毂而輠轮者，皆可以为师儒。(4)
57. 西子之里，恶而矉者，皆可以当侯王。(4)
58. 山西之冒没轻儳，沓贪而忍者。(4)
59. 非以知药石、角技能也。(4)
60. 若以服饵不必利己，姑务胜人而夸辩博，素不望此于子敬。(4)
61. 谈何容易。(5)
62. 此吾所为悁悁而悲也。(5)
63. 使必待周孔而后可以不朽，则宇宙间安得有此纷纷之周孔哉？(5)
64. 仆方思辑其梗概，以永其人。(5)
65. 而不意寄来墓志无一字及医。(5)
66. 呜呼！自是而一瓢先生不传矣！(5)
67. 圣学莫如仁。(5)
68. 先生能以术仁其民，使无夭札。(5)
69. 是即孔子老安少怀之学也。(5)
70. 胡世宁笑其多一讲学。(5)
71. 得毋以"艺成而下"之说为斤斤乎？(5)
72. 不知艺即道之有形者也。(5)
73. 精求之，何艺非道？貌袭之，道艺两失。(5)
74. 而卒为梓匠轮舆所笑。(5)
75. 今天下医绝矣，惟讲学一流转未绝者，何也？(5)
76. 学之讲无稽，故村儒举目皆是。(5)
77. 即或衰年无俚，有此附会。(5)
78. 仆昔疾病，性命危笃，尔时虽十周、程、张、朱何益？(5)

79. 而乃讳而不宣。(5)

80. 而方伎中转失一真人矣。(5)

六、语译题

1. 扁鹊者，勃海郡郑人也，姓秦氏，名越人。少时为人舍长。舍客长桑君过，扁鹊独奇之，常谨遇之。(1)

2. 扁鹊曰："血脉治也，而何怪？昔秦穆公尝如此，七日而寤。今主君之病与之同，不出三日必间。"居二日半，简子寤。(1)

3. 先生之方若能是，则太子可生也；不能若是而欲生也，曾不可以告咳婴之儿！(1)

4. 窃闻高义之日久矣，然未尝得拜谒于前也。先生过小国，幸而举之，偏国寡臣幸甚，有先生则活，无先生则弃捐填沟壑，长终而不得反。(1)

5. 使圣人预知微，能使良医得蚤从事，则疾可已，身可活也。人之所病，病疾多；而医之所病，病道少。(1)

6. 游学徐土，兼通数经。沛相陈珪举孝廉，太尉黄琬辟，皆不就。(2)

7. 若病结积在内，针药所不能及，当须刳割者，便饮其麻沸散，须臾便如醉死，无所知，因破取。(2)

8. 即如佗言，立吐虵一枚，县车边，欲造佗。佗尚未还，小儿戏门前，逆见，自相谓曰："似逢我公，车边病是也。"(2)

9. 佗语普曰："人体欲得劳动，但不当使极耳。动摇则谷气得消，血脉流通，病不得生，譬犹户枢不朽是也。是以古之仙者为导引之事，熊颈鸱顾，引挽腰体，动诸关节，以求难老。"(2)

10. 翁以母病脾，于医亦粗习，及闻文懿之言，即慨然曰："士苟精一艺，以推及物之仁，虽不仕于时，犹仕也。"乃悉焚弃向所习举子业，一于医致力焉。(3)

11. 乡之诸医泥陈、裴之学者闻翁言即大惊而笑且排，独文懿喜曰："吾疾其遂瘳矣乎！"文懿得末疾，医不能疗者余十年，翁以其法治之，良验。(3)

12. 尝曰："天下有道，则行有枝叶；天下无道，则辞有枝叶。"夫行，本也；辞，从而生者也。苟见枝叶之辞，去本而末是务，辄怒溢颜面，若将浼焉。(3)

13. 左丘明有云："仁人之言，其利溥焉！"信矣。若翁者，殆古所谓直

《医古文高等教程》习题库及参考答案

谅多闻之益友，又可以医师少之哉？(3)

14. 罗遇翁亦甚欢，即授以刘、张、李诸书，为之敷扬三家之旨，而一断于经。且曰："尽去而旧学，非是也。"翁闻其言，涣焉无少凝滞于胸臆。(3)

15. 草木之生者依于土，然即其类也，而有居山之阴阳，或近水，或附石，其性移焉。(4)

16. 取其色之美，而不必唯土之信，以求其至精，凡为此也。(4)

17. 其在人也，则鲁之晨饮其羊、关毂而輠轮者皆可以为师儒。(4)

18. "始兴为上。次乃广、连，则不必服"。正为始兴也。(4)

19. 谈何容易！天生一不朽之人，而其子若孙必欲推而纳之于必朽之处，此吾所为悁悁而悲也。(5)

20. 使必待周孔而后可以不朽，则宇宙间安得有此纷纷之周孔哉？(5)

21. 夫学在躬行，不在讲也。圣学莫如仁，先生能以术仁其民，使无夭札，是即孔子老安少怀之学也。(5)

22. 今执途之人而问之曰：一瓢先生非名医乎？虽子之仇，无异词也。(5)

23. 子不以人所共信者传先人，而以人所共疑者传先人，得毋以"艺成而下"之说为斤斤乎？(5)

24. 而乃讳而不宣，甘舍神奇以就臭腐，在理学中未必增一伪席，而方伎中转失一真人矣。岂不悖哉！岂不惜哉！(5)

七、简答题

1. 怎么理解扁鹊能"视见垣一方人，以此视病，尽见五脏症结，特以诊脉为名耳"这几句话？(1)

2. 扁鹊认为自己"非能生死人，此自当生者，越人能使之起耳"，反映了怎么样的医学观？(1)

3. 扁鹊提出"六不治"的具体内容是什么？它对后世有何影响？(1)

4. 怎么理解扁鹊行医"随俗为变"？(1)

5. "兼通数经"与"合汤不过数种"的"数"在表意上有何不同？(2)

6. 怎样理解"然本作士人，以医见业，意常自悔"？(2)

7. 本文从哪几个方面说明华佗是"人命所县"的人？(2)

8. 华佗因何原因被曹操杀害？(2)

9. "尽去而旧学，非是也"的意思是什么？罗知悌为什么对朱震亨提出

这个要求？(3)

10. “时方盛行陈师文、裴宗元所定大观二百九十七方，翁穷昼夜是习。既而悟曰：操古方以治今病，其势不能以尽合。苟将起度量，立规矩，称权衡，必也《素》、《难》诸经乎！”这段话反映了朱震亨对局方之学持何态度？(3)

11. “浦江郑义士病滞下”一段所述证候、病因、病机分别是什么？(3)

12. 柳宗元、崔连州分别认为应该如何挑选钟乳石？(4)

13. 柳宗元为什么给崔连州写这封信？(4)

14. 崔连州服用了钟乳石后有什么不良反应？(4)

15. 袁枚写本文的原因是什么？薛寿鱼与薛雪的关系是什么？(5)

16. 袁枚在文中如何评价理学与医学的？(5)

17. 为什么医学就是孔子的老安少怀之学？(5)

18. 袁枚如何看待“道”与“艺”的关系？(5)

19. 简述古代图书分类的演变情况。(专题一)

20. 简述古籍书目的体例特点。(专题一)

21. 常用的传统医籍目录书有哪些？(专题一)

第二单元

一、A 型题

1. “今删其要，以备篇籍”(6) 中，“删”的意思是______。

A. 删改　　B. 修改　　C. 除去

D. 选取　　E. 增加

2. “哀帝复使向子侍中奉车都尉歆卒父业”(6) 中，“卒”的意思是____。

A. 死亡　　B. 最终　　C. 通“猝”

D. 完成　　E. 继续

3. 以下各句中“会”字应解作“领会”的是______。

A. 会向卒，哀帝复使向子侍中奉车都尉歆卒父业 (6)

B. 施行不易，披会亦难 (8)

C. 暮春之初，会于稽山阴之兰亭

D. 是时会暮，胡兵终怪之，不敢击

E. 总会诸说，勒成三篇

4. “于是建藏书之策，置写书之官”（6）中，“置”的意思是______。

A. 废弃　　B. 设置　　C. 购买

D. 安排　　E. 考虑

5. “而用度箴石汤火所施”（6）中，“用”的意思是______。

A. 作用　　B. 使用　　C. 以，用来

D. 用途　　E. 考虑

6. “假药味之滋”（6）中，“假”的意思是______。

A. 帮助　　B. 借助　　C. 不真

D. 缺乏　　E. 虚假

7. 以下各句中“卒”应解释为“死亡”的是______。

A. 卒然遭邪风之气，婴非常之疾（7）

B. 会向卒（6）

C. 哀帝复使向子侍中奉车都尉歆卒父业（6）

D. 见水，士卒不尽饮，广不近水

E. 翁则操纵取舍，而卒与古合（3）

8. “乃燔灭文章，以愚黔首”（6）中，“黔首”的意思是______。

A. 百官　　B. 头部　　C. 人类

D. 百姓　　E. 首脑

9. “汉兴，改秦之败”（6）中，“败”的意思是______。

A. 败坏　　B. 失败　　C. 破坏

D. 错误　　E. 弊端

10. “昔仲尼没而微言绝”（6）中，“绝”的意思是______。

A. 断绝　　B. 丢弃　　C. 错误

D. 失去　　E. 离开

11. “以起百病之本，死生之分”（6）中，“起”的意思是______。

A. 兴起　　B. 产生　　C. 阐明

D. 引起　　E. 发生

12. “乐而有节，则和平寿考”（6）中，“考”的意思是______。

A. 快乐　　B. 考查　　C. 平静

D. 长寿　　　　E. 平衡

13. “量疾病之浅深，假药味之滋”（6）中，“滋”的意思是______。

A. 滋味　　　　B. 滋生　　　　C. 作用

D. 成分　　　　E. 汁液

14. “至秦患之，乃燔灭文章，以愚黔首”（6）中，“燔”的意思是______。

A. 烧　　　　B. 热　　　　C. 烦

D. 燥　　　　E. 焫

15. 圣上喟然而称曰：“朕甚闵焉”（6）中，“闵”的意思是______。

A. 怜悯　　　　B. 可怜　　　　C. 愤怒

D. 忧虑　　　　E. 怜惜

16. “余宗族素多，向余二百”（7）中，“向”的意思是______。

A. 一向　　　　B. 从前　　　　C. 趋向

D. 刚才　　　　E. 将近

17. “若能寻余所集，思过半矣”（7）中，“思过半”的意思______。

A. 发现很多　　　　B. 思考很多　　　　C. 领悟很多

D. 担忧很多　　　　E. 思虑过半

18. “明堂阙庭，尽不见察”（7）中，“见”的意思是______。

A. 看见　　　　B. 同“现”，显示　　　　C. 见解

D. 相当于“被”　　　　E. 拜见

19. “自非才高识妙，岂能探其理致哉”（7）这句话的意思是______。

A. 若不是才学高深之人，怎能探求医理要旨

B. 自己不是才学高深之人，怎能探求医理要旨

C. 虽然自己才学不高，仍能探求医理要旨

D. 医理高深，怎能探求其要旨

E. 如果自己不是才学高深之人，怎能探求医理要旨

20. “省病问疾，务在口给”（7）中，“口给”的意思______。

A. 才能出众　　　　B. 聪明敏锐　　　　C. 见解高明

D. 口才敏捷　　　　E. 夸夸其谈

21. “赍百年之寿命，持至贵之重器”（7）中，“赍”的意思是______。

A. 奉献　　B. 拿着　　C. 赏赐
D. 断送　　E. 留着

22. “其死亡者三分有二，伤寒十居其七”（7）中，“三分”的意思是______。

A. 约数　　B. 倍数　　C. 分数
D. 虚数　　E. 小数

23. “若是轻生，彼何荣势之云哉”（7）中前置宾语的是______。

A. 何荣势　　B. 之　　C. 彼
D. 何　　E. 彼何荣势

24. “拯黎元于仁寿，济羸劣以获安者”（8）中，“羸劣”的意思是______。

A. 衣食粗劣之人　　B. 品质恶劣之人　　C. 体弱多病之人
D. 处境恶劣之人　　E. 处于弱势之人

25. “蒇谋虽属乎生知，标格亦资于诂训”（8）意在强调______。

A. 天资之聪明　　B. 知识之完备　　C. 见解之周密
D. 训诂之重要　　E. 谋虑之周密

26. “然而其文简，其意博，其理奥，其趣深”（8）中，“趣”的意思是______。

A. 趣味　　B. 旨意　　C. 兴趣
D. 趋向　　E. 通“促”

27. “而命世奇杰，时时间出焉”（8）中，“命世”的意思是______。

A. 命名于世　　B. 命世人　　C. 闻名于世
D. 使世人　　E. 命名世人

28. “岁月既淹，袭以成弊”（8）中，“淹”的意思是______。

A. 滞留　　B. 久远　　C. 淹没
D. 埋没　　E. 败坏

29. “至道流行，徽音累属”（8）中，“属”的意思是______。

A. 接续　　B. 属于　　C. 种类
D. 通“嘱”，嘱托　　E. 属性

30. 以下不属于同义（含近义）词复用的是______。

A. “不谋而遐迩自同，勿约而幽明斯契”（8）中的“遐迩”

B. “拯黎元于仁寿，济羸劣以获安者”（8）中的“羸劣”

C. “标格亦资于诂训”（8）中的“诂训”

D. “文字昭晰，义理环周”（8）中的“环周”

E. “冀乎究尾明首，寻注会经，开发童蒙”（8）中的“童蒙”

31. 以下不属于同义（含近义）词复用的是______。

A. “君臣请问，礼仪乖失者”（8）中的“乖失”

B. “考校尊卑，增益以光其意”（8）中的“增益”

C. “庶厥昭彰圣旨，敷畅玄言”（8）中的“昭彰”

D. “且将升岱岳，非径奚为”（8）中的“岱岳”

E. “俾工徒勿误，学者惟明”（8）中的“工徒”

32. 以下当“全”、“都”（8）讲的是______。

A. “一以参详，群疑冰释”中的“一”

B. “为之敷扬三家之旨，而一断于经”中的“一”

C. “夫释缚脱艰，全真导气”中的“全”

D. “或两论并吞，而都为一目”中的“都”

E. “诸如此流，不可胜数”中的“胜”

33. “然则一溉之益固不可诬也”（9）中，“诬”的意思是______。

A. 诬蔑　　B. 轻视　　C. 忽略

D. 歪曲　　E. 欺骗

34. “思虑销其精神”（9）中，“销”的意思是______。

A. 推销　　B. 消除　　C. 减小

D. 损害　　E. 倾销

35. “上获千余岁，下可数百年”（9）中，“可”的意思是______。

A. 可以　　B. 获得　　C. 能够

D. 应该　　E. 大约

36. 在“是以君子知形恃神以立，神须形以存”（9）中，“须”的意思是______。

A. 需要　　B. 等待　　C. 依靠

D. 必要　　E. 必须

37. “终朝未餐则嚣然思食”（9）中，“嚣然”的意思是______。

A. 疲惫的样子　　B. 饥饿的样子　　C. 兴奋的样子

D. 企盼的样子　　E. 腹痛的样子

38. “合欢蠲忿”（9）中，“蠲”的意思是______。

A. 增加　　B. 引起　　C. 消除

D. 中断　　E. 根治

39. “喜怒悖其正气”（9）中，“悖”的意思是______。

A. 违背　　B. 逆乱　　C. 反映

D. 混乱　　E. 违反

40. “交赊相倾，如此复败者”（9）中，“交”的意思是______。

A. 快　　B. 近　　C. 远

D. 对　　E. 错

41. “绥以五弦”（9）中，“绥”的意思是______。

A. 演奏　　B. 安静　　C. 安抚

D. 抚弄　　E. 安乐

42. “夫以蕞尔之躯，攻之者非一涂”（9）中，“蕞尔”的意思是______。

A. 单薄的样子　　B. 小小的样子

C. 众多的样子　　D. 瘦弱的样子

E. 高大的样子

43. 以下“一”（9）不能当作数词的是______。

A. 偏有一溉之功者，虽终归于焦烂，必一溉者后枯

B. 夫田种者，一亩十斛，谓之良田

C. 夫以蕞尔之躯，攻之者非一涂

D. 半年一年，劳而未验

E. 又守之以一，养之以和

44. “惟五谷是见，声色是耽”（9）中，“耽”的意思是______。

A. 喜好　　B. 耽搁　　C. 沉溺

D. 追求　　E. 向往

45.“壮士之怒，赫然殊观，植发冲冠”（9）中，“植”的意思是______。

A. 安放　　B. 发怒　　C. 竖立

D. 培植　　E. 整理

46.“此皆两失其情”（9）中，“情”的意思是______。

A. 事情　　B. 情形　　C. 情感

D. 实情　　E. 情况

47.“纵少觉悟，咸叹恨于所遇之初”（9）中，“恨”的意思是______。

A. 后悔　　B. 愤恨　　C. 发怒

D. 仇视　　E. 在意

48.“壮士之怒，赫然殊观”（9）中，“殊”的意思是______。

A. 特殊　　B. 完全　　C. 不同

D. 断绝　　E. 特出

49.“有良言甫信，谬说更新”（10）中，“甫”的意思是______。

A. 古代男子的美称　　B. 开始　　C. 起初

D. 刚刚　　E. 立即

50. 下列句中含有比喻“众说纷纭，无所适从”（10）的是______。

A. 多歧亡羊，终成画饼

B. 车薪杯水，难免败亡

C. 曲高者和寡，道高者谤多

D. 一齐之傅几何，众楚之咻易乱

E. 意多忧者，慰安云伪

51.“曾读《内经》至《方盛衰论》而殿之曰”（10）中，“殿”的意思是______。

A. 在最后　　B. 书的最后面　　C. 最后一名

D. 通“点”，点明　　E. 标题

52.“未曾不瞿然起”（10）中，“瞿然”的意思是______。

A. 突然的样子　　B. 吃惊的样子

C. 害怕的样子　　D. 担心的样子

E. 感叹地样子

53. “有境遇不偶。营求未遂”（10）中，“偶”的意思是______。

A. 坎坷　　B. 舒服　　C. 顺利

D. 愉快　　E. 郁闷

54. “不知自古神圣未有舍望、闻、问而独凭一脉者”（10）中，“自”的意思是______。

A. 自从　　B. 从来　　C. 从……开始

D. 即使　　E. 从

55. “或操是非之柄”（10）中，“柄”的意思是______。

A. 把柄　　B. 能力　　C. 尺度

D. 权力　　E. 标准

56. “或密戚偏见难回”（10）中，“回”的意思是______。

A. 回复　　B. 禀告　　C. 劝说

D. 悔改　　E. 扭转

57. “又若荐医，动关生死”（10）中，“动”的意思是______。

A. 关系　　B. 常常　　C. 或许

D. 动作　　E. 选择

58. “使深危之病坐而待亡”（10）中，“坐”的意思是______。

A. 坐等　　B. 等待　　C. 徒然

D. 坐在　　E. 位置

59. “此便佞之流也”（10）中，“便佞”的意思是______。

A. 花言巧语　　B. 口蜜腹剑　　C. 居心叵测

D. 进谗言　　E. 欺诈

60. “或修好僮仆”（10）中，“修好”的意思是______。

A. 帮助　　B. 友好　　C. 修理

D. 笼络　　E. 拜访

61. “此孟浪之流也”（10）中，“孟浪”的意思是______。

A. 流浪　　B. 放纵　　C. 草率

D. 敷衍　　E. 粗心

62. “若辈贪功，妄轻投剂”（10）中，“若”的意思是______。

A. 如果　　B. 若是　　C. 此

D. 无意义　　E. 因为

63. “至于败坏，嫁谤自文”（10）中，“文”的意思是______。

A. 解释　　B. 掩饰　　C. 掩盖

D. 装作　　E. 表扬

64. “一齐之傅几何？众楚之咻易乱”（10）中，“咻”的意思是______。

A. 奚落　　B. 喧扰　　C. 呼喊

D. 羞辱　　E. 争吵

65. 除……以外都是形序编排法（专题二）______。

A. 部首编排法　　B. 笔画编排法　　C. 韵目编排法

D. 四角号码编排法　　E. 笔顺编排法

66. 属于检字方法（专题二）的是______。

A. 部首　　B. 索引　　C. 类书

D. 引得　　E. 目录

67. 我国第一部字典（专题二）是______。

A. 《尔雅》　　B. 《说文解字》　　C. 《康熙字典》

D. 《中华大字典》　　E. 《字汇》

68. 我国最早的一部词典是______。

A. 《尔雅》　　B. 《说文解字》　　C. 《辞通》

D. 《辞源》　　E. 《字汇》

69. 清代著名的“《说文》四大家”（专题二）不包括______。

A. 段玉裁　　B. 戴震　　C. 朱骏声

D. 王筠　　E. 桂馥

70. 属于《十三经》之一的辞书（专题二）是______。

A. 《左传》　　B. 《说文》　　C. 《论语》

D. 《尔雅》　　E. 《方言》

71. 下列不属于部首编排法的辞书是______。

A. 《玉篇》　　B. 《康熙字典》　　C. 《辞源》

D. 《甲骨文编》　　E. 《经籍籑诂》

72. 《说文解字》首创了______。

A. 部首编排法　　B. 笔画编排法　　C. 韵序编排法

D. 声母编排法　　E. 义类编排法

73. 以下属于古汉语虚词专著（专题二）的是______。

A.《辞通》　　B.《经籍籑诂》　　C.《说文解字》

D.《经传释词》　　E.《广韵》

74. 古代常用的注音方法（专题二）是______。

A. 直音法　　B. 音序法　　C. 韵序法

D. 拼音法　　E. 注音字母法

75.《中国医学大辞典》（专题二）的作者是______。

A. 谢观　　B. 陈存仁　　C. 陈邦贤

D. 王念孙　　E. 丁声树

二、B 型题

（1～5 题共用备选答案）

A. 凭借　　B. 推测　　C. 选取

D. 忧虑　　E. 解说　　F. 背离

1.《易》有数家之传（6）是______。

2. 圣上喟然而称曰："朕甚闵焉"（6）是______。

3. 今删其要，以备篇籍（6）是______。

4. 而用度箴石汤火所施（6）是______。

5. 量疾病之浅深，假药味之滋（6）是______。

（6～8 题共用备选答案）

A. 副词　　B. 连词　　C. 介词

D. 代词　　E. 动词　　F. 形容词

G. 名词

6. "厥身已毙，神明消失，变为异物"（7）是______。

7. "崇饰其末，忽弃其本，华其外而悴其内"（7）是______。

8. "自非才高识妙，岂能探其理致哉"（7）是______。

（9～11 题共用备选答案）

A. 借字　　B. 异体字　　C. 古字

D. 活用词　　E. 以上都不是

9. "生而知之者上，学则亚之"（7）是______。

10. “建安纪年以来，犹未十稔”（7）是______。

11. “患及祸至，而方震栗”（7）是______。

（12～14 题共用备选答案）

A. 同义词连用　　B. 偏义复词

C. 成语典故　　D. 两个词义不同的单音词

E. 联绵词

12. “若能寻余所集，思过半矣”（7）是______。

13. “相对斯须，便处汤药”（7）是______。

14. “卒然遭邪风之气，婴非常之疾”（7）是______。

（15～17 题共用备选答案）

A. 同义词连用　　B. 偏义复词

C. 成语典故　　D. 两个词义不同的单音词

E. 一个复合词

15. “拯黎元于仁寿，济羸劣以获安者”（8）是______。

16. “前后不伦，文义悬隔”（8）是______。

17. “历十二年，方臻理要，询谋得失，深遂夙心”（8）是______。

（18～20 题共用备选答案）

A. 近义词　　B. 偏义词　　C. 成语

D. 两个词义不同的单音词　　E. 一个复合词

18. “而世本纰缪，篇目重叠”（8）是______。

19. “文字昭晰，义理环周”（8）是______。

20. “恐散于末学，绝彼师资”（8）

（21～23 题共用备选答案）

A. 使动用法　　B. 意动用法　　C. 为动用法

D. 活用为动词　　E. 名词用做状语

21. “凡所加字，皆朱书其文，使今古必分”（8）是______。

22. “庶厥昭彰圣旨，敷畅玄言”（8）是______。

23. “礼仪乖失者，考校尊卑，增益以光其意”（8）是______。

（24～26 题共用备选答案）

A. 名词作状语　　B. 名词用作动词　　C. 使动用法

D. 意动用法　　E. 被动用法

24. “和理日济”（9）中的“日”属于______。

25. “外物以累心不存”（9）中的“累”属于______。

26. 在“夫神仙虽不目见”（9）中的“目”属于______。

（27～30 题共用备选答案）

A. 或者　　B. 如果　　C. 有时

D. 大概　　E. 有人

27. “世或有谓神仙可以学得，不死可以力致者”（9）中“或”属于____。

28. “或云上寿百二十，古今所同，过此以往，莫非夭妄者”（9）中“或”属于______。

29. “夫服药求汗，或有弗获”（9）中“或”属于______。

30. “或益之以畎浍，而泄之以尾闾”(9)中“或”属于______。

（31～34 题共用备选答案）

A. 忽然　　B. 确诊　　C. 教

D. 必定

31. “必期不失”（10）中，“必期”的意思是______。

32. “一齐之傅几何”（10）中，“傅”的意思是______。

33. “病家既不识医，则倏赵倏钱”（10）中，“倏”的意思是______。

34. “如病在危疑，良医难必”（10）中，“必”的意思是______。

（35～37 题共用备选答案）

A. 完全　　B. 愤怒　　C. 迫切

35. “夫不失人情，医家所甚亟”（10）中，“亟”的意思是______。

36. “致怀奇之士，拂衣而去”（10）中，“拂衣”的意思是______。

37. “有望、闻、问、切，漫不关心”（10）中，“漫”的意思是______。

（38～41 题共用备选答案）

A. 部首编排法　　B. 笔画编排法　　C. 注音字母编排法

D. 韵序编排法　　E. 主题事类编排法

38. 《佩文韵府》（专题二）是______。

39. 《说文解字》（专题二）是______。

40. 《尔雅》（专题二）是______。

41.《词诠》（专题二）是______。

（42 ~44 题共用备选答案）

A. 阮元　　B. 许慎　　C. 王引之

D. 杨雄　　E. 刘熙

42.《释名》（专题二）的编者是______。

43.《方言》（专题二）的编者是______。

44.《说文解字》（专题二）的作者是______。

三、X 型题（多项选择）

1.“方技者，皆生生之具”（6）中，第一个“生”的正确解释是______。

A. 使动用法　　B. 使生存　　C. 意动用法

D. 认为生动　　E. 生育

2.“今删其要，以备篇籍”（6）中，“备”的正确解释是______。

A. 使动用法　　B. 准备　　C. 使……完备

D. 充实　　E. 意动用法

3.“每一书已，向辄条其篇目”（6）中，“条”的正确解释是______。

A. 使动用法　　B. 名词活用作动词　　C. 列举

D. 逐条登录　　E. 名词活用作状语

4.“至秦患之，乃燔灭文章，以愚黔首”（6）中，“愚”的正确解释是______。

A. 使动用法　　B. 使愚昧　　C. 意动用法

D. 谦称　　E. 名词用如动词

5. 下列含有死亡意思的句子（6）是______。

A. 昔仲尼没而微言绝　　B. 七十子丧而大义乖

C. 会向卒　　D. 哀帝复使向子侍中奉车都尉歆卒父业

E. 圣上喟然而称曰：“朕甚闵焉！”

6. 句中画线词的词义与例句“寻”相似的（7）是______。

例句：若能寻余所集，思过半矣。

A. 摅平生之心得，穷源竟委，作为是书

B. 今并味精英，钤其要妙

C. 昧经权之妙者，无格致之明

D. 论病以及国，原诊以知政

E. 余初究心是书，尝为摘要，将以自资

7. 句中画线的词表示“钦佩”之义（7）的是______。

A. 世之名公卿多折节下之，翁为直陈治道，无所顾忌

B. 降志屈节，钦望巫祝

C. 仆所以心折而信以为不朽之人也

D. 故张、王、李等数先生继入，皆钦风请益，贵而遵之

E. 七登南宫，两拜东掖

8. 句中画线部分属于宾语前置（8）的是______。

A. 下此以往，未之闻也

B. 伤横夭之莫救

C. 皮之不存，毛将安附焉

D.《礼记》云：医不三世，不服其药。后注者多以世业之谓

E. 彼何荣势之云哉

9. 句中画线的词语词义相同（8）的是______。

A. 君臣无夭枉之期，夷夏有延龄之望

B. 钦望巫祝，告穷归天，束手受败

C. 短期未知决诊，九候曾无仿佛

D. 感往昔之沦丧，伤横夭之莫救

E. 以正阴阳之变沴，以救性命之昏札

10. 以下含有名词作状语的句子是______。

A. 故动则有成，犹鬼神幽赞

B. 咸日新其用，大济蒸人

C. 或两论并吞，而都为一目

D. 一以参详，群疑冰释

E. 凡所加字，皆朱书其文

11. 句中画线的词与例句“忒”词义相同（8）的是______。

例句：稽其言有徵，验之事不忒

A. 臣意曰：“公所论远矣。扁鹊虽言若是，然必审诊。”

B. 子不尊先人于百无一人之上，而反贱之于举目皆是之中，过矣

C. 余诚以前代诸贤注有未备，间有舛错

D. 君臣请问，礼仪乖失者，考校尊卑，增益以光其意

E. 错简碎文前后重叠者，详其指趣，削去繁杂，以存其要

12. 句中画线的词词义相近的是______。

A. 然必也小方大圆全其才，仁圣工巧全其用

B. 果得一死男，手足完具（2）

C. 余诚以前代诸贤注有未备，间有舛错

D. 蒇谋虽属乎生知，标格亦资于诂训（8）

E. 受得先师张公秘本，文字昭晰，义理环周（8）

13. 以下含有使动用法的句子（8）是______。

A. 庶厥昭彰圣旨，敷畅玄言

B. 一以参详，群疑冰释

C. 咸日新其用，大济蒸人

D. 考校尊卑，增益以光其意

E. 凡所加字，皆朱书其文

14. 句中“重”字为动词的是______。

A. 有此一者，则重难治矣（1）

B. 轻身重财，二不治之（1）

C. 相公借布衣以自重则名高（5）

D. 重《经合》而冠《针服》（8）

E. 不肖侏儒未足为先生重，窃以识明德云尔

15. 以下具有“伤害”、“损害”意思的词（9）是______。

A. “火得金而缺”中的“缺”

B. “香芳腐其肠胃”中的“腐”

C. “哀乐殃其平粹”中的“殃”

D. “喜怒悖其正气”中的“悖”

E. “爱憎不栖于情”中的“栖”

16. 以下属于通假字（9）的是______。

A. “内怀殷忧则达旦不瞑”中的“瞑”

B. “熏辛害目，豚鱼不养”中的“熏”

C. “颈处险而瘿”中的“险”

D. “攻之者非一涂”中的“涂”

E. “滋味煎其府脏”中的“府”

17. 以下属于形容词词尾（9）的是______。

A. “似特受异气，禀之自然”中的“然”

B. “而愧情一集，涣然流离”中的“然”

C. “终朝未餐则嚣然思食”中的“然”

D. “夫以蕞尔之躯”中的“尔”

E. “闷若无端”中的“若”

18. 以下含有“能言善辩”意思的句子（10）是______。

A. 此阿谀之流也　　B. 此便佞之流也　　C. 此谗妒之流也

D. 或强辩相欺　　E. 有信其利口而荐者

19. 以下含有“是非”、“真假”、“好坏”意思的词（10）是______。

A. “动静各有欣厌”中的“动静”

B. “此得失之为害也”中的“得失”

C. “甚至熏莸不辨”中的“熏莸”

D. “朱紫混淆”中的“朱紫”

E. “或利害攸系，彼此避嫌”中的“利害”

20. 以下为意动用法的句子（10）是______。

A. 同我者是之

B. 欲令学者思之慎之，勿为陋习所中耳

C. 誉之则跖可为舜

D. 异己者非之

E. 或巧语诳人，或甘言悦听

21. 以下属于注音方法（专题二）的是______。

A. 直音法　　B. 韵序法　　C. 反切法

D. 部首法　　E. 音序法

22. 属《说文》“疒”部（专题二）的是______。

A. 疾　　B. 疢　　C. 廖

D. 瘳　　E. 废

23. 可解决字形问题的工具书（专题二）是______。

A.《尔雅》　　B.《上古音手册》

C.《说文解字》　　D.《金文编》

E.《甲骨文编》

24. 解决古音问题可查找的工具书（专题二）有______。

A.《古今字音对照表》　　B.《广韵》

C.《故训汇纂》　　D.《玉篇》

E.《上古音手册》

25. 解决虚词问题（专题二）可查找______。

A.《词诠》　　B.《助字辨略》

C.《中华字海》　　D.《古书虚字集释》

E.《经传释词》

四、填空题

1. 我国现存最早的目录学文献是__________。

2. “建藏书之策，置写书之官”（6）的汉代皇帝是__________。

3. 汉成帝时诏光禄大夫刘向校__________，步兵校尉任宏校__________，太史令尹咸校__________，侍医李柱国校__________。

4. “歆于是总群书而奏其《七略》，故有________，有________，有________，有________，有________，有________，有________。”（6）

5. 在“崇饰其末，忽弃其本，华其外而悴其内。皮之不存，毛将安附焉”（7）中，“末”、“外”、“毛”表示______，“本”、“内”、“皮”表示______。

6. “感往昔之沦丧，伤横夭之莫救”（7）表明张仲景撰写《伤寒杂病论》的________。“多闻博识，知之次之。余宿尚方术，请事斯语”（7）表达了张仲景立志博学多闻________的决心。

7. “余宿尚方术，请事斯语”（7）中，“斯语”具体指的是__________。

8. “明堂阙庭，尽不见察”（7）中，“明堂”、“阙”、“庭”分别指__________、__________、__________。

9. “明堂阙庭，尽不见察，所谓窥管而已”（7）中的“窥管”是__________的缩写，比喻__________。

10. “人迎趺阳，三部不参”（7）中的“三部”指的是__________、

__________和__________三部脉象。

11. “多闻博识，知之次之”（7）中的“识”读__________，意思是__________，“知”同__________。

12. “咸日新其用，大济蒸人”中的“蒸人”指__________，“乃精勤博访，而并有其人”中的“其人”指__________。

13. “时于先生郭子斋堂”中的“斋堂”指__________，“俾工徒勿误，学者唯明”中的“工徒”指__________。

14. __________、__________、__________之书谓之三坟，言大道也。

15. “凡所加字，皆朱书其人，使今古必分，字不杂糅”中的“今”指__________，“古”指__________。

16. 《养生论》中，“此皆两失其情”的“此”指__________和__________的两种观点。

17. 《养生论》的作者认为，形神的关系是“形”__________，“神”__________。

18. 《养生论》作者是__________，字__________，三国时著名思想家、文学家、音乐家。

19. 嵇康在《养生论》中认为导养得理，以尽性命，可以“上__________，下__________”。

20. 嵇康认为，善于养生的人应首先做到：“清虚__________，少私__________”。

21. 《养生论》中提出“呼吸吐纳，服食养生”是为了达到__________、__________的目的。

22. 李中梓，字__________，号__________。华亭（今上海市）人。明末清初著名医学家。

23. 《不失人情论》的作者认为，人情之类有三种，即__________之情，__________之情，__________之情。

24. 《不失人情论》的作者在谈到医人不良习气时，列举了此__________之流、__________之流、__________之流、__________之流、__________之流等多种情况。

25. 《不失人情论》作者在谈到病人对药物有成见时生动地描述道：

__________，心先否塞，__________，神即飘扬。

26.《词诠》（专题二）的作者是__________。

27.《助字辨略》（专题二）的作者是__________。

28.《经籍籑诂》（专题二）的作者是__________。

29. 我国最早用__________法给汉字注音（专题二），逐渐发展为__________法、__________法。

30.《尔雅》（专题二）是我国第一部__________典，也是第一部__________专著。现存《尔雅》共分__________卷__________篇。

31. 我国最早的一部方言著作（专题二）是__________，全称__________，作者是汉代__________。

32.《释名》（专题二）的作者是__________，这是一部具有语源学性质的著作。

33.《康熙字典》（专题二）是清代__________等人奉诏编纂的，共收汉字__________个。

34. 我国最早的字典（专题二）是__________，收字__________个，作者是东汉__________。

35. 古书注音方法（专题二）主要有__________和__________。

五、解释加点的词

1. 昔仲尼没而微言绝，七十子丧而大义乖。(6)

2. 战国从衡，真伪分争，诸子之言纷然殽乱。(6)

3. 乃燔灭文章，以愚黔首。(6)

4. 汉兴，改秦之败。(6)

5. 会向卒，哀帝复使向子侍中奉车都尉歆卒父业。(6)

6. 今删其要，以备篇籍。(6)

7. 右医经七家，二百一十六卷。(6)

8. 医经者，原人血脉、经落、骨髓、阴阳、表里，以起百病之本，死生之分。(6)

9. 而用度箴石汤火所施，调百药齐和之所宜。(6)

10. 至齐之得，犹慈石取铁，以物相使。(6)

11. 拙者失理，以愈为剧，以生为死。(6)

12. 量疾病之浅深，假药味之滋。(6)

13. 乐而有节，则和平寿考。(6)

14. 方技者，皆生生之具，王官之一守也。(6)

15. 今其技术晻昧，故论其书，以序方技为四种。(6)

16. 但竞逐荣势，企踵权豪。(7)

17. 赍百年之寿命，持至贵之重器。(7)

18. 钦望巫祝，告穷归天。(7)

19. 而进不能爱人知人，退不能爱身知己。(7)

20. 不念思求经旨，以演其所知。(7)

21. 省病问疾，务在口给。(7)

22. 忘躯徇物，危若冰谷。(7)

23. 厥身已毙，神明消灭，变为异物。(7)

24. 余宗族素多，向余二百。(7)

25. 感往昔之沦丧，伤横夭之莫救。(7)

26. 若能寻余所集，思过半矣。(7)

27. 撰用《素问》、《九卷》、《八十一难》、《阴阳大论》、《胎胪药录》，并平脉辨证。(7)

28. 自非才高识妙，岂能探其理致哉！(7)

29. 相对斯须，便处汤药。(7)

30. 明堂阙庭，尽不见察。(7)

31. 夫释缚脱艰，全真导气。(8)

32. 拯黎元于仁寿，济羸劣以获安者。(8)

33. 不谋而遐迩自同。(8)

34. 诚可谓至道之宗，奉生之始矣。(8)

35. 标格亦资于诂训。(8)

36. 幸遇真经，式为龟镜。(8)

37. 岁月既淹，袭以成弊。(8)

38. 询谋得失，深遂夙心。(8)

39. 冰弱龄慕道，夙好养生。(8)

40. 恐散于末学，绝彼师资。(8)

41. 兼旧藏之卷，合八十一篇二十四卷，勒成一部。(8)
42. 君臣无夭枉之期，夷夏有延龄之望。(8)
43. 俾工徒勿误，学者惟明。(8)
44. 兼《灵枢》九卷，乃其数焉。(8)
45. 前后不伦，文义悬隔，施行不易，披会亦难。(8)
46. 终朝未餐则嚣然思食。(9)
47. 较而论之，其有必矣。(9)
48. 而愧情一集，涣然流离。(9)
49. 内怀殷忧则达旦不瞑。(9)
50. 夜分而坐则低迷思寝。(9)
51. 是以君子知形恃神以立，神须形以存。(9)
52. 爱憎不栖于情。(9)
53. 壮士之怒，赫然殊观。(9)
54. 谓商无十倍之价，农无百斛之望，此守常而不变者也。(9)
55. 榆令人瞑。(9)
56. 颈处险而瘿。(9)
57. 目惑玄黄，耳务淫哇。(9)
58. 喜怒悖其正气。(9)
59. 夫以蕞尔之躯，攻之者非一涂。(9)
60. 或益之以畎浍，而泄之以尾闾。(9)
61. 心战于内，物诱于外，交赊相倾，如此复败者。(9)
62. 今以躁竞之心涉希静之涂。(9)
63. 晞以朝阳，绥以五弦。(9)
64. 勿为陋习所中耳。(10)
65. 或强辩相欺。(10)
66. 有望、闻、问、切漫不关心。(10)
67. 此孟浪之流也。(10)
68. 阳若同心，阴为浸润。(10)
69. 是非颠倒，朱紫混淆。(10)
70. 极其详慎，犹冀回春。(10)

《医古文高等教程》习题库及参考答案

71. 若辈贪功，妄轻投剂。(10)

72. 至于败坏，嫁谤自文。(10)

73. 曲高者和寡，道高者谤多。(10)

74. 一齐之傅几何？众楚之咻易乱。(10)

75. 有素不相识，遇延辨症。(10)

76. 或利害攸系，彼此避嫌。(10)

77. 或操是非之柄。(10)

78. 或密戚偏见难回。(10)

79. 贫者衣食不周，况乎药饵。(10)

80. 有良言甫信，谬说更新。(10)

81. 多歧亡羊，终成画饼。(10)

82. 车薪杯水，难免败亡。(10)

83. 尝读《内经》至《方盛衰论》而殿之曰。(10)

六、语译题

1. 昔仲尼没而微言绝，七十子丧而大义乖。(6)

2. 战国从衡，真伪分争，诸子之言纷然殽乱。至秦患之，乃燔灭文章，以愚黔首。(6)

3. 会向卒，哀帝复使向子侍中奉车都尉歆卒父业。(6)

4. 医经者，原人血脉、经落、骨髓、阴阳、表里，以起百病之本，死生之分，而用度箴石汤火所施，调百药齐和之所宜。(6)

5. 经方者，本草石之寒温，量疾病之浅深，假药味之滋，因气感之宜，辩五苦六辛，致水火之齐，以通闭解结，反之于平。(6)

6. 卒然遭邪风之气，婴非常之疾，患及祸至，而方震栗。降志屈节，钦望巫祝，告穷归天，束手受败。(7)

7. 虽未能尽愈诸病，庶可以见病知源。若能寻余所集，思过半矣。(7)

8. 经络府俞，阴阳会通；玄冥幽微，变化难极。自非才高识妙，岂能探其理致哉？(7)

9. 孔子云："生而知之者上，学则亚之。多闻博识，知之次也。余宿尚方术，请事斯语。"(7)

10. 夫释缚脱艰，全真导气，拯黎元于仁寿，济羸劣以获安者，非三圣道

则不能致之矣。(8)

11. 不谋而遐迩自同，勿约而幽明斯契。稽其言有征，验之事不忒。诚可谓至道之宗，奉生之始矣。(8)

12. 假若天机有迅发，妙识玄通，蒇谋虽属乎生知，标格亦资于诂训，未尝有行不由径，出不由户者也。然刻意研精，探微索隐，或识契真要，则目牛无全。(8)

13. 且将升岱岳，非径奚为？欲诣扶桑，无舟莫适。(8)

14. 凡所加字，皆朱书其文，使今古必分，字不杂糅。庶厥昭彰圣旨，敷畅玄言，有如列宿高悬，奎张不乱，深泉静滢，鳞介咸分。(8)

15. 知名位之伤德，故忽而不营，非欲而强禁也；识厚味之害性，故弃而弗顾，非贪而后抑也。(9)

16. 由此言之，精神之于形骸，犹国之有君也。神躁于中而形丧于外，犹君昏于上，国乱于下也。(9)

17. 是以君子知形恃神以立，神须形以存，悟生理之易失，知一过之害生。(9)

18. 有参术沾唇惧补，心先痞塞；硝黄入口畏攻，神即飘扬。此成心之为害也。(10)

19. 甚至熏莸不辨，妄肆品评，誉之则跖可为舜，毁之则凤可作鸮，致怀奇之士拂衣而去，使深危之病坐而待亡。(10)

20. 如病在危疑，良医难必，极其详慎，犹冀回春；若辈贪功，妄轻投剂，至于败坏，嫁谤自文。此贪倖之流也。(10)

21. 有意见各持，异同不决，曲高者和寡，道高者谤多。一齐之傅几何？众楚之咻易乱。此肤浅之流也。(10)

七、简答题

1. 我国最早的目录学著作是什么？是怎样编写成的？(6)

2. 方技略包括哪几类著作？(6)

3. 班固《汉书·艺文志》是如何形成的？(6)

4. 《伤寒杂病论》的写作背景是什么？(7)

5. 《伤寒杂病论》作者的治学方法是哪些？(7)

6. 《伤寒杂病论》作者对为医者提出哪些要求？(7)

7.《伤寒杂病论》文中引用孔子之语寓意何在？作者希望自己成为哪种人？(7)

8. 怎样理解“不谋而遐迩自同，勿约而幽明斯契”？(8)

9.“且将升岱岳，非径奚为？欲诣扶桑，无舟莫适”意在强调什么？(8)

10. 王冰整理《内经》的具体方法是什么？(8)

11.《养生论》作者提出的养生方法有哪些？(9)

12.《养生论》作者认为人的寿命是多长？(9)

13.《养生论》作者是否同意人通过修炼可以成为神仙的观点？为什么？(9)

14.《养生论》作者如何看待形体与精神的关系？(9)

15. 李中梓在文中列举了几种病人之情？(10)

16.《不失人情论》文中列举的医人之情有哪些？(10)

17. 为什么在“不失人情”这个问题上，作者先后用了“戛戛乎难之矣”来慨叹？(10)

18. 汉语类的辞书是怎样编排的？(专题二)

19. 怎样确定多音字的字音？(专题二)

第三单元

一、A 型题

1.“人年老而无子者，材力尽邪”(11) 中，“材力”的意思是______。

A. 同“财力”　B. 能力　C. 肾精

D. 脏腑功能　E. 元气

2.“此其天寿过度”(11) 中，“天寿”的意思是______。

A. 先天赋予的寿命　B. 先天长寿

C. 后天赋予的寿命　D. 后天养生而长寿

E. 寿命

3.“夫道者能却老而全形身，年虽寿能生子也”(11) 中，“虽”的意思是______。

A. 虽然　B. 独　C. 即使

D. 不但……而且　　E. 不仅

4. “天地之精皆竭矣”（11）中，“天地”的意思是______。

A. 天与地　　B. 阴阳　　C. 身体

D. 男女　　E. 肾精

5. “夫道者能却老而全形身”（11）中，“却老”的意思是______。

A. 延缓衰老　　B. 确实变老　　C. 拒绝变老

D. 忘却衰老　　E. 抛弃衰老

6. “余闻上古有真人者”（11）中，“真人”的意思是______。

A. 精神至真之人　　B. 形体至真之人

C. 肾精充足之人　　D. 精神与形体皆至真之人

E. 不离于至真之人

7. “天癸竭，地道不通，故形坏而无子也”（11）中，“形坏”的意思是______。

A. 身体衰弱　　B. 精神衰弱　　C. 体形损坏

D. 肾气不足　　E. 身体发胖

8. “今五脏皆衰，筋骨解堕”（11）中“解堕”的意思是______。

A. 松懈无力　　B. “解”通“懈”；“堕”同“惰”

C. 散漫无力　　D. 衰惫

E. 疲乏无力

9. “人年老而无子者，材力尽邪？将天数然也”(11) 中“将”的意思是____。

A. 将要　　B. 即将　　C. 还是

D. 将来　　E. 只是

10. “三七肾气平均，故真牙生而长极”（11）中，“真牙”指的是______。

A. 智齿　　B. 门齿　　C. 槽牙

D. 牙齿　　E. 全齿

11. “故能寿敝天地，无有终时”（11）中“敝”的意思是____。

A. 尽　　B. 衰敝　　C. 包容

D. 等同　　E. 遮蔽

12. “其次有贤人者，法则天地”（11）中，“法则”的意思是______。

A. 法律准则　B. 取法
C. 以法律规范为准则　D. 效法天地
E. 法天则地

13. “将从上古合同于道，亦可使益寿而有极时”（11）中，“极时”的意思是______。

A. 穷尽之时　B. 长寿之时　C. 享尽天年
D. 终了之时　E. 成仙得道

14. “春三月，此为发陈”（12）中，“发陈”的意思是______。

A. 万物生发，敷陈于世　B. 升发陈旧
C. 使陈旧的事物生发　D. 升发万物　E. 以上都不是

15. “天明则日月不明”（12）中，“天明”的意思是______。

A. 天气晴朗　B. 天变亮　C. 天空阴晦昏暗
D. 天空明亮　E. 以上都不是

16. “地气者冒明”（12）中，“冒明”的意思是______。

A. 明显　B. 出现明显　C. 荫蔽不清
D. 清楚明了　E. 混沌不清

17. “云雾不精，则上应白露不下”（12）中，“白露”的意思是______。

A. 二十四节气之一　B. 雨露　C. 露水
D. 雨水　E. 水蒸气

18. “不施则名木多死”（12）中，“名木”的意思是______。

A. 名贵的树木　B. 名贵的木头
C. 高大的树木　D. 高大的木头
E. 名贵的树种

19. “夜卧早起，广步于庭，被发缓形，以使志生”（12）中，“被”的意思是______。

A. 通“披”　B. 同“披”　C. 通“破”
D. 通“陂”　E. 同“陂”

20. 下列句中有通假字（12）的是______。

A. 天明则日月不明　B. 被发缓形，以使志生

C. 白露不下，则菀藁不荣 D. 逆冬气则少阴不藏，肾气独沈

E. 天地气交，万物华实

21. "万物不失，生气不竭"（12）中，"生气"的意思是______。

A. 生机　　B. 生活气息

C. 生命　　D. 生息

E. 以上都不是

22. "大怒则形气绝，而血菀于上，使人薄厥"（13）中，"菀"的意思是______。

A. 积聚　　B. 瘀积　　C. 通"郁"

D. 虚　　E. 郁阻

23. "此谓自伤，气之削也"（13）中，"削"的意思是______。

A. 减少　　B. 损伤　　C. 剥夺

D. 消失　　E. 薄弱

24. "是故阳因而上"（13）中，"因"的意思是______。

A. 因为　　B. 原因　　C. 凭借

D. 因而　　E. 于是

25. "因于湿，首如裹，湿热不攘"（13）中，"攘"的意思是______。

A. 拥挤　　B. 聚集　　C. 排除

D. 留置　　E. 推却

26. "故病久则传化，上下不并"（13）中，"上下不并"的意思是______。

A. 水火不相济，阴阳相离　　B. 虚实相背

C. 水火相济　　D. 气血不畅

E. 阴阳相合

27. "而阳气当隔，隔者当写"（13）中，"当隔"的意思是______。

A. 成为阻隔　　B. 应当阻隔　　C. 阻塞不通

D. 应当保护　　E. 以上都不是

28. "阴者，藏精而起亟也"（14）中，"亟"的意思是______。

A. 频繁　　B. 急迫　　C. 极点

D. 迅速　　E. 以上都不是

29. “阴不胜其阳，则脉流薄疾”（14）中，“薄”的意思是______。
A. 稀薄　　B. 迫　　C. 不厚
D. 冷淡　　E. 以上都不是

30. “阴不胜其阳，则脉流薄疾，并乃狂”（14）中，“并”的意思是______。
A. 并且　　B. 而且　　C. 合并
D. 然后　　E. 同时

31. “邪气留连，乃为洞泄”（14）中，“洞泄”指的是______。
A. 食物没有被消化而泄出　　B. 痢疾
C. 水谷不化，下利无度的重度泄泻
D. 五更泻　　E. 以上都不是

32. “风客淫气，精乃亡”（14）中，“亡”的意思是______。
A. 消失　　B. 消亡　　C. 损耗
D. 逃脱　　E. 通“无”

33. “因而和之，是谓圣度”（14）中，“圣度”的意思是______。
A. 极度　　B. 最高点
C. 神圣的境界　　D. 圣人调养阴阳的法度
E. 圣人适度的养生方法

34. “味过于辛，筋脉沮弛”（14）中，“沮”的意思是______。
A. 沮丧　　B. 败坏　　C. 阻止
D. 终了　　E. 以上都不是

35. “阴阳者，天地之道也”（15）中，“道”的意思是______。
A. 方法　　B. 规律　　C. 大道
D. 要理　　E. 途径

36. “生杀之本始”（15）中，“杀”的意思是______。
A. 衰败　　B. 死　　C. 消减
D. 没落　　E. 肃杀

37. “神明之府也”（15）中，“府”的意思是______。
A. 所在　　B. 居所　　C. 藏聚之所
D. 六腑　　E. 脏腑

38. “气薄则发泄，厚则发热”（15）中，“发泄”的意思是______。

A. 宣发泄泻　B. 泄泻　C. 发汗散表

D. 解表　E. 宣发

39. “气归精，精归化”（15）中，“气归精”的意思是______。

A. 气属精　B. 饮食中的气可以温养人的阴精

C. 阳气可以温养人的阴精　D. 饮食中的气可以温养人的肾精

E. 阳气可以温养人的肾精

40. “清气在下，则生飧泄”（15），中“飧泄”的意思是______。

A. 食物没有被消化而泄出　B. 食物被消化而泄出

C. 水样便　D. 五更泻

E. 痢疾

41. “壮火散气，少火生气”（15）中，“壮火”的意思是______。

A. 亢烈的阳气　B. 炽盛的邪气　C. 阳盛

D. 阴虚　E. 实火

42. 下列各组字中形符都相同（专题三）的是______。

A. 胸、膺、胖、脩　B. 经、胫、径、劲

C. 疾、羸、病、痨　D. 砭、泛、贬、乏

E. 闷、闻、闹、间

43. 下列各组字都是象形字（专题三）的是______。

A. 果、布、即、得　B. 胃、木、羊、石

C. 秉、采、手、人　D. 病、疾、疴、疫

E. 州、齿、止、末

44. 下列各组字都是会意字（专题三）的是______。

A. 本、刃、益、寒　B. 寐、星、亭、屈

C. 尘、雀、歪、劣　D. 日、月、心、齿

E. 上、下、亦、寸

45. 以下“见”未用作“现”的古字（专题三）是______。

A. 病应见于大表。　B. 适值佗见收。

C. 医之效立见。　D. 精气内伤，不见于外。

E. 悔者明，隐者见。

46. 以下各句不包含通假字、古今字（专题三）的是______。

A. 立吐虵一枚，县车边。B. 郡守子知之，属使勿逐。

C. 佗针鬲，随手而差。 D. 到家，辞以妻病，数乞期不反。

E. 至今天下言脉者，由扁鹊也。

二、B 型题

（1～4 题共用备选答案）

A. 古字　B. 借字　C. 异体字

D. 偏义复词　E. 成语典故

F. 同义词连用　G. 两个词义不同的单音词

H. 以上都不是

1. 今五脏皆衰，筋骨解堕（11）
2. 女子不过尽七七，而天地之精气皆竭矣（11）
3. 六八阳气衰竭于上，面焦，发鬓颁白（11）
4. 其次有贤人者，法则天地，象似日月（11）

（5～9 题共用备选答案）

A. 古今字　B. 通假字　C. 异体字

D. 偏义复词　E. 成语典故

F. 同义词连用　G. 两个词义不同的单音词

H. 以上都不是

5. 天明则日月不明，邪害空窍（12）
6. 白露不下，则菀稾不荣（12）
7. 天地气交，万物华实（12）
8. 唯圣人从之，故身无奇病（12）
9. 逆之则伤肾，春为痿厥（12）

（10～12 题共用备选答案）

A. 名词活用作动词　B. 使动词　C. 意动词

D. 名词活用作状语　E. 以上都不是

10. 夫病已成而后药之，乱已成而后治之（12）
11. 无泄皮肤，使气亟夺（12）
12. 天地气交，万物华实（12）

（13～15 题共用备选答案）

A. 古今字　　B. 通假字　　C. 异体字

D. 偏义复词　　E. 成语典故

F. 同义词连用　　G. 两个词义不同的单音词

H. 以上都不是

13. 高粱之变，足生大丁（13）

14. 而阳气当隔，隔者当写，不亟正治，粗乃败之（13）

15. 故天运当以日光明（13）

（16～19 题共用备选答案）

A. 古今字　　B. 通假字　　C. 异体字

D. 偏义复词　　E. 成语典故

F. 同义词连用　　G. 两个词义不同的单音词

H. 以上都不是

16. 此阴阳反作，病之逆从也（15）

17. 浊气在上，则生䐜胀（15）

18. 变化之父母，生杀之本始（15）

19. 酸苦涌泻为阴（15）

（20～24 题共用备选答案）

A. 古今字　　B. 通假字　　C. 异体字

D. 简繁字　　E. 以上都不是

20. 莫—暮（专题三）

21. 撰—选（专题三）

22. 能—胎（专题三）

23. 痹—痺（专题三）

24. 醜—丑（专题三）

三、X 型题（多项选择）

1. 句中画线词有“肾精”（11）意思的是______。

A. 人年老而无子者，材力尽邪？将天数然也

B. 太冲脉衰少，天癸竭，地道不通

C. 此其天寿过度，气脉常通

D. 天癸竭，精少，肾脏衰，形体皆极

E. 夫道者能却老而全形身，年虽寿能生子也

2. 句中画线词具有“效法”(11) 意思的是______。

A. 其次有贤人者，法则天地

B. 象似日月，辨列星辰，逆从阴阳

C. 余闻上古有真人者，提挈天地，把握阴阳

D. 处天地之和，从八风之理，适嗜欲于世俗之间

E. 故能寿敝天地，无有终时

3. 以下不包含有通假字 (12) 的句子是______。

A. 无泄皮肤，使气亟夺

B. 天明则日月不明，邪害空窍

C. 白露不下，则菀槀不荣

D. 天地气交，万物华实

E. 被发缓形，以使志生

4. 以下有名词活用作动词 (12) 的句子是______。

A. 夫病已成而后药之，乱已成而后治之

B. 天地气交，万物华实

C. 水冰地坼，勿扰乎阳

D. 天明则日月不明，邪害空窍

E. 生而勿杀，予而勿夺，赏而勿罚

5. 以下含有通假字 (13) 的句子是______。

A. 留连肉腠，俞气化薄

B. 高粱之变，足生大丁

C. 精绝，辟积于夏

D. 寒气从之，乃生大偻

E. 而阳气当隔，隔者当写，不亟正治，粗乃败之

6. 以下含有通假字 (14) 的句子是______。

A. 心气喘满　　B. 精神乃央　　C. 筋脉横解

D. 脉流薄疾　　E. 筋脉沮弛

7. 以下包含有“行”（14）义的句子是______。

A. 气立如故　　B. 谨道如法　　C. 阴阳离绝

D. 脉流薄疾　　E. 气血以流

8. 以下含有偏义复词（15）的句子是______。

A. 此阴阳反作，病之逆从也

B. 酸苦涌泻为阴

C. 壮火食气，气食少火

D. 故清阳出上窍，浊阴出下窍

E. 清阳发腠理，浊阴走五脏

9. 下列繁简字（专题三）对应正确的一组是______。

A. 聲—声　腎—肾　書—书　嘰—唠

B. 療—疗　證—证　發—发　顧—顾

C. 興—兴　與—与　當—当　衝—冲

D. 蠱—蛊　裏—里　術—术　遠—远

E. 號—号　歸—归　觀—观　鳳—凤

10. 下列各组字属于异体字（专题三）关系的是______。

A. 麤—粗　　B. 災—灾　　C. 艸—草

D. 脣—唇　　E. 煑—煮

四、填空题

1. “人年老而无子者，材力尽邪”（11）中的“材力”是指__________。

2. “将天数然也”（11）中的“天数”是指__________。

3. “二七而天癸至，任脉通”（11）中的“天癸”是指__________。

4. “三七肾气平均，故真牙生而长极”（11）中的“真牙”是指______。

5. “天癸竭，地道不通，故形坏而无子也”（11）中的“地道”是指______。

6. “今五脏皆衰，筋骨解堕”（11）中“解堕”的意思是__________。

7. “春三月”（12）的气候特点是__________。

8. “冬三月”（12）违背养生规律的后果是__________。

9. “夜卧早起，广步于庭，被发缓形，以使志生”（12）中，“以使志生”的意思是__________。

10. “逆之则伤肝，夏为寒变，奉长者少”（12）中，“寒变”的意思是________。

11. “天气，清净光明者也，藏德不止，故不下也”（12）中，“藏德不止”的意思是______。

12. “云雾不精，则上应白露不下”（12）中“云雾不精”的意思是______。

13. “天明则日月不明，邪害空窍”（12）中“空窍”的意思是______。

14. “交通不表，万物命故不施”（12）中“交通”的意思是______。

15. “六合之内”（13）中，“六合”的意思是________。

16. “因于暑，汗，烦则喘喝”（13）中，“喘喝”的意思是________。

17. “因于气，为肿，四维相代，阳气乃竭”（13）中，“四维”的意思是________。

18. “大筋緛短，小筋弛长，緛短为拘”（13）中“緛”的读音为_____，意思是_____。

19. “汗出见湿，乃生痤疿”（13）中，“痤疿”的意思是________。

20. “耳闭不可以听，溃溃乎若坏都，汩汩乎不可止”（13）中，“溃溃乎”的意思是________。

21. “阴不胜其阳，则脉流薄疾”（14）中“脉流薄疾”的意思是______。

22. “耳目聪明，气立如故”（14）中“气立如故”的意思是______。

23. “筋脉横解”（14）中，“横解”的意思是________。

24. “肠澼为痔”（14）中，“肠澼”的意思是________。

25. “肾气乃伤，高骨乃坏”（14）中，“高骨”的意思是________。

26. “味过于咸，大骨气劳”（14）中，“大骨”的意思是________。

27. “治病必求于本”（15）中，“本”指的是________。

28. “神明之府也”（15）中，“神明”指的是________。

29. “万物之纲纪，变化之父母”（15）中，“父母”指的是________。

30. “味归形，形归气”（15）中，“味”指的是________。

31. “壮火食气，气食少火”（15）语译为________。

32. 汉字形体演变（专题三）经历了________；________；________；________；隶书；楷书、行书、草书六个阶段。

33. “六书”（专题三）是指________、________、________、形声、转注、假借六种分析汉字的条例。

34. “初”属于“六书”中的__________。

35. 通假字（专题三）是因两个字__________相同或相近而通假。

36. 古今字（专题三）中的古字与今字在__________上有联系。

五、解释加点的词

1. 将天数然也？（11）
2. 故能寿敝天地，无有终时。（11）
3. 中古之时，有至人者，淳德全道。（11）
4. 中古之时，有至人者，淳德全道。（11）
5. 适嗜欲于世俗之间。（11）
6. 举不欲观于俗。（11）
7. 其次有贤人者，法则天地。（11）
8. 春三月，此为发陈。（12）
9. 逆之则伤肝，夏为寒变，奉长者少。（12）
10. 夏三月，此为蕃秀。（12）
11. 使志勿怒，使华英成秀。（12）
12. 秋三月，此谓容平。（12）
13. 水冰地坼，勿扰乎阳。（12）
14. 云雾不精，则上应白露不下。（12）
15. 大筋緛短，小筋弛长。（13）
16. 緛短为拘弛长为痿。（13）
17. 精绝，辟积于夏，使人煎厥。（13）
18. 耳闭不可以听，溃溃乎若坏都，汩汩乎不可止。（13）
19. 血菀而上，使人薄厥。（13）
20. 汗出见湿，乃生痤疿。（13）
21. 劳汗当风，寒薄为皶。（13）
22. 留连肉腠，俞气化薄，传为善畏。（13）
23. 筋脉横解。（14）
24. 两者不和，若春无秋，若冬无夏。（14）
25. 因于露风，乃生寒热。（14）
26. 邪气留连，乃为洞泄。（14）

27. 夏伤于暑，秋为痎疟。(14)

28. 上逆而咳，发为痿厥。(14)

29. 四时之气，更伤五脏。(14)

30. 阴之所生，本在五味。(14)

31. 阴之五宫，伤在五味。(14)

32. 短肌，心气抑。(14)

33. 酸苦涌泻为阴。(15)

34. 风胜则动，热胜则肿。(15)

35. 重寒则热，重热则寒。(15)

36. 风胜则动，热胜则肿。(15)

37. 寒胜则浮，湿胜则濡泄。(15)

38. 万物之纲纪，变化之父母。(15)

六、语译题

1. 二七而天癸至，任脉通，太冲脉盛，月事以时下，故有子。(11)

2. 此其天寿过度，气脉常通，而肾气有余也。(11)

3. 余闻上古有真人者，提挈天地，把握阴阳，呼吸精气，独立守神，肌肉若一，故能寿敝天地，无有终时。此其道生。(11)

4. 其次有贤人者，法则天地，象似日月，辨列星辰，逆从阴阳，分别四时，将从上古合同于道，亦可使益寿而有极时。(11)

5. 天地气交，万物华实，夜卧早起，无厌于日，使志勿怒，使华英成秀，使气得泄，若所爱在外。此夏气之应，养长之道也。(12)

6. 阳气者闭塞，地气者冒明，云雾不精，则上应白露不下。交通不表，万物命故不施，不施则名木多死。(12)

7. 夫四时阴阳者，万物之根本也。所以圣人春夏养阳，秋冬养阴，以从其根，故与万物沉浮于生长之门。逆其根则伐其本，坏其真矣。(12)

8. 夫病已成而后药之，乱已成而后治之，譬犹渴而穿井，斗而铸锥，不亦晚乎。(12)

9. 苍天之气，清净则志意治，顺之则阳气固，虽有贼邪，弗能害也，此因时之序。故圣人传精神，服天气而通神明。(13)

10. 目盲不可以视，耳闭不可以听，溃溃乎若坏都，汩汩乎不可止。

(13)

11. 阳气者，若天与日，失其所则折寿而不彰，故天运当以日光明。是故阳因而上，卫外者也。(13)

12. 阴之所生，本在五味；阴之五宫，伤在五味。是故味过于酸，肝气以津，脾气乃绝。(14)

13. 阴不胜其阳，则脉流薄疾，并乃狂。(14)

14. 故阳强不能密，阴气乃绝。阴平阳秘，精神乃治；阴阳离决，精气乃绝。(14)

15. 风客淫气，精乃亡，邪伤肝也。(14)

16. 阴阳者，天地之道也，万物之纲纪，变化之父母，生杀之本始，神明之府也。(15)

17. 地气上为云，天气下为雨；雨出地气，云出天气。(15)

18. 故清阳出上窍，浊阴出下窍；清阳发腠理，浊阴走五脏；清阳实四肢，浊阴归六腑。(15)

19. 壮火之气衰，少火之气壮。壮火食气，气食少火。壮火散气，少火生气。(15)

七、简答题

1. 真人、至人、贤人是如何养生的？(11)

2. 肾气衰弱的标志是什么？(11)

3. 如何理解"法则天地，象似日月，辨列星辰，逆从阴阳"这句话？(11)

4. 春夏秋冬四季的养生方法是什么？(12)

5. 春夏秋冬四季养生不正确会患什么病？(12)

6. "春夏养阳，秋冬养阴"的含义是什么？(12)

7. 简述阳气在生命活动中的重要作用。(13)

8. 依据课文写出与阳气有关的疾病。(13)

9. 阳气在一天中的变化规律是什么？(13)

10. 依据课文简要说明五味与五脏的关系。(14)

11. 为什么"治病必求于本"？(15)

12. 味、形、气、精是如何相互转化的？(15)

13. 何谓"六书"？(专题三)

14. 象形字分几种类型？举例说明。（专题三）
15. 会意字分几种类型？（专题三）
16. 下列形符（部首）各表示什么意义？（专题三）
宀 彳 月 攵 贝 酉 页 阜 邑
17. 指出下列形声字的形符和声符。（专题三）
脘 噎 時 收 邪 窍 昃 脩
18. 何谓通假字？举例说明。（专题三）
19. 何谓古今字？举例说明。（专题三）

第四单元

一、A 型题

1. “方刺之时，必在悬阳及与两卫”（16）中，“在”的意思是______。
A. 介词　B. 正在　C. 观察
D. 到　E. 处于
2. “持针之道，坚者为宝”（16）中，“坚”的意思是______。
A. 牢固　B. 紧　C. 结实
D. 稳定　E. 加固
3. “镵”（16）的读音是______。
A. chán　B. shān　C. zhān
D. dù　E. cái
4. “必无留血，急取诛之”（16）中，“诛”的意思是______。
A. 责备　B. 杀　C. 除去
D. 责求　E. 惩罚
5. “鍉”（16）的读音为______。
A. dī　B. shì　C. tí
D. zhì　E. 以上都不是
6. “放而出之”（16）中，“放”的意思是______。
A. 扩展　B. 搁置　C. 散
D. 发出　E. 以上都不是

7. “按而得之，问而极之”（17）中，“极”的意思是______。

A. 详尽　　B. 尽头　　C. 穷尽

C. 疲惫　　E. 最高程度

8. “愿卒闻之”（17）中，“卒”的意思是______。

A. 通“猝”　　B. 完成　　C. 详尽

D. 终于　　E. 停止

9. “若有所大怒，气上而不下，积于胁下，则伤肝”（17）中，“若”的意思是______。

A. 如果　　B. 或　　C. 如此

D. 而　　E. 至于

10. “天寒则裂地凌冰，其卒寒，或手足懈惰”（17）中，“其”的意思是______。

A. 他　　B. 如果　　C. 也许

D. 这样　　E. 甚

11. “至其淫泆离脏则精失”（18）中，“淫泆”的意思是______。

A. 邪气　　B. 放任　　C. 安逸

D. 过度　　E. 惑乱

12. “两精相搏谓之神”（18）中，“搏”的意思是______。

A. 集聚　　B. 争斗　　C. 冲击

D. 离散　　E. 缠绕

13. “实则腹胀，经溲不利”（18）中，“经溲”的意思是______。

A. 经血　　B. 二便

C. 经血和二便　　D. 经络和二便

E. 经络

14. “愁忧而不解则伤意，意伤则悗”（18）中，“悗”的意思是______。

A. 苦闷　　B. 郁闷　　C. 烦乱

D. 迷惑　　E. 忧愁

15. “喜乐者，神惮散而不藏”（18）中，“惮”的意思是

A. 耗散　　B. 惊惕　　C. 畏惧

D. 消耗　　E. 敬畏

16. “神伤则恐惧，流淫而不止”（18）中，“流淫”的意思是______。

A. 邪气流失　B. 邪气妄动　C. 邪气流散
D. 流露　E. 邪气流泻

17. “人焉受气”（19）中，“焉”意思是______。

A. 为什么　B. 怎样　C. 在哪里
D. 难道　E. 能够

18. “营安从生”（19）中，“安”的意思是______。

A. 哪里　B. 安全　C. 安装
D. 平安　E. 安排

19. “营周不休”（19）中，“周”的意思是______。

A. 循环　B. 周围　C. 周到
D. 周济　E. 周密

20. “如环无端”（19）中，“端”的意思是______。

A. 次序　B. 头尾　C. 理由
D. 端正　E. 真切

21. “夜半为阴陇”（19）中，“陇”的意思是______。

A. 甘肃　B. 高原　C. 田地
D. 隆盛　E. 隆重

22. “如是无已，与天地同纪”（19）中，“已”的意思是______。

A. 止歇　B. 已经　C. 自己
D. 通“以”　E. 道理

23. “老人之不夜瞑者，何气使然”（19）中，“瞑”的意思是______。

A. 睡眠　B. 迷糊　C. 闭目
D. 做梦　E. 夜游

24. “故昼精而夜瞑”（19）中，“精”的意思是______。

A. 聪明　B. 精明　C. 视力好
D. 精力充沛　E. 营养

25. “其营气衰少而卫气内伐”（19）中，“伐”的意思是______。

A. 侵扰　B. 讨伐　C. 骄傲
D. 砍伐　E. 击鼓

26. “内开腠理，毛蒸理泄”（19）中，“理”的意思是______。

A. 调理　　B. 整理　　C. 道理

D. 纹理　　E. 腠理

27. “以奉生身莫贵于此”（19）中，“奉”的意思是______。

A. 奉养　　B. 遵从　　C. 手捧

D. 供奉　　E. 服从

28. “以奉生身莫贵于此”（19）中，“莫”的意思是______。

A. 不要　　B. 通“暮”　　C. 切莫

D. 没有什么　　E. 未能

29. “此气慓悍滑疾”（19）中，“疾”的意思是______。

A. 疾病　　B. 迅急　　C. 仇恨

D. 嫉妒　　E. 外伤

30. “五脏之气相搏”（19）中，“搏”的意思是______。

A. 拼命　　B. 通“薄”　　C. 通“博”

D. 打击　　E. 支援

31. “与天地同纪”（19）中，“纪”的意思是______。

A. 纪律　　B. 规律　　C. 十年

D. 纪念　　E. 纲纪

32. “余愿闻而藏之，则而行之”（20）中，“则”的意思是______。

A. 那么　　B. 原则　　C. 遵照

D. 选择　　E. 推测

33. “入家问讳”（20）中，“讳”的意思是______。

A. 隐讳　　B. 避讳　　C. 禁忌

D. 罪行　　E. 安好

34. “肠中寒则疾饥”（20）中，“疾”的意思是______。

A. 剧烈　　B. 急速　　C. 生病

D. 伤病　　E. 嫉恨

35. “身形肢节者，脏腑之盖也”（20）中，“盖”的意思是______。

A. 大概　　B. 可能　　C. 外罩（遮蔽）

D. 轮廓　　E. 概括

36. “上下三等，脏安且良矣”（20）中，“等”的意思是______。

A. 等待　　B. 等级　　C. 均衡

D. 悬殊　　E. 阶梯

37. “目下果大”（20）中，“果”的意思是______。

A. 果真　　B. 包裹　　C. 结果

D. 眼睑　　E. 瞳仁

38. “三焦乃约”（20）中，“约”的意思是______。

A. 固密　　B. 约会　　C. 约束

D. 简练　　E. 绰约

39. “五脏之气，阅于面者，余已知之矣”（20）中，“阅”的意思是______。

A. 呈露　　B. 阅读　　C. 检阅

D. 喜悦　　E. 欣赏

40. “骄恣从欲”（20）中，“从”的意思是______。

A. 放纵　　B. 遵循　　C. 服从

D. 顺应　　E. 听从

41. “寒温中适，故气将持”（20）中，“将”的意思是______。

A. 将要　　B. 将领　　C. 扶持

D. 统帅　　E. 带领

42. 以下各句中，“无”不表示“没有”之意（20）的是______。

A. 寒无凄怆　　B. 百姓无病　　C. 无道之人

D. 子孙无忧　　E. 无有终时

43. 以下各句中，“候”不表示“诊测”之意（20）的是______。

A. 唇厚，人中长，以候小肠

B. 鼻隧以长，以候大肠

C. 此所以候六腑者也

D. 巨肩陷咽，候见其外

E. 候五脏六腑之大小焉

44. 以下各句的“之”不属于定语标志（20）的是______。

A. 余愿闻而藏之　　B. 无道之人

C. 人之情莫不恶死而乐生　D. 血食之君

E. 愿闻六腑之候

45. “皮”（专题四）属于______。

A. 词义扩大　B. 词义缩小　C. 词义转移

D. 由褒义变为贬义　E. 由贬义变为褒义

46. “恨”（专题四）属于______。

A. 古义轻今义重　B. 古义重今义轻

C. 由中性变为贬义　D. 由褒义变为贬义

E. 由贬义变为褒义

47. “向”（专题四）的本义是______。

A. 趋向　B. 朝向　C. 对着

D. 北窗　E. 方向

48. “节”（专题四）的引申方式属于______。

A. 直接引申　B. 间接引申

C. 辐射式引申　D. 链锁式引申

E. 以上都不是

49. “业”（专题四）的引申规律是______。

A. 由具体到抽象　B. 由个别到一般

C. 从实词到虚词　D. 从一般到个别

E. 以上都不是

50. “脚”（专题四）属于______。

A. 词义扩大　B. 词义缩小

C. 词义转移　D. 由褒义变为贬义

E. 由贬义变为褒义

51. “要”（专题四）的引申方式属于______。

A. 直接引申　B. 间接引申

C. 辐射式引申　D. 链锁式引申

E. 以上都不是

二、B 型题

（1～6 题共用备选答案）

属：

A. 接续　　B. 留心　　C. 同“嘱”

D. 类别　　E. 聚

1. “郡守子知之，属使勿逐”（2）中，“属”是____的意思。

2. “至道流行，徽音累属”（8）中，“属”是____的意思。

3. “首面与身形也，属骨连筋，同血合于气耳”（17）中，“属”是____的意思。

4. “令左属右，其气故止”（16）中，“属”是____的意思。

5. “神在秋毫，属意病者”（16）中，“属”是____的意思。

6. “神属勿去，知病存亡”（16）中，“属”是____的意思。

（7～8 题共用备选答案）

坚：

A. 紧　　B. 饱满　　C. 牢固

D. 结实　　E. 以上都不是

7. “持针之道，坚者为宝”（16）中，“坚”是____的意思。

8. “视之独澄，切之独坚”（16）中，“坚”是____的意思。

（9～11 题共用备选答案）

之：

A. 代词　　B. 去　　C. 助词

D. 我　　E. 宾语前置标志

9. “时窘之后，当耳前热”（17）中，“之”是______。

10. “刺之有道乎”（17）中，“之”是______。

11. “亦视其脉之陷下者”（17）中，“之”是______。

（12～14 题共用备选答案）

A. 通假字　　B. 古今字　　C. 异体字

D. 繁体字　　E. 以上都不是

12. “其血气皆上于面而走空窍”（17）中，“空”是______。

13. “天寒则裂地凌冰，其卒寒”（17）中，“卒”是______。

14. “其宗气上出于鼻而为臭”（17）中，“臭”是______。

（15~18 题共用备选答案）

淫：

A. 邪气　　B. 惑乱　　C. 放任

D. 过度　　E. 以上都不是

15. “至其淫泆离脏则精失，魂魄飞扬，”（18）中，“淫”是____的意思。

16. “神伤则恐惧，流淫而不止”（18）中，“淫”是____的意思。（18）

17. “淫则生内热惑蛊之疾”中，“淫”是____的意思。

18. “阴淫寒疾”中，“淫”是____的意思。

（19~21 题共用备选答案）

A. 直接引申　　B. 间接引申

C. 辐射式引申　　D. 链锁式引申

E. 以上都不是

19. “月”由月亮引申为计时单位（专题四）属于______。

20. “比”从并列引申为紧密（专题四）属于______。

21. “责”由债务引申为索取（专题四）属于______。

（22~25 题共用备选答案）

A. 词义扩大　　B. 词义缩小　　C. 词义转移

D. 由褒义变为贬义　　E. 由贬义变为褒义

22. “睡”（专题四）属于______。

23. “虫”（专题四）属于______。

24. “汤”（专题四）属于______。

25. “爪牙”（专题四）属于______。

三、X 型题（多项选择）

1. 下列句（16）中含有通假字的是______。

A. 二曰员针，长一寸六分

B. 三曰鍉针，长三寸半

C. 审视血脉者，刺之无殆

D. 按而引针，是谓内温

E. 随之，意若妄之

2. 以下句（17）中有名词活用作动词的是______。

A. 然而其面不衣，何也

B. 天寒则裂地凌冰

C. 小腹痛，腰脊控睾而痛

D. 其血气皆上于面而走空窍

E. 气上而不下

3. 以下有表示“内外”意思的句子（17）是______。

A. 阴阳俱感，邪乃得往

B. 以其两寒相感，中外皆伤

C. 若有所大怒，气上而不下

D. 上支两胁，膈咽不通，食饮不下

E. 此亦本末根叶之出候也

4. 以下各句中“营”属于名词（20）的是______。

A. 何气为营　　B. 营安从生

C. 其清者为营　　D. 营在脉中

E. 营周不休

5. 以下含有“观测”意思的（20）词语是______。

A. “视唇舌好恶”中的“视”

B. “视耳好恶”中的“视”

C. “以肢节知而阅之”中的“阅”

D. “肝者主为将，使之候外”中的“候”

E. “唇厚，人中长，以候小肠”中的“厚”

6. 以下属于词义范围扩大（专题四）的词是______。

A. 粮　　B. 羹　　C. 牙

D. 宫　　E. 金

7. 以下属于古义重今义轻（专题四）的词是______。

A. 诛　　B. 恨　　C. 怨

D. 购　　E. 谤

8. 词义引申（专题四）属于由个别到一般的是______。

A. 莫　　B 匠　　C. 裁

D. 网　　E. 道

9. 词义引申属于由具体到抽象的是______。

A. 业　　B. 道　　C. 网

D. 莫　　E. 匠

四、填空题

1. “虚则实之，满则泄之，宛陈则除之”（16）中“宛陈”是指______。

2. “若得若失”（16）是形容__________。

3. “必在悬阳及与两衡”（16）中，“悬阳”指的是__________。

4. “按而引针，是谓内温”（16）中，“引针”的意思是__________。

5. “夫色脉与尺之相应也，如桴鼓影响之相应也”（17）中“桴鼓”是指__________。

6. “呕宿汁，心下澹澹”（17）中，“澹澹”指的是__________。

7. “其浊气出于胃”（17）中，“浊气”指的是 __________。

8. “有所击仆，若醉入房，汗出当风，则伤脾”（17）中，“击仆”的意思是 __________。

9. “本神”（18）出自__________。

10. “魄”（18）的定义是__________；“意”的定义是__________。

11. 智者（18）的养生准则是__________。

12. “德流气薄”（18）的意思是__________。

13. “故生之来谓之精”（18）语译为__________。

14. “所以任物者谓之心”（18）中“任”的意思是__________。

15. “其清者为__________，浊者为__________”。(19)

16. “日中而阳__________为重阳”。(19)

17. “老者之气血__________”。(19)

18. 上焦出于胃上口，并咽以上__________膈而布胸中。(19)

19. 此所受气者，__________糟粕，蒸津液，化其精微。(19)

20. 入国问俗，入家问__________，上堂问礼。(20)

21. 便此者，食饮衣服，亦欲__________寒温。(20)

22. 鼻柱中央起，三焦乃＿＿＿＿＿。(20)
23. 目下果大，其胆乃＿＿＿＿＿。(20)
24. 临病人问所＿＿＿＿＿。(20)
25. 词义（专题四）的感情色彩可分为＿＿＿＿＿、＿＿＿＿＿和＿＿＿＿＿三类。
26. “复辟”古义（专题四）指＿＿＿＿＿，今义指＿＿＿＿＿。
27. 寻求本义（专题四）的方法是＿＿＿＿＿。
28. 词义引申（专题四）的一般规律是＿＿＿＿、＿＿＿＿、＿＿＿＿。
29. “感激”（专题四）古义指＿＿＿＿＿，今义指＿＿＿＿＿。

五、解释加点的词

1. 泻曰必持内之，放而出之。(16)
2. 排阳得针。(16)
3. 持针之道，坚者为宝。(16)
4. 神在秋毫，属意病者。(16)
5. 审视血脉者，刺之无殆。(16)
6. 属骨连筋，同血合于气耳。(17)
7. 以其两寒相感，中外皆伤。(17)
8. 天寒则裂地凌冰。(17)
9. 其卒寒，或手足懈惰。(17)
10. 其血气皆上于面而走空窍。(17)
11. 若有所大怒。(17)
12. 其精阳气上走于目而为睛。(17)
13. 邪之中人，其病形何如？(17)
14. 虚邪之中身也，洒淅动形。(17)
15. 冬日重感于寒即泄，当脐而痛。(17)
16. 凡刺之法，先必本于神。(18)
17. 两精相搏谓之神。(18)
18. 所以任物者谓之心。(18)
19. 因思而远慕谓之虑。(18)
20. 竭绝而失生。(18)

21. 毛悴色夭。(18)
22. 伤则失守而阴虚。(18)
23. 阴阳相贯。(19)
24. 并咽以上贯膈而布胸中。(19)
25. 人焉受气。(19)
26. 阴阳焉会。(19)
27. 卫于焉会。(19)
28. 何气为营。(19)
29. 营安从生。(19)
30. 其清者为营。(19)
31. 营在脉中。(19)
32. 营周不休。(19)
33. 愿闻营卫之所行。(19)
34. 营出中焦。(19)
35. 常与营俱行于阳二十五度。(19)
36. 故独得行于经隧，命曰营气。(19)
37. 何气使然。(19)
38. 上下和亲，德泽下流。(20)
39. 上下和亲，德泽下流。(20)
40. 寒无凄怆。(20)
41. 弗著于方。(20)
42. 虽有无道之人，恶有不听者乎。(20)
43. 人之情莫不恶死而乐生。(20)
44. 骄恣从欲，轻人。(20)
45. 视耳好恶，以知其性。(20)
46. 谁可扪循之而后答乎。(20)
47. 广骸，大颈。(20)
48. 张胸，五谷乃容。(20)
49. 且夫王公大人，血食之君。(20)
50. 百姓人民皆欲顺其志也。(20)

六、语译题

1. 凡用针者，虚则实之，满则泄之，宛陈则除之，邪胜则虚之。(16)

2. 虚实之要，九针最妙，补泄之时，以针为之。(16)

3. 按而引针，是谓内温，血不得散，气不得出也。(16)

4. 锋针者，刃三隅以发痼疾。(16)

5. 首面与身形也，属骨连筋，同血合于气耳。天寒则裂地凌冰，其卒寒，或手足懈惰，然而其面不衣，何也？(17)

6. 虚邪之中身也，洒淅动形。正邪之中人也微，先见于色，不知于身，若有若无，若亡若存，有形无形，莫知其情。(17)

7. 夫色脉与尺之相应也，如桴鼓影响之相应也，不得相失也。此亦本末根叶之出候也，故根死则叶枯矣。(17)

8. 刺此者，必中气穴，无中肉节。中气穴则针游于巷；中肉节即皮肤痛。(17)

9. 凡刺之法，先必本于神。(18)

10. 天之在我者德也，地之在我者气也，德流气薄而生者也。(18)

11. 是故五脏主藏精者也，不可伤，伤则失守而阴虚，阴虚则无气，无气则死矣。(18)

12. 必审五脏之病形，以知其气之虚实，谨而调之也。(18)

13. 人受气于谷。(19)

14. 阴阳相贯，如环无端。(19)

15. 如是无已，与天地同纪。(19)

16. 营卫之气，不失其常，故昼精而夜瞑。(19)

17. 入国问俗，入家问讳，上堂问礼，临病人问所便。(20)

18. 人之情莫不恶死而乐生。(20)

19. 虽有无道之人，恶有不听者乎？(20)

20. 食饮者，热无灼灼，寒无沧沧。(20)

21. 此所以候六腑者也。上下三等，脏安且良矣。(20)

七、简答题

1. 文中使用“若有若无”、“若存若亡”、“若得若失”的作用是什么？(16)

2. 写出“九针”的名称。(16)

3. “故知一则为工，知二则为神，知三则神且明矣”。其中，“一”、“二”、“三”分别指什么？如何理解“工”、“神”、“神且明”。(17)

4. 简要解释什么是“精、神、魂、魄、心”？(18)

5. 恐惧和思虑太过的后果是什么？(18)

6. 本文有许多个“气”(19) 字，其中“人焉受气”的“气”指的是什么？

7. “营安从生”(19) 句中语序有变化，语法上属于哪一类？

8. “皆何道从来”(19) 句中的语序变化在语法上属于哪一类？

9. “循太阴之分而行”(19) 中，“分”的意思是什么？

10. 文中的“命曰”(19) 是什么意思？

11. 《师传》(20) 第一段开头有哪些押韵的字？

12. 《师传》中，“奈何”的意思是什么？

13. 《师传》第四段中谈到五官与五脏六腑的关系，请列表说明。

14. 举例说明古今词义范围（专题四）的差异。

15. 词义引申（专题四）的方式有哪些？

16. 写出4个古今词义（专题四）完全不同的词。

第五单元

一、A型题

1. “凡阴病见阳脉者生”(21) 中，“凡”的意思是______。

   A. 一切　　B. 一般　　C. 平凡

   D. 俗人　　E. 普通

2. “期十六日当剧”(21) 中，“剧”的意思是______。

   A. 戏剧　　B. 缓解　　C. 加重

   D. 死亡　　E. 痊愈

3. “期十四日当剧”(21) 中，“期”的意思是______。

   A. 日期　　B. 约会　　C. 一年

   D. 预期　　E. 时间

4. “阴往乘之”(21) 中，“乘”的意思是______。

   A. 乘坐　　B. 趁机　　C. 上犯

D. 乘法　　E. 下陷

5. “阳往从之”（21）中，“从”的意思是______。

A. 下陷　　B. 跟随　　C. 放纵

D. 服从　　E. 顺从

6. “其脉沉者，荣气微也”（21）中，“荣”的意思是______。

A. 光荣　　B. 繁荣　　C. 通“营”

D. 姓氏　　E. 色泽

7. “脉瞥瞥如羹上肥者”（21）中，“肥”的意思是______。

A. 油脂　　B. 肥胖　　C. 饱满

D. 肥肉　　E. 健壮

8. “阳脉浮大而濡”（21）中，“濡”的意思是______。

A. 浸润　　B. 柔弱　　C. 听见

D. 强壮　　E. 渗漏

9. 以下不属于叠音词（21）的是______。

A. 蔼蔼　　B. 累累　　C. 洒淅

D. 瞥瞥　　E. 绵绵

10. 以下不属于动宾词组（21）的是______。

A. 亡血　　B. 失精　　C. 恶寒

D. 阳结　　E. 何谓

11. 以下不属于联合词组（21）的是______。

A. 动摇　　B. 阴阳　　C. 身体

D. 大便　　E. 沉涩

12. 以下不属于主谓词组（21）的是______。

A. 形冷　　B. 阴盛　　C. 相搏

D. 脉浮　　E. 血虚

13. 以下不属于偏正词组（21）的是______。

A. 阳脉　　B. 阴脉　　C. 尺脉

D. 汗出　　E. 大便

14. 以下没有表示“称为”（21）义的句子是______。

A. 此名阳也　　B. 此名阴也

C. 名曰阴结也　　D. 脉紧者，如转索无常也

E. 名曰阴不足

15. “其相冬三月”（22）中，“相”的意思是 ______。

A. 互相　　B. 看视　　C. 辅佐

D. 自己　　E. 相当

16. “王春三月”（22）中，“王”的意思是 ______。

A. 旺盛　　B. 国君　　C. 帝王

D. 姓氏　　E. 死亡

17. “囚季夏六月”（22）中，“囚”的意思是 ______。

A. 囚禁　　B. 罪犯　　C. 拘留

D. 受困　　E. 泅渡

18. “太过则令人善忘”（22）中，“善”的意思是 ______。

A. 良好　　B. 擅长　　C. 善良

D. 时常　　E. 精通

19. “招招如揭竿末梢”（22）中，“揭”的意思是 ______。

A. 高举　　B. 揭发　　C. 揭示

D. 掀开　　E. 告示

20. “但弦无胃曰死”（22）中，“但”的意思是 ______。

A. 单纯　　B. 可是　　C. 一旦

D. 早晨　　E. 仅仅

21. “土之陵木”（22）中，“陵”的意思是 ______。

A. 欺侮　　B. 高山　　C. 陵墓

D. 衰落　　E. 高涨

22. “庚笃辛死”（22）中，“笃”的意思是 ______。

A. 病愈　　B. 病重　　C. 诚实

D. 厚重　　E. 老实

23. “不敢正当人”（22）中，“当”的意思是 ______。

A. 充当　　B. 阻挡　　C. 恰当

D. 面对　　E. 作为

24. “毛悴色夭”（22）中，“夭”的意思是 ______。

A. 夭折　　B. 晦暗　　C. 妖怪

D. 奇特　　E. 妖艳

25. “于四时之中，一时有六气”（23）中，“时”的意思是 ______。

A. 时间　　B. 小时　　C. 季

D. 时辰　　E. 等待

26. “一时有六气”（23）中，“气”的意思是 ______。

A. 物质　　B. 天气　　C. 空气

D. 节气　　E. 气候

27. “小人触冒，必婴暴疹”（23）中，“婴”的意思是 ______。

A. 缠绕　　B. 患　　C. 长瘤

D. 触犯　　E. 红缨

28. “或日数久淹”（23）中，“淹”的意思是 ______。

A. 长久　　B. 淹没　　C. 精通

D. 掩盖　　E. 洪水

29. “为寒所折”（23）中，“折”的意思是 ______。

A. 折服　　B. 侵袭　　C. 折扣

D. 折断　　E. 奏折

30. “更相重沓”（23）中，“沓”的意思是 ______。

A. 踏步　　B. 交杂　　C. 捆扎

D. 渺茫　　E. 繁多

31. “皆宜临时消息制方”（23）中，“消息”的意思是 ______。

A. 新闻　　B. 酌情　　C. 增加

D. 减少　　E. 无声

32. “阴阳交易”（23）中，“交易”的意思是 ______。

A. 买卖　　B. 转换失常　　C. 市场

D. 颠倒　　E. 更迭

33. “体中寒即病者”（23）中，“中”的意思是 ______。

A. 中等　　B. 感受　　C. 可以

D. 体内　　E. 切中

34. “医人又不依次第而治之，则不中病” （23）中，“中”的意思是______。

A. 中等　B. 感受　C. 可以
D. 体内　E. 切中

35. “隐忍冀差”（24）中，“冀”的意思是______。

A. 希望　B. 河北　C. 好转
D. 恶化　E. 痊愈

36. “益以滋甚”（24）中，“滋”的意思是______。

A. 生长　B. 更加　C. 滋润
D. 潮湿　E. 病重

37. “协热遂利”（24）中，“协”的意思是______。

A. 协调　B. 挟同　C. 协助
D. 妥协　E. 威胁

38. “协热遂利”（24）中，“利”的意思是______。

A. 好转　B. 恶化　C. 利益
D. 下利　E. 小便

39. “则神丹安可以误发”（24）中，“安”的意思是______。

A. 安全　B. 怎么　C. 按照
D. 安装　E. 安稳

40. “自谓其分”（24）中，“分”的意思是______。

A. 区别　B. 分歧　C. 命运
D. 地位　E. 分数

41. “夫智者之举错也”（24）中，“举错”的意思是______。

A. 措施　B. 错误　C. 装饰
D. 错过　E. 错开

42. “岂可诡哉”（24）中，“诡”的意思是______。

A. 阴谋　B. 秘密　C. 隐瞒
D. 异常　E. 危险

43. “当促其间”（24）中，“促”的意思是______。

A. 促进　B. 缩短　C. 充足

D. 延长　　E. 推动

44. “一日一夜当晬时观之”（24）中，“晬”的意思是______。

A. 一年　　B. 一昼夜　　C. 一小时

D. 一星期　　E. 一分钟

45. “地者，阴之属”（25）中，“属”的意思是______。

A. 从属　　B. 类属　　C. 部下

D. 尾巴　　E. 嘱咐

46. “钟于阳者长”（25）中，“钟”的意思是______。

A. 钟表　　B. 量器　　C. 酒杯

D. 凝聚　　E. 容纳

47. “阳务其上”（25）中，“务”的意思是______。

A. 从事　　B. 主管　　C. 趋向

D. 服务　　E. 追求

48. “阴阳逆，则天地否而人气厥”（25）中，“否”的意思是______。

A. 闭塞　　B. 否认　　C. 错乱

D. 不对　　E. 反对

49. “上下相寻”（25）中，“寻”的意思是______。

A. 连接　　B. 寻找　　C. 八尺

D. 不久　　E. 一致

50. “自致其罹”（25）中，“罹”的意思是______。

A. 罪恶　　B. 灾祸　　C. 离开

D. 罗网　　E. 蒙受

51. “水到离扃”（25）中，“扃”的意思是______。

A. 关闭　　B. 门户　　C. 困窘

D. 可笑　　E. 关键

52. “阴阳济等”（25）中，“等”的意思是______。

A. 等候　　B. 平衡　　C. 相对

D. 等待　　E. 等闲

53. “各有攀陵”（25）中，“攀陵”的意思是______。

A. 山陵　　B. 陵墓　　C. 升降

D. 上升　　E. 欺侮

54. “阴常宜损”（25）中，“损”的意思是______。

A. 减少　　B. 损坏　　C. 失去

D. 增加　　E. 捐弃

55. “天者，阳之宗”（25）中，“宗”的意思是______。

A. 中心　　B. 关键　　C. 本始

D. 目的　　E. 宗旨

56. “各在其时，更始更末，无有休息，人能从之亦智也”（25）中，“休息”的意思是______。

A. 歇息　　B. 休止　　C. 起始

D. 始末　　E. 喘息

57. “人能循此，永不湮沈”（25）中，“湮沈”的意思是______。

A. 沉没　　B. 沦没　　C. 死亡

D. 生病　　E. 埋没

58. “殊不知，脉有五死，气有五生”（25）中，“殊”的意思是______。

A. 却　　B. 只是　　C. 完全

D. 可能　　E. 悬殊

59. “多语者易济，无声者难荣”（25）中，“荣”的意思是______。

A. 兴旺　　B. 发展　　C. 健康

D. 气色好　　E. 荣耀

60. 我国最早的目录学著作（专题五）是______。

A.《七略》　　B.《汉书·艺文志》　　C.《中国医籍考》

D.《尔雅》　　E.《说文》

61. 我国古代最大的目录学专著（专题五）是______。

A.《四库全书总目》　　B.《太平御览》　　C.《四部总录》

D.《医藏书目》　　E.《崇文总目》

62. 我国现存最早的中医目录著作（专题五）是______。

A.《七略》　　B.《汉书·艺文志》　　C.《中国医籍考》

D.《医藏书目》　　E.《崇文总目》

63. 一般用于声训的训诂术语（专题五）是______。

A. 某，某也　　B. 言　　C. 貌

D. 之为言　　E. 读为

64. 一般用于“破通借”的训诂术语是______。

A. 当作　　B. 读为　　C. 谓之

D. 言　　E. 犹

65. 一般用于校勘，改正错字的训诂术语的是______。

A. 读若　　B. 读为　　C. 当作

D. 谓之　　E. 犹

66. 多用于表示人、事物或动作的性质、状态的训诂术语是______。

A. 貌　　B. 读为　　C. 谓之

D. 言　　E. 犹

67. 一般用于注音或者说明通假的训诂术语是______。

A. 读若　　B. 读为　　C. 当作

D. 谓之　　E. 犹

68. 以下属于史志目录著作（专题五）的是______。

A.《隋书·经籍志》　　B.《读书敏求记》

C.《郡斋读书志》　　D.《中国医籍考》

E.《四库全书总目》

69. 以下不属于目录著作（专题五）的是______。

A.《中国医籍考》　　B.《宋史·艺文志》

C.《读书敏求记》　　D.《四库全书》

E.《郡斋读书记》

二、B 型题

（1 ~8 题共用备选答案）

以下各句（21）“如”字后面：

A. 偏正词组　　B. 动宾词组　　C. 主谓词组

D. 联合词组　　E. 介宾词组

1. “其脉浮而汗出如流珠”是______。

2. “脉蔼蔼如车盖”是______。

3. “脉累累如循长竿”是______。
4. “脉瞥瞥如羹上肥”是______。
5. “脉萦萦如蜘蛛丝”是______。
6. “脉绵绵如泻漆之绝”是______。
7. “弦者，状如弓弦”是______。
8. “脉紧者，如转索无常”是______。

（9～18 题共用备选答案）

以下各句（22）“之”的作用：

A. 取消句子独立性　　B. 代词做宾语　　C. 定语标志
D. 宾语前置　　E. 动词

9. “肺之乘肝”是______。
10. “金之刻木”是______。
11. “子之扶母”是______。
12. “肾之乘肝”是______。
13. “脾之乘肝”是______。
14. “土之陵木”是______。
15. “母之归子”是______。
16. “浮之脉弱”是______。
17. “按之中如索不来”是______。
18. “万物之所以始生也”是______。

（19～23 题共用备选答案）

A. 名词用如动词　　B. 名词作状语　　C. 意动用法
D. 定语后置　　E. 以上都不是

19. “但天地动静，阴阳鼓击者，各正一气耳”(23)句中的“鼓”是______。
20. “对病真方有神验者”（23）中的“有神验者”是______。
21. “余闻先师有所心藏”（23）中的“心”是______。
22. “又不冰雪”（23）中的“冰雪”是______。
23. “骄恣从欲，轻人”（23）中的“轻”是______。

（24～28 题共用备选答案）

A. 宾语前置　　B. 名词用如动词

C. 名词做状语　　D. 主谓倒装

E. 以上都不是

24. “汗之则死”（24）是______。

25. “邪气入脏”（24）是______。

26. “甘遂何可以妄攻”（24）是______。

27. “夫何远之有焉”（24）是______。

28. “仁者鉴此，岂不痛欤”（24）是______。

（29～36 题共用备选答案）

A. 双声联绵词　　B. 叠韵联绵词

C. 双声兼叠韵联绵词　　D. 非双声叠韵联绵词

E. 以上都不是

29. “隐忍”是______。

30. “腠理”是______。

31. “须臾”是______。

32. “差池”是______。

33. “困笃”是______。

34. “影响”是______。

35. “容易”是______。

36. “翕习”是______。

（37～40 题共用备选答案）

《阴阳大要调神论》（25）认为，

A. 天　　B. 地　　C. 阳

D. 阴　　E. 人

37. ______是“阳之宗”。

38. ______是“天地之间，阴阳辅佐者”。

39. ______是“生之本”。

40. ______是“死之基”。

（41～43 题共用备选答案）

A. 宾语前置　　B. 定语后置　　C. 判断句

D. 使动用法　　E. 意动用法

41．“阳者，生之本”（25）是______。

42．“此之谓也”（25）是______。

43．“多热者，阳之主”（25）是______。

（44 ~47 题共用备选答案）

A.《中国医籍考》　B.《宋以前医籍考》　C.《七略》

D.《郡斋读书记》　E.《四库全书总目》（提要）

44. ______丹波元胤（专题五）著。

45. ______晁公武（专题五）著。

46. ______刘歆（专题五）著。

47. ______冈西为人（专题五）著。

（48 ~49 题共用备选答案）

A. 读若　B. 谓之　C. 貌

D. 犹　E. 之为言

48. ______用于声训（专题五）的术语。

49. ______用于注音（专题五）或说明通假。

三、X 型题（多项选择）

1. 以下含有判断意思（是、叫做、称为）的句子（21）有______。

A. 此名阴也　B. 此为实　C. 名曰阳结也

D. 答曰　E. 减则为寒

2. 表示一天之内时段的名词（21）有______。

A. 平旦　B. 食时　C. 日昳

D. 晡时　E. 季夏

3. 以下含有表示欺侮的（22）是______。

A. 心之乘肝　B. 肾之乘肝　C. 子之扶母

D. 肾之乘肝　E. 脾之乘肝

4. 以下各句中（23）“气”表示“节气”（15 天）意思的有______。

A. 阳气已盛　B. 阳气已衰　C. 十五日得一气

D. 一时有六气　E. 四六名为二十四气也

5. 对“病有洒淅恶寒而复发热者，何？答曰：阴脉不足，阳往从之；阳脉不足，阴往乘之。曰：何谓阳不足？答曰：假令寸口脉微，名曰阳不足，阴气上入阳中，则洒淅恶寒也”（21）表述正确的是______。

A. “洒淅”寒栗貌　　B. “洒淅”的读音是 xiǎnxī

C. “乘”的意思是“乘机”D. “假令”的意思是“假如”

E. “恶”的意思是“怎么样”

6. 对“脉（一云秋脉）蔼蔼如车盖者，名曰阳结也。脉（一云夏脉）累累如循长竿者，名曰阴结也。脉瞥瞥如羹上肥者，阳气微也”。（21）注释不正确的是______。

A. “蔼蔼”、“累累”、“瞥瞥”都是叠音词

B. “蔼蔼”，盛多貌

C. “累累”，众多貌

D. “羹上肥”，肉汤上的白肉

E. “瞥瞥”，虚浮貌。

7. 下面注释正确（21）的是______。

A. “阴阳相搏，名曰动”中，“搏”当作“抟”。

B. “上下无头尾，如豆大”中，“豆”的意思是“古食肉器”。

C. “脉紧者，如转索无常也”中的“索”是“绳索”义。

D. “芤”的读音是“kōu”

E. “形冷恶寒者，此三焦伤也”是判断句。

8. 下列表述正确（22）的是______。

A. “其相冬三月”中，“相”的意思是“辅佐”

B. “平旦”是时辰的名称

C. “春脉如纮”中，“纮”是“弦”的通假字

D. “太过则令人善忘”中，“忘”当作“怒”

E. “土之陵木”中“陵”是动词

9. 下列表述正确的是______。

A. “濇”是“涩”的异体字

B. “虽病即差”中“差”同“瘥”

C. “肝藏血，血舍魄”中“舍”是动词

D. “毛悴色夭”中，“夭”与“悴”是反义词

E. “淡饮”是“痰饮”的古称

10. 对“其相冬三月，王春三月，废夏三月，囚季夏六月，死秋三月。其王日甲、乙，王时平旦、日出，其困日戊、己，困时食时、日昳，其死日庚、辛，死时晡时、日入”解释正确（22）的是______。

A. 相，辅佐　　B. 王，通“旺”　　C. 囚，衰败

D. “平旦、日出”是时辰的名称，相当于“天亮”义

E. “食时”时辰名称，又称“朝食”相当于“上午7~9时”

11. 下列各句“病”作动词（23）的是______。

A. 凡有触冒霜露，体中寒即病者，谓之伤寒也

B. 此以冬时不调，适有伤寒之人，即为病也

C. 冬伤于寒，春必病温

D. 或有暴寒，其时阳气尚弱，为寒所折，病热犹轻

E. 医人又不依次第而治之，则不中病

12. 下列表述正确（23）的是______。

A. “皆宜临时消息制方”中“消息”是偏义复合词

B. “对病真方有神验者”中“有神验者”是定语后置

C. “必婴暴疹”中“疹”同“疢”

D. “体中寒即病者，谓之伤寒也”中“中”的意思是“内里”

E. “则不中病”中“中”的意思是“符合”

13. 对“凡人有疾，不时即治，隐忍冀差，以成痼疾。小儿女子，益以滋甚。时气不和，便当早言，寻其邪由，及在腠理，以时治之，罕有不愈者”解释正确（24）的是______。

A. 隐忍，克制忍耐　　B. 冀，希冀　　C. 差，同瘥

D. “罕有不愈者”是定语后置

E. 及，以及

14. 下列表述正确的是______。

A. “觉病须臾，即宜便治”中，“须臾”义为“斯须”

B. “服药不如方法”中，“如”义为“依照”

C. “未有温覆而当”中“当”义为“抵挡”

D. “汗之则愈”中，“汗”是使动用法

E. “协热遂利”中，“协”义为“挟同”

15. “阳中之阳为高真，阴中之阴为幽鬼。故钟于阳者长，钟于阴者短”（25）句中，解释正确的是______。

A. “高真”的意思是“高贵真诚的人”

B. “幽鬼”的意思是“埋于地下的鬼魂”

C. “钟”的意思是“凝聚”

D. “长”的意思是“长寿”

E. “于”在句中作动词

16. “水火通济，上下相寻。人能循此，永不湮沈。此之谓也”（25）句中，解释正确的是______。

A. “水”意思是“洪水”　　B. “通”意思是“俱”

C. “寻”的意思是“连接”　　D. “湮”的意思是“淹没”

E. “此之谓也”中“之”是前置的宾语

17. “凡愚岂知是理？举止失宜，自致其罹。外以风寒暑湿，内以饥饱劳役为败，欺残正体，消亡正神，缚绊其身，死生告陈”（25）句中解释正确的是______。

A. “凡”的意思是“大凡”

B. “罹”读音是“luó”，意为“病患”

C. “败”的意思是“伤害”

D. “缚绊”与“婴非常之疾”中的“婴”义同

E. “陈”的意思是“告”

18. “死生致理，阴阳中明。阴气下而不上曰断络，阳气上而不下曰绝经。阴中之邪曰浊，阳中之邪曰清。火来坎户，水到离扃，阴阳相应，方乃和平”（25）句解释正确的______。

A. “致”通“至”　　B. “绝”与“断”意思相同

C. “火来坎户，水到离扃”意思是“水火既济，阴阳和调”

D. “离”，属火　　E. “扃”的意思是“门户”

四、填空题

1. 凡脉大、浮、数、动、滑，此名__________也。（21）

2. 凡阴病见阳脉者__________。（21）

3. 其脉沉而迟，不能食，身体重，大便反硬，名曰______结也。（21）

4. 阴气上入阳中，则__________恶寒也。(21)

5. __________动则汗出。(21)

6. __________动则发热。(21)

7. 春肝木王，其脉弦细而长，名曰__________脉也。(22)

8. 足厥阴气绝，则筋缩__________卵与舌。(22)

9. 肝俞在背第九椎，__________在期门。(22)

10. (春脉)太过则令人善忘，忽忽__________而癫疾。(22)

11. 真肝脉至，中外急，如循刀刃__________然。(22)

12. 十一月十二月，寒__________已严，为病则重。(23)

13. 彼秋之__________，为冬之怒。(23)

14. 小人触冒，必婴暴______。(23)

15. 是以春伤于风，夏必__________泄。(23)

16. 伤寒之病，__________日浅深，以施方治。(23)

17. 至今冤魂塞于__________路。(24)

18. 世上之士，但务彼__________之荣。(24)

19. 而医术浅狭中__________不知病源。(24)

20. 为治乃误，使病者__________没，自谓其分。(24)

21. 唯明者居然能护其本，近取__________身。(24)

22. 《中藏经》又名《华氏中藏经》，旧题__________所作。(25)

23. 多热者，阳之__________；多寒者，阴之__________。(25)

24. 阳务其__________，阴务其__________；阳行也__________，阴行也__________；阳之体__________，阴之体__________。(25)

25. 秋首养__________，春首养__________。(25)

26. 现存最早的目录著作是东汉__________的《__________》。(专题五)

27. 现存最早的中医目录著作是明末__________所编的《__________》。(专题五)

28. 日本医家也编撰了很多有价值的医学类目录著作，其中丹波元胤的《__________》和冈西为人的《__________》最为著名。(专题五)

29. 通常用于校勘、改正错字的校勘术语是__________和__________。

30. 一般用于"破通假"，以本字解释通假字的训诂术语是__________、

__________。（专题五）

31. 一般用于声训的训诂术语是__________和__________。（专题五）

五、解释加点的词

1. 假令寸口脉微。（21）
2. 则洒淅恶寒也。（21）
3. 弦则为减，大则为芤。（21）
4. 阴脉浮大而濡。（21）
5. 脉（一云秋脉）蔼蔼，如车盖者，名曰阳结也。（21）
6. 脉累累，如循长竿者，名曰阴结也。（21）
7. 脉瞥瞥如羹上肥者，阳气微也。（21）
8. 脉萦萦如蜘蛛丝者，阳气（一云阴气）衰也。（21）
9. 脉绵绵，死秋三月，如泻漆之绝者，亡其血也。（21）
10. 若数脉见于关上，上下无头尾，如豆大，厥厥动摇者，名曰动也。（21）
11. 囚季夏六月，死秋三月。（22）
12. 其困日戊、己，困时食时、日昳。（22）
13. 死时晡时、日入。（22）
14. 其王日甲、乙，王时平旦。（22）
15. 肝俞在背第九椎，募在期门。（22）
16. 肝脉来濡弱，招招如揭竿末梢曰平。（22）
17. 肝脉来濯濯如倚竿，如琴瑟之絃。（22）
18. 濇甚为淡饮。（22）
19. 滑甚为颓疝。（22）
20. 小人触冒，必婴暴疹。（23）
21. 夏必飧泄。（23）
22. 对病真方有神验者。（23）
23. 隐忍冀差，以成痼疾。（24）
24. 罕有不愈者。（24）
25. 服药不如方法。（24）
26. 未有温覆而当，不消散者。（24）
27. 吉凶之机，应若影响。（24）

28. 近取诸身。(24)
29. 夫智者之举错也，常审以慎。(24)
30. 天者，阳之宗；地者，阴之属。(25)
31. 阳者，生之本；阴者，死之基。(25)
32. 阳中之阳为高真。(25)
33. 故钟于阳者长。(25)
34. 阳务其上，阴务其下。(25)
35. 则天地否而人气厥。(25)
36. 阴阳盛衰，各在其时，更始更末，无有休息。(25)
37. 水火通济，上下相寻。(25)
38. 人能循此，永不湮沈。(25)
39. 举止失宜，自致其罹。(25)
40. 阳病阴脉则不永，阴病阳脉则不成。(25)
41. 火来坎户，水到离扃。(25)
42. 阴阳济等，各有攀陵。(25)
43. 下通三寸，曰阴之鬼程。(25)
44. 居之中者，阴阳匀停。(25)

六、语译题

1. 凡阴病见阳脉者生。(21)
2. 其脉浮而汗出如流珠者，卫气衰也。(21)
3. 弦者，状如弓弦，按之不移也。(21)
4. 寒虚相搏，此名为革。(21)
5. 其王日甲乙，王时平旦、日出。(22)
6. 春脉如弦，何如而弦？(22)
7. 肝脉来濡弱，招招如揭竿末梢曰平。(22)
8. 肝脉急甚为恶言，微急为肥气，在胁下，若覆杯。(22)
9. 肝者，筋之合也。(22)
10. 但天地动静，阴阳鼓击者，各正一气耳。(23)
11. 斯则冬夏二至，阴阳合也；春秋二分，阴阳离也。(23)
12. 阴阳交易，人变病焉。(23)

13. 此必然之道，可不审明之。（23）
14. 虚盛之治，相背千里，吉凶之机，应若影响。（24）
15. 至今冤魂塞于冥路，死尸盈于旷野。（24）
16. 夫智者之举错也，常审以慎；愚者之动作也，必果而速。（24）
17. 唯明者居然能护其本，近取诸身，夫何远之有焉？（24）
18. 天地之间，阴阳辅佐者，人也。得其阳者生，得其阴者死。（25）
19. 阴阳平，则天地和而人气宁；阴阳逆，则天地否而人气厥。（25）
20. 秋首养阳，春首养阴。阳勿外闭，阴勿外侵。（25）
21. 火来坎户，水到离扃，阴阳相应，方乃和平。（25）

七、简答题

1. 阳脉包括哪些脉象？（21）
2. 阴脉包括哪些脉象？（21）
3. 何谓阳结？（21）
4. 何谓阴结？（21）
5. 本文第一段的“甲乙、戊己、庚辛”是表示什么时间的？（22）
6. 春脉太过与不及有什么表现？（22）
7. 何谓“冬夏二至”？（23）
8. 何谓“春秋二分”？（23）
9. 霜降至春分共有哪几个节气？（23）
10. 春分至秋分共有哪几个节气？（23）
11. 第一段张仲景强调病人及早治疗的语句有哪些？（24）
12. 第三段作者批评医生误治的恶果用了对偶句，请指出。（24）
13. “唯明者居然能护其本”中，“居然”是什么意思？（24）
14. 文中提出人如何调养？（25）
15. 找出与文中“贵阳贱阴”的思想相关的语句。（25）
16. 文中提出的治疗总则是什么？（25）
17. 文中涉及阳的特性是什么？阴的特性是什么？（25）
18. 概述古人注释医籍的主要方法。（专题五）

参考答案

第一单元

一、A型题

1. B　2. A　3. A　4. B　5. D　6. B　7. D　8. E　9. C　10. B　11. A　12. E
13. A　14. C　15. A　16. B　17. D　18. A　19. B　20. A　21. A　22. B　23. E
24. A　25. C　26. A　27. C　28. A　29. B　30. B　31. B　32. D　33. A　34. A
35. C　36. A　37. D　38. A　39. D　40. D　41. C　42. D　43. A　44. B　45. A
46. B　47. A　48. C　49. B　50. B　51. C　52. C　53. A　54. B　55. D　56. B
57. E　58. C　59. B　60. B　61. D　62. E　63. E　64. D　65. D　66. A　67. B
68. C　69. B　70. B　71. D　72. B　73. A　74. D　75. A　76. A　77. D　78. A
79. A　80. C

二、B型题

1. C　2. B　3. F　4. B　5. E　6. C　7. D　8. D　9. A　10. D　11. D　12. D
13. D　14. D　15. D　16. C　17. A　18. A　19. B　20. C　21. D　22. C　23. G
24. A　25. D　26. D　27. C　28. A　29. A　30. A　31. C　32. C　33. A　34. A
35. B　36. D　37. D　38. C　39. D　40. E　41. A　42. C　43. D　44. B

三、X型题

1. BCD　2. BCDE　3. ABE　4. BCE　5. ABCDE　6. ADE　7. BE　8. ABDE
9. ABDE　10. ACDE　11. ACDE　12. BC　13. ACDE　14. ACD　15. CD
16. ABC　17. DE　18. BDE　19. CE　20. ABCE　21. ABC　22. ABCD　23. AB

四、填空题

1. 才，避开众人而坐。　2. 见识狭小。
3. 未沾地面的水。　4. 传说中掌握生命的天神。
5. 妇科医生。　6. 人体正气。

7. 国都；汉代分封的诸侯国。
8. 量词，艾灸一灼为一壮。
9. 虎、鹿、猿、熊、鸟。
10. 耳聪目明，齿完牙坚。
11. 代词，许文懿。
12. 声望。
13. 次序。
14. wěi；勤奋不倦的样子。
15. 实际行为美好、浮夸空谈盛行。
16. 超群不凡的样子；副词，只是。
17. Yán jiǎn；困顿。
18. 粗；疏。
19. 其气宣流，生胃通肠，寿善康宁，心平意舒。
20. 取其色之美，而不必唯土之信。
21. 成为著名的将领。
22. 薛雪；生白。
23. 薛寿鱼为其祖父薛雪所写墓志铭中，无一字及医，反而将其置于理学之流。
24. 医学；理学。
25. 具体体现。
26. 先生独能以一刀圭活之。
27. 篇名和次第。
28.《汉书·叙传》。
29.《七略》《汉书艺文志》。
30. 四部分类。
31. 通称、姓名、朝代
32. 子集。

五、解释加点的词

1. 大概。
2. 独揽。
3. 救治。
4. 胸中心满郁结。
5. 把……当做客人。
6. 消灾除祸的祭祀。
7. 如果。
8. 身体瘦弱。
9. 很。
10. 通“技”。
11. 同“瞬”，眨眼。
12. 研磨。
13. 同“剂”。
14. 详尽。
15. 简直。
16. 面食。
17. 切细的肉丝。
18. 患……病。
19. 刚刚。
20. 确实。
21. 伸展；挽，同挽。
22. 比例。
23. 凭借。
24. 在狱中处死。
25. 完毕；将养。
26. 一定，必定。

27. 藏。
28. 接着；特地。
29. 比如。
30. 同“粘”。
31. 过去。
32. 少；能够。
33. 询问、求教。
34. 狭小。
35. 明白清楚的样子。
36. 坚守美德，表里如一，清白守节，温良和善；刚毅严肃，独特不凡。
37. 玷污；超群不凡的样子。
38. 诚信；因为；轻视。
39. 广大。
40. 主要方面。
41. 结交；谈论。
42. 悲伤凄怆的样子。
43. 通“譬”。
44. 行房事。
45. 聚集。
46. 禀告、陈述；赠送。
47. 发作；大概。
48. 品性朴厚纯美；恳切的样子。
49. 谦词，犹“承蒙”；大概。
50. 形容距离很近；八尺。
51. 平；洁净。
52. 困顿；刺激。
53. 贯穿。
54. 禁得起。
55. 堆土
56. 贯穿。
57. 丑陋；同“颦”，皱眉；匹配。
58. 同“冒昧”，莽撞。
59. 较量。
60. 知识广博。
61. 岂可；轻易。
62. 忧闷。
63. 众多。
64. 使……永。
65. 不料。
66. 薛雪。
67. 没有什么。
68. 仁爱；死于非命。
69. 老人安度晚年，年轻人有所归向。
70. 只是。
71. 莫不是；拘泥。
72. 具体体现。
73. 合。
74. 最终；泛指工匠。
75. 断绝、绝迹；反而。
76. 查考；全、满。
77. 无聊。
78. 患病；重；此。
79. 你；竟然；隐瞒、回避。
80. 同“方技”，医学与养生之术；反而、却。

六、语译题

1. 译文：扁鹊是祖籍齐国而迁居郑国的人，姓秦，名叫越人。年轻时作别人客栈的主管人。宾馆的客人长桑君来到，扁鹊唯独认为他不寻常，常常恭敬地接待他。

2. 译文：扁鹊说："血脉正常，你奇怪什么？从前秦穆公曾经像这样，七天才醒。现在主君的病跟他相同，不超过三天一定病愈。"过了两天半，赵简子醒了。

3. 译文：您的医术能像这样，那么太子就可以复活，如果不能像这样，却想使太子复活，简直不能把你的话告诉刚会笑的婴儿。

4. 译文：我听说您高尚医德的时间很久了，然而不曾去您面前拜访。先生您来到我们小国，幸亏您救助我，偏僻小国的我幸运极了，有先生您，太子就能复活，没有先生您，太子就会死去，永别人世而不能复生。

5. 译文：假使圣人能预先知道疾病的隐微征兆，能让良医得以及早治疗，那么疾病可以治愈，生命可以存活。一般人担忧的事情是担忧疾病多，而医生担忧的事情是担忧治法少。

6. 译文：到徐州一带拜师学习，同时通晓几种经书。沛国的相陈珪推举他为孝廉，太尉黄琬征召他做官，他都不就任。

7. 译文：如果疾病聚结在体内，针刺和药物的效力不能达到，必须手术剖开割除的，就让病人喝下他的麻沸散，一会儿病人就像醉死一般，没有什么知觉，于是就剖开割除。

8. 译文：病人就按照华佗的说法去做，立即吐出一条蛇状的寄生虫，把寄生虫悬挂在车边，要去拜访华佗。华佗还未回家，他的小孩在门前玩耍，迎面看见来客，便自言自语地说："好像遇到了我的父亲，车边悬挂的寄生虫就是证明。"

9. 译文：华佗告诉吴普说："人的身体要经常运动，只是不要使他疲惫罢了。活动身体水谷之气能够消化，血脉畅通，疾病不能产生，譬如门轴不腐朽就是这个道理。因此古代长寿的人从事导引的活动，像熊那么直立，像鸱鸟那样左顾右盼，伸展腰体，活动各个关节，来求得长寿。"

10. 译文：丹溪翁因为母亲患脾病，对医学也粗略知晓，等到了听了许文懿的话，就感慨地说："读书人假如精通一门技艺，用来推行由爱己而及于众人的仁爱，即使在当世没有做官，就像做官一样。”于是全部焚烧抛弃过去学习的科举学业，专一地在医学上下工夫。

11. 译文：乡里拘泥于陈师文，裴宗元学说的众医生，听了丹溪翁的话，都很吃惊，又讥笑又排斥，只有许文懿高兴地说：“我的病大概就要好了！”许文懿患了四肢疾病，医生不能治疗十几年了，丹溪翁按照自己的治法给他治疗，的确很灵验。

12. 译文：（丹溪翁）曾经说过：天下大治之时，人们的行为美，好像树木有主干，有枝叶；天下大乱之时，人们的言辞浮夸失礼，好像树木失去主干，徒有枝叶。行为，是做人的根本；言辞，是依从行动产生的。他如果听到虚浮的言辞，抛弃根本而追求末节，就会怒气充满颜面，像将要受到玷污似的。

13. 译文：左丘明说过：“仁德之人的话，它的益处很广大呀！”的确是这样。像丹溪翁，大概就是古人所说的正直、诚信、博学的良师益友，又怎能因为是医师而轻视他呢?

14. 译文：罗知悌遇到丹溪翁也很高兴，就把刘完素、李杲、张从正的著作传授给他，为他陈述阐发三家的要旨，完全取决于《内经》、《难经》等医学经典理论，并且说：“全部抛弃你原来学的那一套，因为它们不正确。”丹溪翁听了他的话，豁然开朗，胸中没有一点疑惑之处了。

15. 译文：生长着的草木依附于泥土，然而即使那同一类的，有的生长在山南，有的生长在山北，有的靠近水边，有的依附在石上，它们的性质也就有所不同了。

16. 译文：要选取其中色泽鲜美的石钟乳，而不要只相信产地，以便寻找到那最精粹的石钟乳，我所说的就是为了这一点啊！

17. 译文：如果把这种见解运用到人事上来，那么，鲁国的那些早晨用水将羊喂饱，以便多卖钱而欺骗买主的贩羊人，跟用手杖贯穿车轮中心圆木使车轮回转的欺诈之徒都可以成为良师了。

18. 译文：“以始兴出产的为上等，其次就是广州、连州产的，就不当服用了。”只是说始兴出产的石钟乳优良。

19. 译文：评说岂可轻易！天生一个永不磨灭的人，而他的儿子、他的孙子却一定要把他推送到注定要腐朽的地方去，这就是我忧闷悲伤的原因。

20. 译文：假如一定得达到周公、孔子那样的高度，然后才称得上永不磨灭，那么天下哪里有这么众多的周公、孔子呢？

21. 译文：学问贵在亲身实践，而不在宣讲。孔圣人的思想体系中没有什么比仁爱之学更重要的了。一瓢先生能凭借医术仁爱民众，使人民不致因病死亡，这就是孔子的使老人安宁，使年轻人有归向的学问啊！

22. 译文：如果拉住过路人而询问他们：一瓢先生不是名医吗？即使你的仇人也没有不同意见。

23. 译文：您不拿人们共同相信的事情为您的祖父做传，却拿人们都怀疑的事情为您的祖父做传，莫不是因为技艺成就居于下位的说法而被拘泥了吧？

24. 译文：你却避讳不宣扬，甘愿舍弃神奇的医学去接近理学，在理学中未必会增加一个假的位置，医学中却反而失去了一位名医了。难道不荒谬吗？难道不可惜吗？

七、简答题

1. 怎么理解扁鹊能“视见垣一方人，以此视病，尽见五脏症结，特以诊脉为名耳”这几句话？

答：主要强调了扁鹊的受师不凡及具有的特殊诊病本领，并非要淡化扁鹊的脉诊水平，因文末“至今天下言脉者，由扁鹊也”已给予了公允的评价。

2. 扁鹊认为自己“非能生死人，此自当生者，越人能使之起耳”，反映了怎么样的医学观？

答：反映了扁鹊实事求是的严谨科学态度和优秀思想品德。

3. 扁鹊提出“六不治”的具体内容是什么？它对后世有何影响？

答：“六不治”的具体内容是：“骄恣不论于理，一不治也；轻身重财，二不治也；衣食不能适，三不治也；阴阳并，藏气不定，四不治也；形羸不能服药，五不治也；信巫不信医，六不治也。”在当时的历史条件下，批判“信巫不信医”，公开反对巫术的思想，确属难能可贵。为后世人们尊重科学，相信医学树立了榜样。

4. 怎么理解扁鹊行医“随俗为变”？

答：“扁鹊名闻天下。过邯郸，闻贵妇人，即为带下医；过雒阳，闻周人爱老人，即为耳目痹医；来入咸阳，闻秦人爱小儿，即为小儿医：随俗为变。”表现扁鹊热爱百姓，深入到百姓中间，随着各地风俗的不同，改变自己的行医特点。

5. “兼通数经”与“合汤不过数种”的“数”在表意上有何不同？

答：“兼通数经”中的“数”为“多种”，“合汤不过数种”的“数”为“几种”。

6. 怎样理解“然本作士人，以医见业，意常自悔”？

答：一方面表现了华佗的思想局限性，重儒学轻医道；一方面也体现了华佗不愿成为曹操的私人医生，希望自由自在，无拘无束地行医治病。

7. 本文从哪几个方面说明华佗是“人命所县”的人？

答：本文通过（1）华佗本来应留有医书传世。

（2）及后爱子仓舒病困，太祖叹曰：“吾悔杀华佗，令此儿强死也。”

（3）华佗治疗李成一则医案。说明华佗是“人命所县”的人。

8. 华佗因何原因被曹操杀害？

答：欺君罪、不从征召罪、不给曹操去除病根。

9. “尽去而旧学，非是也”的意思是什么？罗知悌为什么对朱震亨提出这个要求？

答：全部抛弃你过去学习的医学知识，过去学习的医学知识不是正确的。因为罗知悌与丹溪翁的观点相同，认为学习医学必须学习医学的本源，学习《内经》、《难经》等著作。

10. “时方盛行陈师文、裴宗元所定大观二百九十七方，翁穷昼夜是习。既而悟曰：操古方以治今病，其势不能以尽合。苟将起度量，立规矩，称权衡，必也《素》、《难》诸经乎！”这段话反映朱震亨对局方之学持何态度？

答：持否定态度。认为拿现在的方子治疗不断变化的疾病，一定不能完全符合，一定要掌握医学的本源，才能灵活运用，辨证施治。

11. “浦江郑义士病滞下”一段所述证候、病因、病机分别是什么？

答：“浦江郑义士病滞下”一段所述的证候为：“一夕忽昏仆，目上视，溲注而汗泄”。“脉大无伦”。病因是“病后酒且内”。病机是“阴虚而阳暴绝”。

12. 柳宗元、崔连州分别认为应该如何挑选钟乳石？

答：柳宗元认为，应“取其色之美，不必唯土之信。”钟乳石随着所产之石及所出之地不同，质地有优劣之分，功用也有好坏之异。崔连州认为，“土之所出乃良，无不可。”

13. 柳宗元为什么给崔连州写这封信？

答：传闻崔简因服食劣质钟乳石而“时愦闷动作”，且又坚持“土之出无不良”的错误观点，作者“唯愿得其英精，以固子敬之寿”，故写此书。

14. 崔连州服用了钟乳石后有什么不良反应？

答：时时烦闷不适。

15. 袁枚写本文的原因是什么？薛寿鱼与薛雪的关系是什么？

答：袁枚与薛雪交往甚深。薛雪去世后，其孙薛寿鱼所撰墓志铭概括薛雪生平竟“无一字及医”，反而将其置于理学一流。袁枚故而发出“谈何容易”的痛惜感慨之情，并对薛寿鱼“轻医学，重理学”的思想进行了驳斥并撰写本文。薛寿鱼是名医薛雪之孙。

16. 袁枚在文中如何评价理学与医学的？

答：袁枚说：“医之效立见，故名医百无一人；学之讲无稽，故村儒举目皆是。”意思是说，医家治病需要立见功效，讲究的是真本事，掺不得半点虚假，“故名医百无一人”；而理学所言无法查考其正确与否，难免夸夸其谈，滥竽充数，“故村儒举目皆是”。他认为，讲究务实的医术远比浮夸之理学重要，阐述了他尊崇医术、蔑视理学的观点。

17. 为什么医学就是孔子的老安少怀之学？

答：薛雪认为医术济世就是以医术实践仁道，正是孔子所推崇的“老安少怀”之学。

18. 袁枚如何看待“道”与“艺”的关系？

答：艺即道之有形者。“精求之，何艺非道？貌袭之，道艺两失。”

19. 简述古代图书分类的演变情况。

答：从西汉刘向、刘歆父子的“六分法”，到刘宋时王俭《七志》的“七分法”。西晋重编《晋元帝书目》，以甲乙丙丁分四部。唐初官修的《隋书·经籍志》是现存较早的按四部分类的目录。清代《四库全书总目》成为“四分法”的代表。清末，张之洞的《书目问答》别立“丛书部”，成为五部分类体系。

20. 简述古籍书目的体例特点。

答：《四库全书总目》代表了古籍目录典型的编写体例，每种书下包括书名、篇卷、时代、著者、提要、大小序等基本内容。

21. 常用的传统医籍目录书有哪些？

答：常用的传统医籍目录书有《中医图书联合目录》、《全国中医图书联合目录》、《中国分省医籍考》、《四部总录医药篇》、《中国医籍通考》、《中国医籍考》、《宋以前医籍考》、《历代中药文献精华》、《现存本草书目》、《现存针灸医籍》、《三百种医籍录》。

第二单元

一、A 型题

1. D　2. D　3. B　4. B　5. C　6. B　7. B　8. D　9. E　10. A　11. C　12. D
13. C　14. A　15. D　16. B　17. C　18. D　19. A　20. D　21. B　22. C　23. A
24. C　25. D　26. B　27. C　28. B　29. A　30. A　31. D　32. B　33. B　34. D
35. E　36. C　37. B　38. C　39. B　40. B　41. C　42. B　43. E　44. C　45. C
46. D　47. A　48. C　49. D　50. A　51. B　52. B　53. C　54. D　55. D　56. E
57. B　58. C　59. A　60. D　61. C　62. C　63. B　64. B　65. C　66. A　67. B
68. A　69. B　70. D　71. E　72. A　73. D　74. A　75. A

二、B 型题

1. E　2. D　3. C　4. B　5. A　6. D　7. E　8. B　9. D　10. E　11. A　12. C
13. E　14. D　15. C　16. A　17. B　18. A　19. A　20. D　21. E　22. A　23. A
24. A　25. C　26. A　27. E　28. E　29. C　30. E　31. D　32. C　33. A　34. B
35. C　36. B　37. A　38. D　39. A　40. E　41. C　42. E　43. D　44. B

三、X 型题

1. AB　2. AC　3. BD　4. AB　5. ABC　6. ACD　7. CD　8. ADE　9. ADE
10. BDE　11. ABD　12. ABCD　13. ACD　14. BCDE　15. ABCD　16. ABC
17. BCDE　18. BDE　19. CD　20. AD　21. AC　22. ABDE　23. CDE　24. ABE
25. ABDE

四、填空题

1. 《汉书·艺文志》。

2. 汉武帝刘彻。

3. 经传、诸子、诗赋；兵书；数术；方技。

4. 辑略；六艺略；诸子略；诗赋略；兵书略；术数略；方技略。

5. 名利；身体。

6. 原因；致力于医学。

7. 学而知之，博闻多识。

8. 鼻子；两眉之间；前额。

9. 以管窥天；见识狭小，诊察疾病不全面。

10. 寸口；人迎；趺阳。

11. zhi；记；智。

12. 众人；合适的人，此指深通《素问》的医家。

13. 书房；医生。

14. 伏羲；神农；黄帝。

15. 加字；原文。

16. 神仙可以学得，不死可以力致者；上寿百二十，古今所同，过此以往，莫非妖妄者。

17. 恃神以立；须形以存。

18. 嵇康；叔夜。

19. 获千余岁；可数百年。

20. 静泰；寡欲。

21. 使形神相亲；表里俱济。

22. 士材；念莪。

23. 病人；旁人；医人。

24. 便佞；阿谄；欺诈；孟浪；谗妒。

25. 有参术沾唇惧补；硝黄入口畏攻。

26. 杨树达。

27. 刘淇。

28. 阮元。

29. 读若法；直音；反切。

30. 词；训诂；3；19。

31. 《方言》，《輶轩使者绝代语释别国方言》；扬雄。

32. 刘熙。

33. 张玉书；47035。

34. 《说文解字》；9353；许慎。

35. 直音法；反切法。

五、解释加点的词

1. 没：同“殁”，死亡。乖：背离。

2. 从衡：同“纵横”。指战国时七国之间纵横错杂的政治形势。殽：杂乱。

3. 燔：焚烧。　黔首：百姓。

4. 败：弊。指弊政。

5. 卒：去世。卒：完成。

6. 删：节取。

7. 右：上，以上。

8. 原：推原；探究根源。　起：阐发。

9. 度：揣度。

10. 得：适宜，得当。慈：通“磁”。

11. 拙者：医术拙劣的医生。

12. 假：借，凭借。滋：汁液。此指药力。

13. 考：寿命长久。

14. 生：使……生长。守：职守。

15. 晦昧：湮没。序：依次排列。

16. 但：只。　企踵：踮起脚跟，意谓仰慕。

17. 赍：持。　重器：喻身体。

18. 归天：归于天命。

19. 进：居官位。　退：退居。

20. 演：推衍：扩大。

21. 省：诊察。　务：致力于。

22. 徇：通“殉”，为某种目标舍弃生命。冰谷：喻危险境地。

23. 厥：其。神明：指人的精神。

24. 向：先前。

25. 感：为……而感。　横夭：暴死与夭折的人。

26. 录：研究。

27. 撰：选。 平：通“辨”。

28. 自非：如果不是。

29. 相：具有指代性的副词。

30. 明堂阙庭：鼻子、两眉之间、额头。见：被。

31. 释缚：解除疾病的缠绕。 全：保全。

32. 黎元：即黎民，百姓。 仁寿：长寿。

33. 遐迩：远近。此指天地与人体。

34. 宗：本源。 始：基础。

35. 标格：风范。此指对经文正确理解的标准 诂训：即训诂。此指前人的注释。

36. 式：用。 龟镜：喻借鉴。

37. 既淹：已久。 袭：沿袭。

38. 得失：义偏在“得”，收获。

39. 弱龄：男子20岁左右。

40. 师资：传授《内经》的范本。

41. 勒：汇集。

42. 夭枉：死于非命。夷：外民族。

43. 工徒：学习医学的人。惟：句中语气词，表肯定。

44. 迺：同“乃”。

45. 伦：次序。披会：翻阅领会。

46. 终朝：整个早晨。 嚣然：饥饿貌。嚣：通“枵”。

47. 较：明白。

48. 流离：犹淋漓，沾湿。

49. 殷：深。

50. 夜分：夜半。

51. 恃： 依赖。 须：依赖。

52. 栖：停留，居止。

53. 赫然：发怒的样子。

54. 价：盈利，获利。

55. 瞑：通“眠”。

56. 险：通“岩”，山崖。　瘿：颈项部生长的肿瘤。

57. 玄黄：代指天地。此指自然界出产的事物。　务：追求。

58. 悖：扰乱。

59. 蕞尔：小貌。

60. 畎浍：田间水沟，比喻细小。　尾闾：传说中海水所归之处，比喻众多。

61. 交：近。　赊：远。

62. 希静：指清虚静泰的境界。

63. 晞：晒。　绥：安抚。

64. 为：被。

65. 强辩：能言善辩。

66. 漫：完全。

67. 孟浪：草率、鲁莽。

68. 浸润：说坏话，进谗言。

69. 朱紫：好坏。

70. 冀：希望。

71. 若：此。

72. 文：掩饰。

73. 谤：批评的言论。

74. 咻：喧扰。

75. 素：平素。

76. 攸：所。

77. 操：拿、拥有。

78. 回：扭转。

79. 周：全。

80. 甫：刚刚。

81. 画饼：比喻没有疗效。

82. 车薪杯水：比喻力量小，无济于事。

83. 殿：最后。

六、语译题

1. 译文：从前，孔子死了之后，含义深远精要的言论就断绝了，他门下七十几个有才学的弟子死后，有关六经要义的解说就不一致了。

2. 译文：到了战国时，各国或合纵或连横，形势错综复杂，真真假假纷纭争执，诸子百家的言论错杂混乱。到了秦代，秦始皇对此感到忧虑，于是焚烧文章书籍，以使百姓愚昧无知。

3. 译文：适逢刘向去世，汉哀帝又派刘向的儿子侍中奉车都尉刘歆完成他父亲的事业。

4. 译文：医经是推究人的血脉、经络、骨髓、阴阳、表里等生理现象，用来阐发人体各种疾病的根源，诊断死生的症候，进而根据它考虑针刺、砭石、汤药、艾灸等施用的方法，调和各种药物制成方剂的最佳配伍。

5. 译文：经方是根据草木金石等药物的寒温之性，诊察疾病的浅深轻重，凭借药物的功能主治，依据人体对四时气候感应的适宜情况，辨别药物的五苦六辛，配制成寒凉、温热的药剂，用来疏通闭塞、解除郁结，从而使病人恢复健康。

6. 译文：突然遭受迅猛的邪气，身染严重的疾病，祸患到来，方才震惊战栗。有的降低身份，屈身相从，恭敬地盼望巫祝来消灾降福，等到巫祝办法用尽，只好归于天命，束手待毙。

7. 译文：虽然不能全部治愈各种疾病，或许可据此看到病证就知道病源。如果能探究我撰写的这部著作，对于治病的要领就能领悟一大半了。

8. 译文：经络气府腧穴，阴阳交会贯通；人体的生理病理玄妙隐微，幽深奥秘，变化难以穷尽。如果不是才学高超见识精妙的人，怎么能探究其中的道理要旨呢！

9. 译文：孔子说："生来就明白事理的人是上等，通过学习而懂的人是第二等。多闻广记是'智'的次一等。我一向崇尚医术，请允许我奉行'学而知之'和'多闻博识'这些话。"

10. 译文：解除疾病的束缚和痛苦，保全真精，通导元气，拯救百姓到达长寿的境域，帮助体弱多病的人获得安康，不是三圣的学说，就不能达到这个目的。

11. 译文：（这些道理）不曾商量却远近相同，不用约定无形的事物和有形的事物就相合。考查它的言论有证据，检验它的事实无差错，确实可以称得上最高学说的根本，养生之道的基础。

12. 译文：假如天资敏捷聪颖，通晓玄妙的道理，完备的见解即使属于生来就知道的人，但对经文的正确理解也要借助前人的训解，未曾有行走不遵循道路，出入不经过门户的人。然而专心致志，精深研究，探索精微奥妙的含义，或许认识符合《素问》的真义要旨，那么就会达到目无全牛那样技艺纯熟的境界。

13. 译文：况且将登泰山，没有路径怎么到达？要去扶桑之地，没有船不能前往。

14. 译文：凡是添加的文字，都是红色书写，使今本和原文务必区分，文字不相混杂。这样或许能使圣人的旨意显明，使深奥的理论得到全面陈述阐发，有如众星宿高悬天际，奎宿和张宿次序不乱，有如深泉清净明澈，鱼类和甲壳类动物全能分辨。

15. 译文：知道名利地位会损害道德，所以忽弃而不去追求，并非在思想上贪求而在行动上强行克制；明白美味佳肴会伤害生机，所以抛弃而不眷恋，并不是心中贪恋不已而在行动上强行抑制。

16. 译文：由此说来，人的精神对于身体，犹如国家的君主一般。精神在内躁乱不安，形体就会在外受到损害。犹如君主在上位昏庸无道，国人就会在下边作乱一样。

17. 译文：所以君子懂得形体依靠精神而挺立，精神凭依形体而存在，明白人的生机容易受到破坏，知道一次过失能损害健康。

18. 译文：有的病人惧怕温补，人参、白术一沾到嘴上，心口就先堵塞了；有的病人惧怕泻下，芒硝、大黄一进入口中，精神就涣散了。这是对药物的偏见造成的危害。

19. 译文：甚至香臭不分，胡乱评论，赞扬某个医生，那么盗跖就可以吹捧成为虞舜，毁谤某个医生，那么凤凰就可以说成是猫头鹰，致使高明的医生，愤怒地离去，使危重的病人，徒然等待死亡。

20. 译文：比如病情处在危重不明的时刻，良医尚且难以决断，对之极其仔细小心，还有希望病人康复；这类医生却贪求功劳，胡乱轻率地使用药物，等到治疗失败，则又嫁祸于人，自我掩饰。这些都是贪婪侥幸之流的医生。

21. 译文：有的各持已见，异同不决，如同乐曲的格调越高，能够应和的人就越少；医术越高明的人，招来的批评就越多。治病之事则如一个齐国人被楚人请去教育其子学习齐语的故事一样，能有多少实际作用呢？因为周围众多楚人的干扰容易搅乱楚人之子的学习啊！这些都是见识浅薄之流的医生。

七、简答题

1. 我国最早的目录学著作是什么？是怎样编写成的？

答：最早的目录学著作是刘向和刘歆父子写的《别录》和《七略》。汉成帝时，组织人力整理国家藏书，由著名学者刘向总司其事，并由各专门人才分工负责各类专业图书，于是产生了我国最早的综合性的分类图书目录：《别录》（刘向撰）和《七略》（刘歆撰）。刘歆，乃刘向之子，在刘向死后继承父业，用了大约两年的时间，撰成了我国第一部系统目录——《七略》。

2. 方技略包括哪几类著作？

答：方技略包括医经、经方、房中和神仙四种。

3. 班固《汉书·艺文志》是如何形成的？

答：《汉书·艺文志》系班固根据刘向父子的《别录》、《七略》选录而成，是我国现存最早的目录学文献。

4.《伤寒杂病论》的写作背景是什么？

答：作者张仲景是东汉末杰出的医学家，世称"方书之祖"。东汉末年，政治动乱，战争频繁，疫病流行。张仲景家族在不到10年的时间里，"其死亡者，三分有二，伤害十居其七。"同时社会上的"趋世之士"不重视医药，"惟名利是务"，"驰竞浮华，不固根本，忘躯徇物"。在这种情况下，张仲景"感往昔之沦丧，伤横夭之莫救"；"勤求古训，博采众方"；选择引用前人著作，结合个人医疗实践经验，写成了《伤害杂病论》一书。成书后，由于战乱散失，经晋代王叔和整理、编次，后成为《伤寒论》和《金匮要略》两书。

5.《伤寒杂病论》作者的治学方法是哪些？

答：作者的治学方法是"勤求古训，博采众方"。

6.《伤寒杂病论》作者对为医者提出哪些要求？

答：作者认为，一个有成就的医学家应该有崇高的事业心和高度的社会责任感，要重视道理修养。他批评了当时的医生因循守旧，敷衍了事，草率治病，不学理论，不重视医德的不良风气。指出医理精微，非才高识妙者，不能精通。应该具有勤于学习、多闻博识的严谨的治学态度。

7.《伤寒杂病论》文中引用孔子之语寓意何在？作者希望自己成为哪种人？

答：孔子云："生而知之者上，学则亚之。多闻博识，知之次也。"作者以此比喻医理精微，一定要勤于学习才能掌握其中的奥理。同时表明了作者致力于医学的决心，告诫人们要重视医学。作者希望自己成为"学而知之，多闻博识"的人。

8. 怎样理解"不谋而遐迩自同，勿约而幽明斯契"？

答：意在强调《内经》中道理的正确性，未曾商量不论远近人们对《内经》理论的认识自然相同，不用约定无形的事物和有形的事物就完全符合。高度评价了《内经》这部著作。

9. "且将升岱岳，非径奚为？欲诣扶桑，无舟莫适。"意在强调的是什么？

答：强调整理注释《素问》要注重方法和第一手材料，以及学习《内经》有好的版本的重要性。同时也说明作者为其作注的缘由。

10. 王冰整理《内经》的具体方法是什么？

答：（1）迁移："其中简脱文断，义不相接者，搜求经论所有，迁移以补其处；（2）加字：篇目坠缺，指事不明者，量其意趣，加字以昭其义；（3）别目：篇论吞并，义不相涉，阙漏名目者，区分事类，别目以冠篇首；（4）增益：君臣请问，礼义乖失者，考校尊卑，增益以光其意；（5）削繁：错简碎文前后重叠者，详其指趣，削去繁杂，以存其要；（6）别撰《玄珠》：辞理秘密难粗论述者，别撰《玄珠》以陈其道。凡所加字皆朱书其文，使今古必分，字不杂糅。"

11.《养生论》作者提出的养生方法有哪些？

答：养生方法有：（1）修性以保神，安心以全身，爱憎不栖于情，忧喜不留于意，泊然无感，而体气和平。（2）呼吸吐纳。（3）服食养身，使形神相亲，表里俱济也。

12.《养生论》作者认为人的寿命是多长？

《养生论》的作者认为，人的寿命只要"导养得理，以尽性命，上获千余岁，下可数百年”。

13.《养生论》作者是否同意人通过修炼可以成为神仙的观点？为什么？

答：不赞同。他认为，“夫神仙虽不目见，然记籍所载，前史所传，较而论之，其有必矣。似特受异气，禀之自然，非积学所能致也。”即原本不是神仙，无论怎样修炼也不能成神仙。这也符合嵇康的自然观。

14.《养生论》作者如何看待形体与精神的关系？

答：嵇康认为：形体与的精神关系在于：

（1）精神之于形骸，犹国之有君也。神躁于中而形丧于外，犹君昏于上，国乱于下也。

（2）君子知形恃神以立，神须形以存。

15. 李中梓在文中列举了几种病人之情？

答：李中梓列举了10种病人之情，即一是藏气之不同也；二是好恶之不同也；三是交际之不同也；四是调治之不同也；五是无主之为害也；六是过慎之为害也；七是得失之为害也；八是缓急之为害也；九是成心之为害也；十是讳疾不言，隐情难告，甚而故隐病状，试医以脉。

16.《不失人情论》文中列举的医人之情有哪些？

答：作者总结了当时医生如下几种恶习：一是便佞之流也。二是阿谀之流也。三是欺诈之流也。四是孟浪之流也。五是谗妒之流也。六是贪倖之流也。七是肤浅之流也。

17. 为什么在《不失人情》这个问题上作者先后用了“戛戛乎难之矣”来慨叹？

答：《不失人情论》是作者以《素问·方盛衰论》中的“不失人情”四字为纲并加以发挥的。作者分别从病人之情、旁人之情和医人之情三方面加以分论，在生活中既有必须顺应或迁就的人情，更有一定不可迁就的人情。但是“迁就既碍于病情，不迁就又碍于人情，有必不可迁就之病情，而复有不得不迁就之人情”，所以作者只能发出“戛戛乎难之矣”的慨叹，希望“学者思之慎之，勿为陋习所中耳。”

18. 汉语类的辞书是怎样编排的？

答：汉语辞书的编排要考虑到汉字的特点，汉字具有形、音、义三要素。因此，我国辞书的编排大体上也分为三类：形序编排法、音序编排法和义序编排法。

形序编排法是根据汉字字形来分类编排的辞书，是汉语工具书特有的编排方法，也是最常用的编排方法。如东汉许慎的《说文解字》采用的是部首编排法，《中医大辞典》采用的是笔画编排法。

音序编排法是以汉字的读音分类编排的辞书，如隋代陆法言的《切韵》是依照韵来编排的，《经传释词》是按36字母顺序编排的，《新华字典》是按汉语拼音顺序编排的，《词诠》是按注音字母编排的。

以义序编排的辞书，如我国最早的词典《尔雅》就是按主题事类编排的。由于《尔雅》在历史上的特殊地位，后代出现了《尔雅》系统的著作，如汉代孔鲋的《小尔雅》、刘熙的《释名》（又名《逸雅》）、三国魏张揖的《广雅》等，后人通称其为“群雅”或“《尔雅》派”。《中国百科全书》是按学科分类编排的，《中国历史年表》是按时间顺序编排的。

19. 怎样确定多音字的字音？

答：确定多音字的字音第一是遵循规范；第二是据义定音；第三是约定俗成。

第三单元

一、A 型题

1. C　2. A　3. A　4. D　5. A　6. A　7. A　8. A　9. C　10. A　11. A　12. B　13. C　14. A　15. C　16. C　17. B　18. C　19. B　20. A　21. A　22. A　23. B　24. C　25. C　26. A　27. C　28. A　29. B　30. C　31. C　32. C　33. D　34. B　35. B　36. A　37. C　38. C　39. B　40. A　41. A　42. A　43. B　44. C　45. B　46. E

B 型题

1. B　2. G　3. F　4. F　5. B　6. C　7. A　8. H　9. D　10. A　11. B　12. A　13. B　14. A　15. G　16. D　17. F　18. G　19. D　20. A　21. B　22. B　23. C　24. D

X 型题

1. ABD　2. AB　3. ACDE　4. ABC　5. ABC　6. AB　7. AB　8. AB　9. ABCE

10. ABCDE

二、填空题

1. 肾精。
2. 天赋的运数。
3. 肾精，生殖之精。
4. 智齿。
5. 脉道。
6. 松懈无力。
7. 天地俱生，万物以荣。
8. 伤肾，春为痿厥，奉生者少。
9. 使志意顺应春天生发之气而活动。
10. 夏季不热反寒。
11. 天藏有推动自然万物运动不息的力量，运行不息。
12. 云雾弥漫，日光不清明。
13. 孔窍。此指天地间的广大空间。
14. 天地之气的升降交通。
15. 四方上下。
16. 气喘有声。
17. 四肢。
18. ruǎn 缩。
19. 痤疮和痱子。
20. 水堤决溃的样子。
21. 脉之往来急速有力。
22. 气行如常。
23. 迟缓不收。
24. 痢疾。
25. 腰间脊骨。
26. 泛指全身骨骼。
27. 阴阳。
28. 指能使事物发生运动变化的内在力量。
29. 比喻万物变化产生的根源。
30. 饮食五味。
31. 壮火能够消蚀元气，而元气需少火的温煦。
32. 甲骨文、金文、战国文字；秦系大篆和小篆。
33. 象形、指事、会意。
34. 会意。
35. 读音。
36. 意义。

三、解释加点字的词

1. 天赋的运数。
2. 尽。
3. 不离于真而仅次于真人。
4. 道德淳厚。
5. 安。
6. 举止行动。
7. 取法，仿效。

8. 万物生发，敷陈于世。
9. 供奉，奉养。
10. 自然界万物繁盛。
11. 花。
12. 自然界植物至秋大多结实收获。
13. 裂开。
14. 清楚。
15. 缩。
16. 拘急；痿弱。
17. “下”的假借。
18. 水中高地。
19. 积聚。
20. 痱子。
21. 粉刺。
22. 疑为衍文。
23. 同“懈”，迟缓。
24. 平衡协调。
25. 泛指外邪。
26. 水谷不化，下利无度的重度泄泻。
27. 疟疾的总称。
28. 痿证，指肢体痿弱不用的病证。
29. 交替。
30. 阴精。
31. 五脏。
32. 抑郁不舒畅。
33. 呕吐。
34. 偏亢。
35. 积累。
36. 指肢体动摇震颤。
37. 指虚胀。

38. 指用以归纳食物的纲领；比喻万物变化产生的根源。

四、语译题

1. 译文：14 岁时，天癸产生，任脉通畅，太冲脉旺盛，月经按时来潮，具备了生育子女的能力。

2. 译文：这是他天赋的寿命超过常人，气血经脉保持畅通，肾气有余的缘故。

3. 译文：我听说上古时代有称为真人的人，掌握了天地阴阳变化的规律，能够调节呼吸，吸收精纯的清气，超然独处，令精神守持于内，锻炼身体，使筋骨肌肉和整个身体达到高度的协调，所以他的寿命同于天地而没有终了的时候，这是他修道养生的结果。

4. 译文：其次有称为贤人的人，能够效法天地的变化，辨别日月的升降，星辰的位置，以顺从阴阳的消长和适应四时的变迁，追随上古真人，使生活符合养生之道，这样的人也能增益寿命，享尽天年。

5. 译文：天地之气相交，植物开花结实，夜晚睡觉，早早起床，不要厌恶长日，情绪愉快，切勿发怒，使精神旺盛充实，使体内阳气宣发于外，好像是"所爱在外"，以与夏季阳盛的环境相适应。这是适应夏季的气候、保护长养之气的方法。

6. 译文：阳气闭塞不通，大地阴蔽不清，云雾弥漫，日色无光，相应的雨露不能下降，天地之气不交，万物的生命就不能延续，生命不能延续，自然界高大的树木就会死亡。

7. 译文：四时阴阳的变化是万物的根本，所以圣人在春夏季节保养阳气，在秋冬季节保养阴气，来顺从生命发展的根本规律，因此能与万物一样，在生长收藏的生命过程中运动发展。如果违逆了这个规律，就会戕伐生命，破坏真元之气。

8. 译文：如果疾病已经发生了，然后去治疗它，祸乱已经形成了，然后去治理它，就如同渴了才去打井，战乱发生了才去铸造兵器，不是太晚了吗？

9. 译文：苍天之气清净，人的精神就调畅平和，顺应天气的变化，就会阳气固密，虽有贼风邪气，也不能伤害人，这是适应时序阴阳变化的结果。所以圣人能够专心致志，顺应天气，而通达阴阳变化之理。

10. 译文：眼睛昏蒙看不见东西，耳朵闭塞听不到声音，就像水堤决溃毁坏了水中的高地，水疾流不可停止。

11. 译文：人身的阳气就像天上的太阳一样重要，失去了正常的位次，人就会减损寿命或夭折，生命机能就不能彰显。所以天体的正常运行是因太阳的光明普照而显现。因此阳气凭借在上而在外抵御外邪。

12. 译文：阴精的产生，来源于饮食五味，储藏阴精的五脏也会因五味受伤。所以过食酸味，肝气就会浸润，从而导致脾气衰竭。

13. 译文：如果阴不胜阳，就会使血脉流动急速有力。如果再感受阳邪，就会出现狂病。

14. 译文：所以阳气亢盛，不能固密，阴气就会竭绝。阴气和平，阳气固密，人的精神才会正常；如果阴阳分离决绝，精气也会竭绝。

15. 译文：风邪侵犯人体，浸淫阳气，阴精就会耗竭，这是由于风邪侵犯肝脏。

16. 译文：阴阳是自然界的规律，是分析归纳万事万物的纲领，是事物变化的根源，是事物产生和衰败的缘由，是事物千变万化的内在力量。

17. 译文：地气上升成为云，天气下降成为雨；雨来源于地面的水气，云成于天气的蒸发。

18. 译文：所以清阳之气出于人体的上窍，糟粕和废水由前后二阴排出；清阳之气发布于腠理，而能温煦体表肌肉，浊厚的阴精则分别贮藏于五脏；清阳之气充实于四肢，饮食之物则归入六腑。

19. 译文：阳气亢盛，能使元气衰弱，阳气平和，能使元气旺盛，因为阳气过亢会消蚀元气，而元气则须依赖平和的阳气温煦。亢盛的阳气耗散元气，平和的阳气充养元气。

五、简答题

1. 真人、至人、贤人是如何养生的？

答：真人者，提挈天地，把握阴阳，呼吸精气，独立守神，肌肉若一，故能寿敝天地，无有终时，此其道生。至人者，淳德全道，和于阴阳，调于四时，去世离俗，积精全神，游行天地之间，视听八远之外，此盖益其寿命而强者也。贤人者，法则天地，象似日月，辨列星辰，逆从阴阳，分别四时，将从上古合同于道，亦可使益寿而有极时。

2. 肾气衰弱的标志是什么？

答：女子：天癸竭，地道不通，故形坏而无子也。男子：筋不能动，天癸竭，精少，肾脏衰，形体皆极，齿发去。

3. 如何理解“法则天地，象似日月，辨列星辰，逆从阴阳”这句话？

答：该句说明贤人长寿的养生方法，即顺应四时阴阳。

4. 春夏秋冬四季的养生方法是什么？

答：春三月：夜卧早起，广步于庭，被发缓形，以使志生，生而勿杀，予而勿夺，赏而勿罚。

夏三月：夜卧早起，无厌于日，使志勿怒，使华英成秀，使气得泄，若所爱在外。

秋三月：早卧早起，与鸡俱兴，使志安宁，以缓秋刑，收敛神气，使秋气平，无外其志，使肺气清。

冬三月：早卧晚起，必待日光，使志若伏若匿，若有私意，若已有得，祛寒就温，无泄皮肤，使气亟夺。

5. 春夏秋冬四季养生不正确会患什么病？

答：春天，逆之则伤肝，夏为寒变。夏天，逆之则伤心，秋为痎疟。秋天，逆之则伤肺，冬为飧泄。冬季，逆之则伤肾，春为痿厥。

6.“春夏养阳，秋冬养阴”的含义是什么？

答：养生要适应四季阴阳的变化，春夏养阳，即养生、养長；秋冬养阴，即养收、养藏。

7. 简述阳气在生命活动中的重要作用。

答：卫外，精则养神，柔则养筋；一日而主外，平旦人气生，日中而阳气隆，日西而阳气已虚，气门乃闭。

8. 依据课文写出与阳气有关的疾病。

答：煎厥、薄厥、偏枯、痤疿、皶、大偻、风疟。

9. 阳气在一天中的变化规律是什么？

答：阳气者，一日而主外，平旦人气生，日中而阳气隆，日西而阳气已虚，气门乃闭。

10. 依据课文简要说明五味与五脏的关系。

答：阴之所生，本在五味；阴之五宫，伤在五味。味过酸，肝气以津，脾气乃绝。味过咸，大骨气劳，短肌，心气抑。味过甘，心气喘满，色黑，肾气不衡。味过苦，脾气不濡，胃气乃厚。味过辛，筋脉沮弛，精神乃央。是故谨和五味。

11. 为什么治病必求于本？

答：阴阳者，天地之道也，万物之纲纪，变化之父母，生杀之本始，神明之府也。

12. 味、形、气、精是如何相互转化的？

答：味归形，形归气，气归精，精归化，精食气，形食味，化生精，气生形。

13. 何谓“六书”？

答：“六书”是分析汉字形体结构的六种条例，即象形、指事、会意、形声、转注、假借。

14. 象形字分几种类型？举例说明。

答：分两种类型：一是独体象形，如“大”甲骨文字形象伸开双臂的大人形。二是合体象形，如“胃”小篆字形上部是胃形的象形笔画，下部以“肉”做衬托。

15. 会意字分几种类型？

答：分两种类型：一是同体会意。如“步”的古文字形是两脚一前一后，表示行走。二是异体会意，如“雀”，从小隹，会意为小鸟。

16. 下列形符（部首）各表示什么意义？

宀　彳　月　攵　贝　酉　页　阜　邑

答：从“宀”的字多与房屋有关；从“彳”的字多与行走有关；从“月”的字分为两类，一类与肉有关，一类与月有关；从“攴（攵）”的多与暴力、举手做事有关；从“贝”的字多与货币有关；从“酉”的字多与酒有关；从“页”的字多与人头有关；从“阜”的字多与山、土有关；从“邑”的字多与国名、地名有关。

17. 指出下列形声字的形符和声符。

脘　噎　時　收　邪　窍　昃　脩

答：脘：从肉完声。噎：从口壹声。時：从日寺声。收：从攴丩声。

邪：从邑牙声。窍：从穴巧声。昃：从日仄声。脩：从肉攸声。

18. 何谓通假字？举例说明。

答：通假字是指古籍中用读音相同或相近的字来代替本字使用的这种现象。应当写的字叫本字，借用的字叫通假字。如《扁鹊传》中“能使良医得蚤从事”，本有“早”字没写，却借用了“蚤”，“蚤”为通假字。

19. 何谓古今字？举例说明。

答：古今字是指在古今不同时代记录同一个词的最初书写形体和后来的书写形体的现象。最初书写形体叫古字，后来书写形体叫今字。如记录日暮义的最初形体“莫”为古字，后来的形体“暮”为今字，都表示傍晚的意义。

第四单元

一、A 型题

1. C 2. B 3. A 4. C 5. A 6. C 7. C 8. C 9. B 10. B 11. B 12. A 13. C 14. D 15. C 16. C 17. C 18. A 19. A 20. B 21. D 22. A 23. A 24. D 25. A 26. E 27. A 28. D 29. B 30. B 31. E 32. C 33. C 34. B 35. C 36. C 37. D 38. A 39. A 40. A 41. C 42. A 43. D 44. A 45. A 46. A 47. D 48. C 49. A 50. C 51. D

二、B 型题

1. C 2. A 3. A 4. A 5. B 6. E 7. A 8. B 9. B 10. A 11. C 12. A 13. B 14. B 15. C 16. A 17. D 18. D 19. A 20. B 21. D 22. A 23. B 24. C 25. D

三、X 型题

1. ADE 2. ABDE 3. AB 4. ABCD 5. ABCE 6. ABC 7. CD 8. ABC 9. ABC

四、填空题

1. 血气郁滞。
2. 补和泻的结果。
3. 鼻。
4. 出针。
5. 用鼓槌击鼓。
6. 水摇动的样子。
7. 水谷之气。
8. 击打跌倒。
9. 《灵枢·本神》。
10. 并精而出入者谓之魄；心有所忆谓之意。

11. 顺四时而适寒暑，和喜怒而安居处，节阴阳而调刚柔。

12. 德气的相互运动。

13. 人生命的原始物质称作精。

14. 认知。

15. 营；卫。

16. 陇。

17. 衰。

18. 贯。

19. 泌。

20. 讳。

21. 适。

22. 约。

23. 横。

24. 便。

25. 褒义、贬义、中性。

26. 恢复君位；反动势力卷土重来。

27. 根据字形探求，辅以文献证据。

28. 从具体到抽象，从个别到一般，由实词到虚词。

29. 愤激；感谢。

五、解释加点的词

1. 放：散。

2. 排：拍打推挤。

3. 坚：紧。

4. 秋毫：鸟兽秋天新长出的细毛。　属意：注意，留心。

5. 殆：危险。

6. 属：连缀。　同：跟……相同。

7. 中外：内外，表里。

8. 裂：使……裂开。　凌：结冰。

9. 其：如果。　卒：同“猝”。

10. 走：流注。　空：通“孔”。

11 若：或.

12. 睛：视力。

13. 病形：病态。

14. 洒淅：寒冷的样子。

15. 当：在。

16. 本：推求。

17. 两精：德与气。

18. 任物：认知事物。
19. 慕：心有所向往。
20. 生：精。
21. 色夭：颜色衰败。
22. 守：精的守护。
23. 贯：贯注。
24. 贯：贯通。
25. 焉：在那里。
26. 焉：在那里。
27. 焉：这里。
28. 营：名词，营气。
29. 营：营气。
30. 营：营气。
31. 营：营气。
32. 营：绕。
33. 营：营气。
34. 营：营气。
35. 营：营气。
36. 营：营气。
37. 然：这样。
38. 和亲：谐和。
39. 下流：向民间流传。
40. 凄怆：寒冷。
41. 方：古代书写文字用的木板。
42. 恶：怎么。
43. 恶：憎恶。
44. 轻：轻视。
45. 恶：厌恶。
46. 扪循：按摩。
47. 骸：骸骨。

48. 张：宽大。

49. 血食：肉食。

50. 志：意愿。

六、语译题

1. 译文：凡用针刺治病，正气虚弱的就用补法补益它，邪气盛实的就用泻法使之泻，气血郁滞的就行气破血，邪气亢盛的就泻其邪。

2. 译文：虚实补泻的要点，以九针最为奇妙，补泻的功效，可用针刺手法来实现。

3. 译文：若出针时按闭针孔，就会使血气蕴蓄于内，血不得泄散，邪气亦不能外出。

4. 译文：锋针，三面有刃，去积久难治的病。

5. 译文：人的头面和全身上下，筋骨密切相连，血与气相合。天气寒冷时大地冻裂结冰，如果天气突然变冷，人们就会手脚懒于活动，而人的面部不用覆盖，是什么原因呢？

6. 译文：虚邪侵袭人体，病人会恶寒战栗。正邪侵袭人体，发病轻微，先在面色上表现出来，在身体上没有感觉，好像有病又好像没病，好像病邪消失又好像仍留存在体内，有一些病症的行迹，有时又毫无行迹，所以不明了它的病情。

7. 译文：病人的气色、脉象和尺肤是相对应的，就像鼓槌击鼓和影子回声相应一样，是不会相违背的。这好像树木的根和叶，树根死了，枝叶也枯萎了。

8. 译文：针刺这些穴位一定要刺中气穴，不要刺到皮肉之间、骨节相连的地方。如果刺中气穴，就会感到针游行于空巷之中；如果刺中皮肉之间、骨节相连的地方就会感到皮肤痛。

9. 译文：大凡针刺的法则，必须先推求人的精神意识思维活动。

10. 译文：天所赋予人的是德，地所赋予人的是气，天之德下流与地之气上交，从而万物化生。

11. 译文：所以五脏主藏精，不能损伤，伤则所藏之精失守而阴血不足，阴血不足则正气的化源断绝，人无正气则死。

12. 译文：一定详细审察五脏发生病变的病状，以了解病症的虚实，然后悉心地进行调治。

13. 译文：人从谷物中得到气。

14. 译文：阴阳往来贯注，并行不悖，循行如环。

15. 译文：像这样无休无止，与天地运气规律一致。

16. 译文：如果营卫之气，不失去其规律，那么就会白昼精力充沛，到夜晚休息入睡。

17. 译文：到一个国家首先要了解这个国家的风俗习惯，到别人家里首先要了解这家的忌讳，上堂首先要了解需遵循的礼节，临证诊治首先要问病人适宜做什么。

18. 译文：人的常情没有不是憎恶死亡而喜欢活下来的。

19. 译文：即使有不讲道理的人，哪有不听医生的呢？

20. 译文：在饮食方面，欲食热的病人，饮食不要太热；欲食凉的病人，饮食不要过凉。

21. 译文：这就是用来测知六腑的方法。上中下三部均匀协调，说明内脏无病且功能正常。

七、简答题

1. 文中使用“若有若无”、“若存若亡”、“若得若失”的作用是什么？

答：用来比喻虚实的特点和补泻的效果。

2. 写出九针的名称。

答：镵针、员针、鍉针、锋针、铍针、员利针、毫针、长针、大针。

3. “故知一则为工，知二则为神，知三则神且明矣”。其中，“一”、“二”、“三”分别指什么？如何理解“工”、“神”、“神且明”。

答：一二三指的是察色、辨脉和观察尺肤三个方面，掌握其中之一的就称为工，掌握其中两者的就称为神，掌握三方面的就可以是神而明的医生了。“工”、“神”、“神且明”是对医生医术、治疗过程及其结果的评价。

4. 简单解释什么是“精、神、魂、魄、心”？

答：生之来谓之精，两精相搏谓之神，随神往来者谓之魂，并精而出入者谓之魄，所以任物者谓之心。

5. 恐惧和思虑太过造成的后果是什么？

答：损伤心神。

6. 本文有许多个“气”字，其中“人焉受气”的“气”字指的是什么？

答：指受谷食之气。

7. “营安从生”句中语序有变化，语法上属于哪一类？

答：宾语前置，介词“从”的宾语前置。

8. “皆何道从来”句中的语序变化在语法上属于哪一类？

答：宾语前置。“何道”作“从”的宾语前置。

9. “循太阴之分而行”中，“分”的意思是什么？

答：范围，部位。

10. 本文的“命曰”是什么意思？

答：下定义，可理解为叫做。

11. 《师传》第一段开头有哪些押韵的字？

答：（1）藏（cáng）、方、藏（zàng）、行；（2）民、身、亲；（3）流、忧。

12. 《师传》中“奈何”的意思是什么？

答：怎么样？

13. 《师传》第四段中谈到五官与五脏六腑的关系，请列表说明。

答：

五官	五脏六腑
面	五脏之气
髃骬	心
目	肝
唇舌	脾
耳	肾
骸、颈、胸	胃
鼻	大肠
唇、人中	小肠
目下	胆
鼻孔	膀胱
鼻柱	三焦

14. 举例说明古今词义范围的差异。

答：词义范围的差异有三种情况：（1）词义扩大：如菜：古义专指蔬菜，今义菜已经由专指蔬菜而兼指肉、蛋等副食了。（2）词义缩小：宫：古代所有人居住的房子都称“宫”。今指人民群众开展文化活动或娱乐用的房屋、场所的名称，如“文化宫”、“少年宫”、“科技宫”等。（3）词义转移：涕：古义指眼泪，今义主要表示鼻涕。

15. 词义引申的方式有哪些?

答：词义引申的方式有两种：①直接引申和间接引申。②辐射式引申和链锁式引申。

16. 写出4个古今词义完全不同的词。

答：绸，古义指缠绕，今义为丝织品的总称。

该，古义为完备，今义为应当。

再，古义指两次，今义指又。

行李，古义指外交使节，今义为出行时携带的东西。

第五单元

一、A型题

1. B 2. C 3. D 4. C 5. C 6. C 7. A 8. B 9. C 10. D 11. D 12. C 13. D 14. D 15. C 16. A 17. D 18. D 19. A 20. E 21. A 22. B 23. D 24. B 25. C 26. D 27. B 28. A 29. B 30. B 31. B 32. B 33. B 34. E 35. A 36. B 37. B 38. D 39. B 40. C 41. A 42. C 43. B 44. B 45. B 46. D 47. C 48. A 49. A 50. B 51. B 52. B 53. C 54. A 55. C 56. B 57. C 58. C 59. C 60. A 61. A 62. D 63. D 64. B 65. C 66. A 67. A 68. A 69. D

二、B型题

1. B 2. A 3. B 4. A 5. A 6. C 7. A 8. C 9. A 10. A 11. A 12. A 13. A 14. A 15. A 16. A 17. B 18. A 19. A 20. D 21. B 22. A 23. E 24. B 25. E 26. E 27. A 28. E 29. B 30. E 31. B 32. A 33. E 34. E 35. E 36. D 37. A 38. E 39. C 40. D 41. C 42. A 43. C 44. A 45. D

46. C　47. B　48. E　49. A

三、X 型题

1. ABCE　2. ABCD　3. ABDE　4. CDE　5. ABD　6. ABE　7. ACDE　8. ABDE　9. ABCE　10. ABE　11. CD　12. BC　13. ABC　14. ABDE　15. BCD　16. BCD　17. ACDE　18. ABCDE

四、填空题

1. 阳。
2. 生。
3. 阴。
4. 洒淅。
5. 阳。
6. 阴。
7. 平。
8. 引。
9. 募。
10. 眩冒。
11. 责责。
12. 洌。
13. 忿。
14. 疹。
15. 飧。
16. 逐。
17. 冥。
18. 翕习。
19. 愦然。
20. 殒。
21. 诸。
22. 华佗。
23. 主；根。
24. 上，下；速，缓；轻，重。
25. 阳，阴。
26. 班固；《汉书·艺文志》。
27. 殷仲春；《医藏目录》。
28. 中国医籍考；宋以前医籍考。
29. 当为；当作。
30. 读为；读曰。
31. 之言；之为言。

五、解释加点的词

1. 假令：如果。
2. 洒淅：寒栗。
3. 芤：脉浮大而无力，按之中空，状如葱管。
4. 濡：细软无力，脉位表浅。
5. 霭霭：盛多貌脉。
6. 累累：强直而连连不断。
7. 瞥瞥：虚浮貌。

8. 萦萦：回旋缠绕。

9. 绵绵：连绵柔软。

10. 厥厥：动摇不定貌。

11. 囚：困也。

12. 时辰名称。食时：相当于7~9时。日昳：相当于13~15时。

13. 时辰名称。晡时：相当于15~17时。日入：17~19时。(22)

14. 王：兴旺。平旦：时辰名称，相当于3~5时。

15. 募：募俞（指人体胸腹部的募穴和背脊部的俞穴，皆为脏腑经气结聚输注之处)。王冰注："胸腹曰募，背脊曰俞。"

16. 揭：举起。

17. 濯濯：光秃貌。

18. 淡饮：痰饮。

19. 颓疝：病名。指寒冷下传引起的阴囊肿大或妇女少腹肿，或妇女阴户突出的病证。

20. 婴：患。暴疹：暴病。

21. 飧泄：脾胃虚弱的泄泻。

22. 验：效果。

23. 差：病愈。

24. 罕：很少。

25. 如：依照。

26. 当：适当。

27. 影响：如影随形，如回声相应。

28. 诸：之于。

29. 审：周密。

30. 宗：本始；归属。

31. 基：本始。

32. 高真：得道成仙之人。

33. 钟：聚集。

34. 务：趋向。

35. 否：闭塞。

36. 休息：休止。

37. 通：俱。寻：连接。

38. 湮沈：死亡。

39. 罹：灾祸。

40. 永：永生。成：长寿。

41. 扃：门户。

42. 济等：平衡。攀陵：攀升。

43. 程：道路。

44. 匀停：平衡。

六、语译

1. 译文：凡是阴病显现出阳脉的人有生的希望。

2. 译文：如果他的脉象浮，并且出的汗像流动的珠子一样，说明卫气已经衰弱。

3. 译文：弦脉的脉象如同弓弦，用手按它不会移动。

4. 译文：寒虚共同侵袭，形成革脉。

5. 译文：它主旺的日子是甲乙，旺时在平旦和日出。

6. 译文：春脉像弓弦，弦脉是什么样？

7. 译文：肝脉来应濡弱，长长地如同高举竿子的末梢叫做平。

8. 译文：肝脉来，应手非常急应恶言，稍急是肥气，病在胁下像扣着杯子。

9. 译文：肝，筋的聚集处。

10. 译文：只是天地动静是阴阳像用槌击鼓一样激荡推动产生的，各自主政一气罢了。

11. 译文：如此那么冬至夏至是阴阳和合，春分秋分是阴阳分离。

12. 译文：阴阳转换失常，人因此生病。

13. 译文：这是必然的规律，岂可不认真了解。

14. 译文：像上文这样对阳虚阴盛的治疗方法相距甚远；吉凶时机像影子与回声那样如影随形，如响斯应。

15. 译文：到现在冤死的魂灵拥塞在阴间的道路上，死尸布满空旷的田野上。

16. 译文：有智慧的人的行动常常周密谨慎，愚蠢的人的动作一定果断而迅速。

17. 译文：希望明达的人能在这样的形势下顾护他的根本，从身边事中得到启示，又有什么遥远的呢？

18. 译文：天地之间，阴阳辅佐的是人，得到阳的能生，得到阴的就死。

19. 译文：阴阳平衡则天地和谐，人气安宁；阴阳违逆则天地阻塞而人气厥逆。

20. 译文：初秋养阳，初春养阴。对阳不要阻止，对阴不要侵扰。

21. 译文：火归到坎，水归到离，水火既济，阴阳相应合，才会平和。

七、简答题

1. 阳脉包括哪些脉象？

答：凡脉大、浮、数、动、滑为阳脉。

2. 阴脉包括哪些脉象？

答：凡脉沉、涩、弱、弦、微为阴脉。

3. 何谓阳结？

答：其脉浮而数，能食，不大便者，此为实，名曰阳结。

4. 何谓阴结？

答：其脉沉而迟，不能食，身体重，大便反硬，名曰阴结。

5. 本文第一段的“甲乙、戊己、庚辛”是表示什么时间的？

答：甲乙：一两日。戊己：五六日。庚辛：七八日。

6. 春脉太过与不及有什么表现？

答：太过则令人善忘，忽忽眩冒而癫疾；不及则令人胸胁痛引背，下则两胁胀满。

7. 何谓“冬夏二至”？

答：冬至、夏至。

8. 何谓“春秋二分”？

答：春分、秋分。

9. 霜降至春分共有哪几个节气？

答：霜降、立冬、小雪、大雪、冬至、小寒、大寒、立春、雨水、惊蛰、春分。

10. 春分至秋分共有哪几个节气？

答：春分、清明、谷雨、立夏、小满、芒种、夏至、小暑、大暑、立秋、处暑、白露、秋分。

11. 第一段张仲景强调病人及早治疗的语句有哪些？

答：凡人有疾，不时即治，隐忍冀差，以成痼疾。小儿女子，益以滋甚。时气不和，便当早言，寻其邪由，及在腠理，以时治之，罕有不愈者。患人忍之，数日乃说，邪气入脏，则难为制。

12. 第三段作者批评医生误治的恶果用了对偶句，请指出。

答：阳盛阴虚，汗之则死，下之则愈；阳虚阴盛，汗之则愈，下之则死。

桂枝下咽，阳盛即毙；承气入胃，阴盛以亡。

13. “唯明者居然能护其本”中的“居然”是什么含义？

答：居于其中。

14. 文中提出人如何调养？

答：金匮曰：秋首养阳，春首养阴。阳勿外闭，阴勿外侵。火出于木，水生于金，水火通济，上下相寻，人能循此，永不湮沈。

15. 找出与文中“贵阳贱阴”的思想相关的语句。

答：故钟于阳者长，钟于阴者短。

天者阳之宗，地者阴之属。阳者生之本，阴者死之基。

得其阳者生，得其阴者死。阳中之阳为高真，阴中之阴为幽鬼。多热者阳之主，多寒者阴之根。阳务其上，阴务其下。阳行也速，阴行也缓。阳之体轻，阴之体重。

16. 文中提出的治疗总则是什么？

答：阴阳平则天地和而人气宁。

17. 文中涉及阳的特性是什么？阴的特性是什么？

答：多热者阳之主，多寒者阴之根。阳务其上，阴务其下。阳行也速，阴行也缓。阳之体轻，阴之体重。

18. 概述古人注释医籍的主要方法。

①先校勘，后释义；②辨通假，找本字；③引经典，正文义。